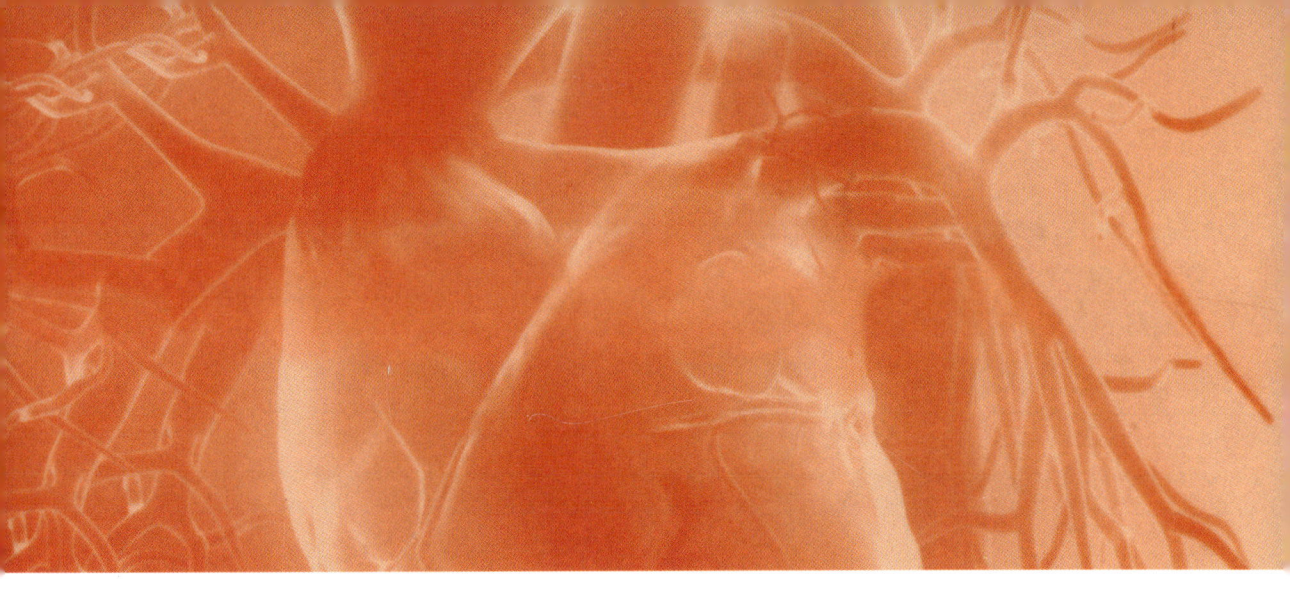

MAKING SENSE
Ecocardiografia

MAKING SENSE
Ecocardiografia

Manual Prático

Segunda Edição

Andrew R Houghton

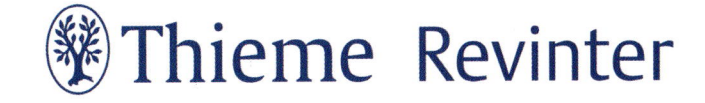

Thieme Revinter

Dados Internacionais de Catalogação na Publicação (CIP)

H838e

Houghton, Andrew R.
Ecocardiografia: Manual Prático/Andrew R. Houghton; tradução de Angela Satie Nishikaku; Luciana Cristina Baldini Peruca e Soraya Imon de Oliveira. – 2. Ed. – Rio de Janeiro – RJ: Thieme Revinter Publicações Ltda., 2017.

352 p.: il.; (Making Sense); 18,5 x 26 cm.

Título Original: *Making Sense of Echocardiography – A hands-on guide*
Inclui Bibliografia, Índice Remissivo e Apêndice.

ISBN 978-85-67661-25-4

1. Ecocardiografia. 2. Ultrassonografia. 3. Doenças do Coração. I. Título. II. Série.

CDD: 616.1207543
CDU: 616.12-07

Nota: O conhecimento médico está em constante evolução. À medida que a pesquisa e a experiência clínica ampliam o nosso saber, pode ser necessário alterar os métodos de tratamento e medicação. Os autores e editores deste material consultaram fontes tidas como confiáveis, a fim de fornecer informações completas e de acordo com os padrões aceitos no momento da publicação. No entanto, em vista da possibilidade de erro humano por parte dos autores, dos editores ou da casa editorial que traz à luz este trabalho, ou ainda de alterações no conhecimento médico, nem os autores, nem os editores, nem a casa editorial, nem qualquer outra parte que se tenha envolvido na elaboração deste material garantem que as informações aqui contidas sejam totalmente precisas ou completas; tampouco se responsabilizam por quaisquer erros ou omissões ou pelos resultados obtidos em consequência do uso de tais informações. É aconselhável que os leitores confirmem em outras fontes as informações aqui contidas. Sugere-se, por exemplo, que verifiquem a bula de cada medicamento que pretendam administrar, a fim de certificar-se de que as informações contidas nesta publicação são precisas e de que não houve mudanças na dose recomendada ou nas contraindicações. Esta recomendação é especialmente importante no caso de medicamentos novos ou pouco utilizados. Alguns dos nomes de produtos, patentes e *design* a que nos referimos neste livro são, na verdade, marcas registradas ou nomes protegidos pela legislação referente à propriedade intelectual, ainda que nem sempre o texto faça menção específica a esse fato. Portanto, a ocorrência de um nome sem a designação de sua propriedade não deve ser interpretada como uma indicação, por parte da editora, de que ele se encontra em domínio público.

Tradução:
Luciana Cristina Baldini Peruca (Caps. 1 a 10)
Médica-Veterinária, Tradutora Especializada na Área da Saúde, SP
Soraya Imon de Oliveira (Caps. 11 a 19)
Tradutora Especializada na Área da Saúde, SP
Angela Satie Nishikaku (Caps. 20 a 29)
Médica e Tradutora, SP

Revisão Técnica:
Luciana Paez Rocha
*Graduação em Medicina pela
Faculdade de Medicina de Petrópolis, RJ
Pós-Graduação em Terapia Intensiva pelo
Instituto de Pós-Graduação Médica do Rio de Janeiro
Pós-Graduação em Cardiologia pelo
Instituto de Pós-Graduação Médica do Rio de Janeiro
Médica do Serviço de Cardiologia Intensiva do
Hospital Barra D'Or – Rio de Janeiro, RJ
Coordenadora do Serviço de Emergência do
Hospital Rio Mar – Rio de Janeiro, RJ*

Título original:
Making Sense of Echocardiography – A hands-on guide, Second Edition
Copyright © 2014 by Taylor & Francis Group, LLC
ISBN 978-1-4441-6318-6

© 2017 Thieme Revinter Publicações Ltda.
Rua do Matoso, 170, Tijuca
20270-135, Rio de Janeiro – RJ, Brasil
http://www.ThiemeRevinter.com.br

Thieme Medical Publishers, Inc., 333 Seventh Avenue, New York, NY 10001, USA
http://www.thieme.com

Impresso no Brasil por Intergraf Indústria Gráfica Eireli.
5 4 3 2 1
ISBN 978-85-67661-25-4

Todos os direitos reservados. Nenhuma parte desta publicação poderá ser reproduzida ou transmitida por nenhum meio, impresso, eletrônico ou mecânico, incluindo fotocópia, gravação ou qualquer outro tipo de sistema de armazenamento e transmissão de informação, sem prévia autorização por escrito.

Sumário

Tabela de conteúdos em vídeo	vii
Apresentação	xi
Prefácio	xiii
Agradecimentos	xv
Biografia do autor	xvii
Abreviaturas	xix

PARTE 1 Princípios essenciais

1	História da ecocardiografia	3
2	Anatomia e fisiologia cardíacas	5
3	Física e instrumentação	13
4	Física do Doppler	25
5	Prestação de serviço	35

PARTE 2 Técnicas de imagem cardíaca

6	Padrão de estudo por eco transtorácico	41
7	Eco transesofágico	61
8	Eco de estresse	69
9	Eco com contraste	79
10	Imagem de Doppler tecidual	83
11	Mecânica do miocárdio e rastreamento por pontos	87
12	Eco 3D	97
13	Ultrassom intravascular e eco epicárdico	107
14	Técnicas alternativas de imagem cardíaca	109

PARTE 3 Casos clínicos

15	Ventrículo esquerdo e sua função sistólica	117
16	Arteriopatia coronariana e função ventricular esquerda regional	135

17	Função diastólica ventricular esquerda	143
18	Átrio esquerdo	149
19	Valva aórtica	155
20	Valva mitral	171
21	Coração direito	191
22	Reparo e substituição da valva cardíaca	219
23	Endocardite	231
24	Cardiomiopatias	239
25	Pericárdio	249
26	Aorta	259
27	Massas cardíacas	269
28	Cardiopatia congênita	279
29	Solicitações comuns do exame ecocardiográfico	293
APÊNDICE 1	Recursos ecocardiográficos	303
APÊNDICE 2	Auxílio na elaboração da próxima edição	307
Índice remissivo		309

Tabela de conteúdos em vídeo

PARTE 1 Princípios essenciais

3 Física e instrumentação
    3.7   Eco 2D normal: http://goo.gl/Kvj37

4 Princípios físicos do Doppler
    4.8   Regurgitação tricúspide (Doppler colorido): http://goo.gl/83bjn

PARTE 2 Técnicas de imagem cardíaca

6 Estudo ecocardiográfico transtorácico padrão
    6.2   Corte paraesternal eixo longitudinal normal: http://goo.gl/v8rT9
    6.3   Corte do influxo ventricular direito normal: http://goo.gl/tHlG8
    6.4   Corte da via de saída do ventrículo direito normal: http://goo.gl/CBSjn
    6.5   Corte paraesternal eixo curto normal (nível de valva aórtica): http://goo.gl/JQGRQ
    6.6   Corte paraesternal eixo curto normal (nível de valva mitral): http://goo.gl/eLsym
    6.7   Corte paraesternal eixo curto normal (nível do músculo papilar): http://goo.gl/5ieN1
    6.8   Corte apical de quatro câmaras normal: http://goo.gl/oIMGr
    6.9   Corte apical de cinco câmaras normal: http://goo.gl/IIzyq
    6.10 Corte apical de duas câmaras normal: http://goo.gl/jgdsX
    6.11 Corte apical de três câmaras normal: http://goo.gl/B6RgR
    6.12 Corte subcostal eixo longitudinal normal: http://goo.gl/dGxQ3
    6.13 Corte subcostal eixo curto normal: http://goo.gl/Cm6qE
    6.14 Corte supraesternal da aorta normal: http://goo.gl/Yn6vV

7 Eco transesofágico
    7.2   Corte eixo curto da valva aórtica mostrando jato central de regurgitação aórtica leve: http://goo.gl/fciRP
    7.3   Valva aórtica normal (TOE): http://goo.gl/g34NX
    7.4   Corte bicaval normal (TOE): http://goo.gl/d3vms
    7.5   Corte de quatro câmaras normal (TOE): http://goo.gl/vyzKw
    7.6   Corte transgástrico eixo curto normal (nível do músculo papilar): http://goo.gl/fKJ1k

9 Eco de contraste
    9.1   Estudo com contraste por solução salina agitada com microbolhas normal: http://goo.gl/quioZ

10 Imagem de Doppler tecidual
    10.3 Imagem de Doppler tecidual colorido: http://goo.gl/CMeuG

PARTE 3 Casos clínicos

15 O ventrículo esquerdo e sua função sistólica
- 15.1 Ventrículo esquerdo dilatado: http://goo.gl/OJB2G
- 15.5 Hipertrofia ventricular esquerda: http://goo.gl/ClGJH

16 Doença da artéria coronária e função regional do ventrículo esquerdo
- 16.2 Aneurisma da parede inferolateral (posterior) do ventrículo esquerdo (LV): http://goo.gl/kE9DE

18 O átrio esquerdo
- 18.1 Átrio esquerdo dilatado (LA) (com hipertrofia do ventrículo esquerdo (LV)): http://goo.gl/CnaHX

19 A valva aórtica
- 19.2 Estenose aórtica moderada: http://goo.gl/5OVT8
- 19.5 Regurgitação aórtica: http://goo.gl/0TxEF

20 A valva mitral
- 20.3 Valva mitral reumática: http://goo.gl/bIhfw
- 20.5 Regurgitação mitral: http://goo.gl/1S4Kd
- 20.6 Prolapso da valva mitral com jato excêntrico (anterior) de regurgitação mitral: http://goo.gl/nYhjI

21 O coração direito
- 21.1 Medida das dimensões do átrio direito: http://goo.gl/7RLw1
- 21.3 Valva tricúspide normal: http://goo.gl/d9Ho1
- 21.4 Regurgitação tricúspide grave: http://goo.gl/p2Eae

22 Reparo e substituição da valva cardíaca
- 22.2 Substituição da valva aórtica (AVR) mecânica normal: http://goo.gl/4RBfN
- 22.3 Substituição da valva mitral (MVR) mecânica normal mostrando cavitação: http://goo.gl/bG60N
- 22.4 Substituição da valva mitral (MVR) biológica normal: http://goo.gl/h6Opg
- 22.5 Substituição da valva mitral (MVR) biológica normal: http://goo.gl/XYee2
- 22.6 Substituição da valva aórtica (AVR) biológica com regurgitação paravalvar: http://goo.gl/jP5pu
- 22.7 Reparo da valva mitral normal: http://goo.gl/CX0br

23 Endocardite
- 23.1 Vegetação na valva mitral: http://goo.gl/BpKd7
- 23.2 Regurgitação mitral como resultado de endocardite infecciosa: http://goo.gl/xOtvj

24 As cardiomiopatias
- 24.1 Cardiomiopatia dilatada: http://goo.gl/nT5VH
- 24.2 Cardiomiopatia dilatada: http://goo.gl/I2Uka
- 24.3 Hipertrofia septal assimétrica na cardiomiopatia hipertrófica: http://goo.gl/yLxQn
- 24.5 Movimento sistólico anterior na cardiomiopatia hipertrófica obstrutiva: http://goo.gl/ymF6K

25 O pericárdio
- 25.1 Sinal do fluido pericárdico (normal): http://goo.gl/8cmWY
- 25.2 Efusão pericárdica (anterior à aorta torácica descendente): http://goo.gl/nERlM
- 25.4 Massa no interior de uma efusão pericárdica: http://goo.gl/lu3u8
- 25.5 Tamponamento cardíaco: http://goo.gl/8eGlX

26 A aorta
- 26.3 Dissecção aórtica na aorta ascendente: http://goo.gl/F70dK

27 Massas cardíacas
- 27.1 Mixoma extenso no átrio esquerdo, com prolapso na valva mitral durante a diástole: http://goo.gl/FJ3 mc
- 27.2 Tumor secundário extenso no átrio direito: http://goo.gl/tzSoR
- 27.3 Trombo apical no ventrículo esquerdo: http://goo.gl/O0v42
- 27.4 Seio coronário dilatado: http://goo.gl/qBljX

28 Cardiomiopatia congênita
- 28.1 Defeito do septo atrial tipo *ostium secundum*: http://goo.gl/KTvbe
- 28.2 Defeito do septo ventricular (VSD): http://goo.gl/O2qsi
- 28.3 Canal arterial persistente (PDA): http://goo.gl/8hkBX
- 28.4 Valva aórtica bicúspide: http://goo.gl/BMJAJ
- 28.6 Tetralogia de Fallot: http://goo.gl/edhGo

29 Solicitações comuns do exame ecocardiográfico
- 29.1 Átrios dilatados na fibrilação atrial de longo prazo: http://goo.gl/Bih2U
- 29.3 Calcificação do ânulo mitral: http://goo.gl/glIVV

Apresentação

Apesar do advento de técnicas de imagens cardíacas nos últimos anos, a ecocardiografia permanece um dos berços em que a cardiologia moderna está construída. Os benefícios de uma técnica de imagem com alta resolução espacial e temporal são evidentes, mas ela também é suficientemente móvel para ser disponibilizada em ambientes tão diversos quanto a sala de cirurgia cardíaca ou um acampamento rural na Índia. Porém, a onipresença da ecocardiografia também carrega consigo alguns desafios importantes. Ela permanece uma modalidade rapidamente em expansão, com novas técnicas sendo constantemente desenvolvidas e aperfeiçoadas. A integração adequada destas técnicas na prática diária permanece um desafio. Complementares, e algumas vezes competitivas, as tecnologias significam que não é mais adequado praticar uma modalidade sem algum entendimento das alternativas. Qualidade é a nova regra na assistência médica. Não é mais aceitável que um indivíduo ou um provedor de assistência médica busque competência simplesmente. Isto deve ser verificavelmente evidenciado, e vários esquemas no Reino Unido, na Europa e no mundo todo oferecem créditos tanto aos indivíduos quanto aos departamentos.

A segunda edição do livro de Andrew Houghton é, portanto, extremamente bem-vinda, dando destaque a muitas destas questões. Com seus colaboradores ele elaborou um excelente manual para os que estão aprendendo ecocardiografia pela primeira vez. O forte foco clínico e a concentração em cenários da vida real significam que o livro é sempre relevante no dia a dia da prática clínica. Os pontos básicos são abordados em detalhes, e as áreas que constantemente se mostram desafiadoras aos que estão praticando (e a alguns que estão praticando a um pouco mais de tempo!), como a física do ultrassom, são concisas e claramente explicadas. Mas o estilo simples não significa que este livro não seja relevante aos que já estão trabalhando na ecocardiografia ou na cardiologia clínica e que desejam uma percepção no âmbito da avaliação que a eco pode oferecer. Tecnologias mais recentes, como derivados do Doppler tecidual e rastreamento de pontos com base na análise de tensão, são claramente descritas; esta é uma área que causa algum desconforto a muitos ecocardiografistas. De modo semelhante, o capítulo sobre conduta e integração da tecnologia 3D na dinâmica de trabalho transtorácico padrão é oportuno. O eco tridimensional é lento em ser utilizado no cuidado clínico de rotina e o capítulo neste livro proporciona uma introdução muito valiosa ao assunto. O capítulo sobre segurança da qualidade departamental e auditoria é particularmente importante, incorporando tanto os princípios envolvidos quanto a recomendação prática sobre empreendimento da auditoria na eco. Embora muito discutido, mesmo quando realizado, isto é feito de modo insatisfatório e é bom ver um capítulo que dá um peso igual a outros aspectos mais práticos de rastreamento, como, por exemplo, a forma de conduzir um exame modo M ou realizar uma avaliação biplanar de Simpson da função sistólica. Tanto o aspecto técnico quanto o de confiabilidade são, por fim, de igual importância para o grande número de pacientes que são submetidos à ecocardiografia todos os dias no mundo.

Portanto, congratulações aos autores por produzirem um livro didático tão conciso e ainda assim abrangente. Será de grande valor aos que estão aprendendo eco pela primeira vez, mas também ficará muito bem na prateleira de qualquer departamento de eco ou nas bibliotecas pessoais de ultrassonografistas e cardiologistas.

Guy W LI Lloyd MD FRCP
Consultant Cardiologist
East Sussex Healthcare NHS Trust
Presidente da British Society of Echocardiography

Prefácio

Desde a publicação da primeira edição de *Making Sense* – Ecocardiografia houve muitos avanços no campo da eco. A qualidade e sofisticação da tecnologia da eco continuam a melhorar e técnicas, como eco 3D e rastreamento de pontos, estão crescentemente "popularizadas". Para refletir estas alterações, o livro foi inteiramente revisado e atualizado e, em particular, apresenta a adição de capítulos específicos sobre tecnologias de eco mais recentes por colaboradores experientes.

Também houve atualizações importantes de muitas das orientações-chave da eco e estas atualizações foram incorporadas em todo o texto. Referências-chave para futuras leituras são fornecidas em cada capítulo e refletem as últimas diretrizes e estudos em cada campo. Muitas figuras novas foram incluídas, e vários capítulos foram reestruturados para proporcionar uma clareza ainda maior ao texto.

O objetivo primário desta segunda edição permanece o mesmo do início – oferecer ao praticante de eco uma introdução abrangente e ainda legível de eco e proporcionar aos ultrassonografistas mais experientes um manual acessível para referência, - quando necessário. Informações não apenas sobre a realização da eco, mas também sobre os tópicos de suporte da física, anatomia, fisiologia e cardiologia clínica ultrassônicas encontram-se interligadas por todo o livro.

A abordagem aos estudos da eco realizada neste livro está fundamentada em orientações publicadas pelas sociedades nacionais de eco, principalmente a British Society of Echocardiography (BSE), e sou particularmente grato à BSE e à British Heart Foundation pela permissão ao uso de suas faixas de referência recomendadas por todo o livro. Também sou grato a todos que dispuseram de tempo para comentar rascunhos do texto e todos que ofereceram imagens para este livro. Finalmente, gostaria de agradecer a toda a equipe da CRC Press, anteriormente Hodder Arnold, que contribuiu para o sucesso da série *Making Sense*.

Andrew R. Houghton

Agradecimentos

Gostaria de agradecer a todos que forneceram sugestões e críticas construtivas enquanto eu preparava a segunda edição de *Making Sense* – Ecocardiografia. Sou particularmente grato ao Dr. Grant Heatlie do University Hospital of North de Staffordshire em Stoke on Trent, por escrever o capítulo sobre mecânica do miocárdio e rastreamento de pontos, e ao Dr. Thomas Mathew do Trent Cardiac Centre, Nottingham, por escrever o capítulo sobre eco 3D.

Gostaria de agradecer a Cara Mercer, Lawrence Green e Stephanie Baker, no Department Medical Physies do Grantham & District Hospital, por sua ajuda inestimável na preparação deste livro. Também sou grato aos colegas por me auxiliarem na aquisição de imagens que ilustram este livro:

Mookhter Ajij	David O´Brien
Denise Archer	Prashanth Raju
Nigel Dewey	Jane Robinson
Paul Gibson	Nimit Shah
Catherine Goult	Kay Tay
Prathap Kanagala	Upul Wijayawardhana
Jeffrey Khoo	Bernadette Williamson

Sinto-me em dívida com Rick Steeds e Guy Lloyd da British Society of Echocardiography (BSE) e com Heidi Mayhew e Anu Mukherjee da British Heart Foundation (BHF) por permitirem citar suas faixas de referência de eco recomendadas que, onde aplicável, formam a base das faixas de referência utilizadas neste livro. Mais detalhes das faixas de referência das BSE/BHF podem ser encontrados no final do livro (ver Recursos ecocardiográficos).

Sou grato a Sudhakar George, Jill Smith e Vass Vassiliou por escreverem sugestões ou correções para a segunda edição.

Também gostaria de agradecer à minha esposa, Kathryn Ann Houghton, por seu apoio e paciência durante a preparação deste livro.

Finalmente, gostaria de expressar minha gratidão a todos da CRC Press por suas orientações e apoio.

Biografia do autor

O Dr. Andrew R. Houghton estudou medicina na University of Oxford e realizou a pós-graduação praticando em Nottingham e Leicester. Foi apontado como o cardiologista consultor no Grantham & District Hospital, em Lincolnshire, Reino Unido, em 2002. Seu interesse pela subespecialidade está na imagem cardíaca, e ele é chefe clínico da ecocardiografia. Ele é membro do grupo de trabalho sobre revalidação da British Society of Echocardiography e palestrante assíduo das reuniões da BSE.

O Dr. Houghton é coautor de vários livros didáticos, incluindo *Making Sense – ECG* (vencedor do prêmio Richard Asher da Royal Society of Medicine como melhor livro didático e enaltecido no BMA Book Awards) e a obra complementar – *Making Sense – ECG: Casos para Autoavaliação*. É coeditor de Chamberlain's Symptoms and Signs in Clinical Medicine (13ª edição). A primeira edição de *Making Sense – Ecocardiografia* foi altamente elogiada na BMA Medical Book Awards em 2010.

Abreviaturas

2D	Bidimensional
3D	Tridimensional
A	Pico de velocidade da onda A
A wave	Onda atrial
ACE	Enzima conversora de angiotensina
A_{dur}	Duração do fluxo atrial reverso da veia pulmonar
AF	Fibrilação atrial
AHA	Associação Americana do Coração
A_m	Velocidade de contração atrial na imagem de Doppler tecidual do ânulo mitral (também conhecido como A')
Ao	Aorta
AoV	Valva aórtica
AR	Regurgitação aórtica
ARVC	Cardiomiopatia arritmogênica do ventrículo direito
ARVD	Displasia arritmogênica do ventrículo direito
AS	Estenose aórtica
ASD	Defeito septal atrial
ASE	American Society of Echocardiography
AV	Válvula aórtica ou atrioventricular
AV	Valva aórtica
AVC	Acidente vascular cerebral
AVR	Substituição da valva aórtica
A-wave	Onda A, deslocamento discreto da valva durante a diástole
BCS	British Cardiovascular Society
BHF	British Heart Foundation
BSA	Área de superfície corporal
BSE	British Society of Echocardiography
CAD	Doença da artéria coronária
CI	Índice cardíaco
CO	Débito cardíaco
CRT	Terapia de ressincronização cardíaca
CSA	Área de secção transversa
CT	Tomografia computadorizada
CW	Onda contínua
Cx	Artéria (coronária) circunflexa
DCM	Cardiomiopatia dilatada
DSE	Ecocardiografia sob estresse com dobutamina
DVI	Índice de velocidade do Doppler
E	Pico da velocidade da onda E
EACVI	European Association of Cardiovascular Imaging

ECG	Eletrocardiograma
EDV	Volume diastólico final
EF	Fração de ejeção
E_m	Velocidade miocárdica precoce na imagem de Doppler tecidual do ânulo mitral (também conhecida como E')
EOA	Área de orifício efetiva
ESC	European Society of Cardiology
ESV	Volume sistólico final
ET	Tempo de ejeção
E-wave	Onda inicial
FAST	Sonografia com avaliação focada no trauma
FATE	Avaliação ecocardiográfica transtorácica focalizada
FEEL	Ecocardiografia focada no suporte de emergência
FS	Encurtamento fracionado
HACEK	*Haemophilus spp., Aggregatibacter actinomycetemcomitans, Cardiobacterium hominis, Eikenella corrodens* e *Kingella kingae*
HCM	Cardiomiopatia hipertrófica
HFPEF	Insuficiência cardíaca com fração de ejeção preservada
HFREF	Insuficiência cardíaca com fração de ejeção reduzida
HID	Profundidade de intensidade média
HOCM	Cardiomiopatia hipertrófica obstrutiva
HR	Frequência cardíaca
ICD	Desfibrilador cardioversor implantável
ICT	Tempo de contração isovolumétrica
ICU	Unidade de terapia intensiva
INR	Índice internacional normalizado
IRT ou IVRT	Tempo de relaxamento isovolumétrico
IV	Intravenoso
IVC	Veia cava inferior
IVNC	Não compactação ventricular isolada
IVS	Septo interventricular
IVSd	Dimensão da parede septal interventricular – diástole
IVSs	Dimensão da parede septal interventricular – sístole
JVP	Pressão venosa jugular
LA	Átrio esquerdo
LAA	Apêndice atrial esquerdo
LAD	Descendente anterior esquerda (artéria coronária)
LAMB	Lêntigos, mixomas atriais, mixomas mucocutâneos, nevos azuis
LCA	Artéria coronária esquerda
LCC	Cúspide coronária esquerda
LLPV	Veia pulmonar inferior esquerda
LMS	Tronco esquerdo
LUPV	Veia pulmonar superior esquerda
LV	Ventrículo esquerdo
LVEDd	Diâmetro diastólico final do ventrículo esquerdo
LVEDV	Volume diastólico final do ventrículo esquerdo
LVEF	Fração de ejeção do ventrículo esquerdo
LVESV	Volume sistólico final do ventrículo esquerdo
LVH	Hipertrofia ventricular esquerda
LVIDd	Dimensão interna ventricular esquerda – diástole

LVIDs	Dimensão interna ventricular esquerda – sístole
LVOT	Trato/via de saída ventricular esquerda
LVPW	Parede posterior ventricular esquerda
LVPWd	Dimensão da parede posterior ventricular esquerda – diástole
LVPWs	Dimensão da parede posterior ventricular esquerda – sístole
MI	Índice mecânico *ou* infarto do miocárdio
mmHg	Milímetros de mercúrio
M-mode	Modo de movimento
MR	Regurgitação mitral
MRI	Imagem por ressonância magnética
MS	Estenose mitral
MV	Válvula mitral
MVA	Área da valva mitral
MVP	Prolapso da valva mitral
MVR	Substituição da valva mitral
NAME	Nevos, mixomas atriais, neurofibromas mixoides, efélides
NBTE	Endocardite trombótica não infecciosa
NCC	Cúspide não coronariana
NSTEMI	Infarto do miocárdio sem elevação de ST
OM	Marginal obtusa (artéria coronária)
$P^1/_2T$	Tempo de meia-pressão
PA	Artéria pulmonar
PA1	Diâmetro da artéria pulmonar principal
PADP	Pressão diastólica da artéria pulmonar
PBMV	Valvuloplastia mitral percutânea por balão
PDA	Ducto arterioso persistente *ou* artéria descendente posterior
PEEP	Pressão expiratória final positiva
PFO	Forame oval patente
PG	Gradiente de pressão
PISA	Área de superfície da isovelocidade proximal
$P_{máx}$	Pico de pressão
$P_{méd}$	Pressão média
PR	Regurgitação pulmonar
PRF	Frequência da repetição do pulso
PS	Estenose pulmonar
PSVD	Pressão sistólica do ventrículo direito
PV	Válvula pulmonar *ou* veia pulmonar
PV_a	Velocidade de pico atrial reverso (onda "A") na veia pulmonar
PV_D	Velocidade de pico diastólico (onda "D") na veia pulmonar
PV_S	Velocidade de pico sistólico (onda "S") na veia pulmonar
PW	Onda pulsada (Doppler)
Qp	Fluxo sanguíneo pulmonar
Qs	Fluxo sanguíneo sistêmico
r	Raio da concha
RA	Átrio direito
RAP	Pressão do átrio direito
RCA	Artéria coronária direita
RF	Fração regurgitante
RLPV	Veia pulmonar inferior direita
ROA	Área do orifício regurgitante

RUPV	Veia pulmonar superior direita
RV	Volume regurgitante *ou* ventrículo direito
RVD1	Diâmetro basal do ventrículo direito
RVD2	Diâmetro médio do ventrículo direito
RVDP	Pressão diastólica ventricular direita
RVH	Hipertrofia do ventrículo direito
RVOT	Via de saída do ventrículo direito
RVOT1	Diâmetro da via de saída RV (RVOT) em nível da valva aórtica (AV)
RVOT2	Diâmetro da RVOT na valva pulmonar (PV) no nível do anel (RVOT2)
RVSP	Pressão sistólica do ventrículo direito
SAM	Movimento sistólico anterior
SBE	Endocardite bacteriana subaguda
SD	Distância de ejeção
STEMI	Infarto do miocárdio com elevação ST
SV	Volume de ejeção
SVC	Veia cava superior
SVI	Índice de volume de ejeção
SV_{MV}	Volume sistólico da valva mitral
TAPSE	Excursão sistólica no plano anular tricúspide
TAVI	Implante percutâneo da valva aórtica
TDI	Imagem de Doppler tecidual
TGC	Compensação tempo-ganho
TIA	Ataque isquêmico transitório
TOE	Ecocardiografia transesofágica
ToF	Tetralogia de Fallot
TR	Regurgitação da tricúspide
TR $V_{máx}$	Velocidade máxima de regurgitação da valva tricúspide
TS	Estenose da tricúspide
TTE	Ecocardiografia transtorácica
VC	*Vena contracta*
VD	Ventrículo direito
Vel	Velocidade
$V_{máx}$	Pico de velocidade
$V_{máx}$	Velocidade máxima
V_{mean}	Velocidade média
V_{MR}	Velocidade máxima do jato da regurgitação mitral
VSD	Defeito septal ventricular
VTI	Integral de velocidade-tempo
WHO	Organização Mundial da Saúde
Zva	Impedância valvular-atrial

PARTE 1

Princípios essenciais

CAPÍTULO 1

História da ecocardiografia

A primeira aplicação para a ultrassonografia diagnóstica na medicina foi em meados de 1930, quando Karl Dussik, um psiquiatra e neurologista australiano, interessou-se no uso potencial da ultrassonografia para imagem cerebral. O ultrassom era utilizado, naquele momento, por marinheiros para imagens submarinas e também por engenheiros para detecção de rachaduras em metais. O efeito piezoelétrico era bem conhecido, sendo descoberto mais de meio século antes, e o conceito da utilização de um cristal piezoelétrico para transmitir e receber ultrassom foi descrito em 1917.

A técnica da imagem cerebral de Dussik era diferente do ultrassom atual, com base na transmissão das ondas ultrassonográficas *através* de um objeto em vez de detectar as ondas *refletidas de* um objeto. Sua técnica, nomeada hiperfonografia, envolveu a colocação de um transmissor em um lado da cabeça e um receptor no outro lado, e usando este aparato ele foi capaz de produzir imagens dos ventrículos cerebrais. A ecotransmissão também foi a primeira técnica de ultrassom utilizada para imagem cardíaca pelo fisiologista alemão, Wolf-Dieter Keidel, para realizar mensurações do coração e tórax.

A ecorreflexão foi primeiramente estudada por Inge Edler e Carl Hellmuth Hertz, na Suécia. Em uma semana de 1953 eles emprestaram um dispositivo industrial utilizado para detectar rachadura em metais pelo estaleiro Kockum, em Malmö, para conduzir seu trabalho em seres humanos. Por uma feliz coincidência, a frequência do ecotransdutor pareceu ser adequada para a imagem cardíaca. A imagem cardíaca que eles produziram foi conhecida como imagem modo A e foi esse o conceito para mostrar a parede posterior do ventrículo esquerdo (LV). Logo foi concedida a eles uma máquina de ultrassom e começaram a produzir imagens modo M, com a qual eles eram capazes de examinar a válvula mitral e também detectar um trombo atrial, mixoma e efusão pericárdica.

No entanto, não foi até o início dos anos 1960 que o valor potencial do ultrassom cardíaco se tornou mais reconhecido. A primeira máquina dedicada ao ultrassom cardíaco, desenvolvida por Jack Reed e Claude Joyner, apareceu nessa ocasião, e o termo "ecocardiografia" foi criado nesse momento.

Eco 2D em tempo real ocorreu em meados de 1960, estimulado pelos avanços em eletrônicos; nos anos 1970 os transdutores mecânicos estavam disponíveis e poderiam produzir imagens 2D dirigindo o transdutor para frente e para trás, varrendo o feixe do transdutor pelo coração. Transdutores de ordenação em fase (*phased-array*) surgiram logo em seguida, ao mecanismo de varredura de feixe ser substituído por eletrônicos de estado sólido.

Os anos 1970 também proporcionaram desenvolvimentos rápidos no uso de técnicas de Doppler, e por volta de 1980 a imagem por Doppler colorido tornou-se comum nos estudos de eco. Durante os anos 1980 a técnica de eco transesofágico começou na prática clínica, iniciando-se com sondas monoplanares e, posteriormente, com biplanares, multiplanares e, finalmente, com imagem transesofágica 3D.

Em meados dos anos 1990 surgiu uma alteração gradual nos métodos já utilizados, partindo de estudos de laudos em *videotapes* para arquivos com base em versatilidade digital.

Houve, também, melhorias na qualidade do eco, com a introdução de imagem harmônica e o uso crescente de agentes de contraste de eco para melhorar a definição da borda endocárdica. Imagem por Doppler tecidual entrou na prática convencional no final dos anos 1990, aderindo a uma nova modalidade que demonstrou valiosa particularidade na avaliação da função diastólica do LV.

O novo milênio propiciou o aumento na adoção de ecos 3 e 4D, ambos em estudos transtorácico e transesofágico. A utilização de eco *speckle tracking* demonstrou valiosas informações no mecanismo do miocárdio e é gradualmente transferido das pesquisas para a rotina clínica. Entretanto, as máquinas de eco têm encolhido, inicialmente, o tamanho dos *laptops* e, subsequentemente, o tamanho dos aparelhos portáteis, aumentando a portabilidade e disponibilidade da tecnologia de eco.

A crescente utilização do eco reforçou a necessidade de regulação profissional e, nos últimos anos, observaram-se publicações de diversos manuais nacional e internacional que estabeleceram padrões claros de qualidade para o desempenho do eco nos anos seguintes.

Leitura complementar

Um resumo excelente e detalhado da história do ultrassom na medicina pode ser acessado em: www.ob-ultrasound.net/history.html

Coman IM. Christian Andreas Doppler – the man and his legacy. *Eur J Echocardiogr* 2005;**6**:7–10.

Edler I, Hertz CH. The use of ultrasonic reflectoscope for the continuous recording of the movement of heart walls. *Kungl Fysiografiska Sällskapets i Lund Förhandlingar* 1954;**24**:40–58.

Fraser AG. Inge Edler and the origins of clinical echocardiography. *Eur J Echocardiogr* 2001;**2**:3–5.

Marwick TH. The future of echocardiography. *Eur J Echocardiogr* 2009;**10**:594–601.

Roelandt JRTC. Seeing the invisible: a short history of cardiac ultrasound. *Eur J Echocardiogr* 2000;**1**:8–11.

CAPÍTULO 2

Anatomia e fisiologia cardíacas

O coração se encontra dentro do tórax, à esquerda da linha média, protegido pela grade costal e imediatamente próximo aos pulmões e, abaixo, o diafragma (Fig. 2.1). As costelas e pulmões podem proporcionar um desafio para o ultrassonografista na tentativa de obter imagens claras do coração, uma vez que o ultrassom não penetra o osso ou a parede pulmonar oxigenada.

O coração consiste em quatro câmaras principais (átrios direito e esquerdo e ventrículos direito e esquerdo) e quatro válvulas (aórtica, mitral, pulmonar e tricúspide). O sangue venoso retorna ao átrio direito (RA) por veias cavas superior e inferior e deixa o ventrículo direito (RV) para os pulmões via artéria pulmonar. O sangue oxigenado proveniente dos pulmões retorna ao átrio esquerdo (LA) por quatro veias pulmonares e deixa o ventrículo esquerdo (LV) pela aorta (Fig. 2.2).

CÂMARAS E VÁVULAS CARDÍACAS

Válvula aórtica

A válvula aórtica fica entre o trato de saída ventricular esquerdo (LVOT) e a raiz aórtica (Fig. 2.3) e possui três cúspides, que se abrem amplamente durante a sístole. Na diástole, a válvula se fecha e, na imagem do eixo curto paraesternal (nível da válvula aórtica) há aparência em forma de "Y" (algumas vezes referida por se assemelhar a um "símbolo da Mercedes Benz"; Fig. 6.5).

Acima da válvula aórtica estão os seios de Valsalva, uma região expandida da raiz aórtica, em que se originam as artérias coronárias. Cada um dos seios e cúspides da válvula aórtica é denominado de acordo com sua relação com essas artérias coronárias: portanto, a cúspide coronariana direita fica adjacente aos seios, dando origem à artéria coronárias direita (RCA), e a cúspide coronariana esquerda fica adjacente aos seios, dando origem à artéria coronária esquerda (LCA). O terceiro seio não possui uma artéria coronária, e a cúspide adjacente é nomeada de cúspide não coronariana.

O local em que as cúspides das válvulas se fixam à raiz da aorta frequentemente é denominado de ânulo da válvula aórtica, embora o ânulo não seja uma estrutura discreta (diferente do ânulo da válvula mitral). O ponto em que as cúspides adjacentes se encontram é chamado comissura. Cada cúspide possui um nódulo pequeno no centro, denominado de nódulo de Arantius, que é mais proeminente em pacientes mais velhos. A superfície ventricular da cúspide algumas vezes apresenta pequenos filamentos móveis, denominados excrescências de Lambl, que surgem da extremidade da cúspide. As excrescências de Lambl não possuem significado clínico, mas não devem ser confundidas com vegetações (Capítulo 23) ou fibroelastoma papilar (Capítulo 27).

Abaixo da válvula aórtica se encontra o LVOT, que inclui a porção membranosa do septo interventricular (IVS) e a folha da válvula mitral anterior. O tecido fibroso da raiz aórtica é contínuo com o folheto anterior da válvula mitral.

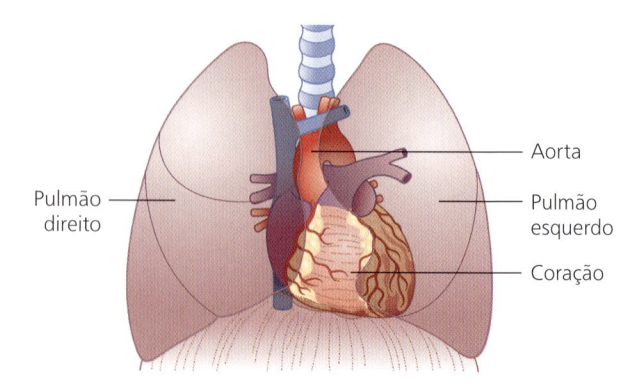

Figura 2.1 O coração e sua relação com o tórax.

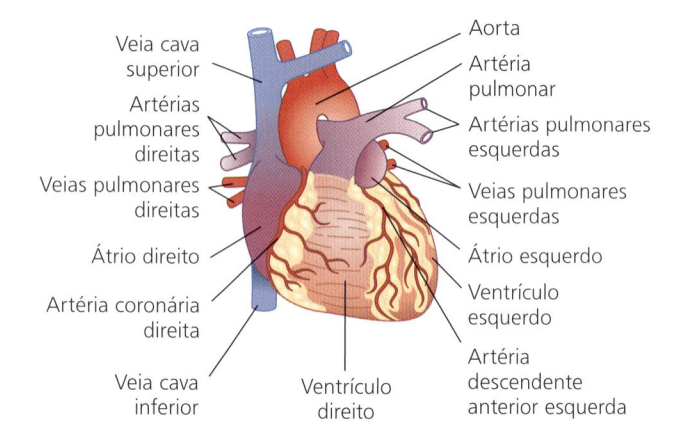

Figura 2.2 O coração e os vasos principais.

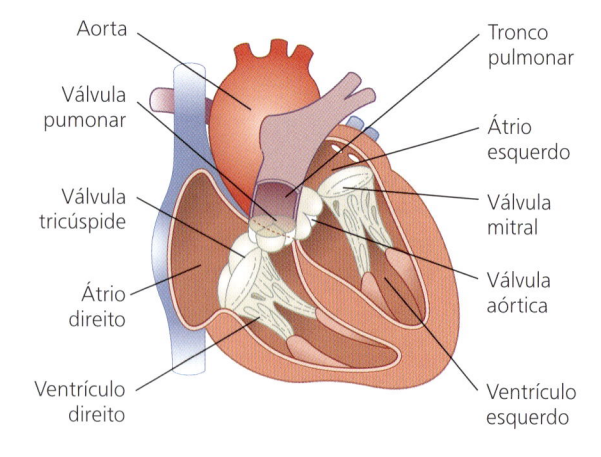

Figura 2.3 As válvulas e câmaras cardíacas.

Ventrículo esquerdo

O LV normal é uma estrutura aproximadamente simétrica, que é cilíndrica em sua base (o ânulo mitral) e diminui em direção a seu ápice. Ele é a principal câmara de bombeamento do coração, e sua parede é espessa (e uma maior massa cardíaca), embora menos trabeculada que do RV. O miocárdio do LV é convencionalmente subdividido em 16 ou 17 segmentos, a função de cada um deve ser avaliada individualmente (Capítulo 16).

Válvula mitral

A válvula mitral fica entre o átrio e o ventrículo esquerdos e possui duas folhas que se abrem durante a diástole e se fecham na sístole para prevenirem a regurgitação de sangue do LV para o LA. A válvula mitral é mais do que apenas duas folhas, o ânulo mitral, músculos papilares e cordas tendíneas são essenciais à estrutura e função da válvula (Fig. 2.4).

Os folhetos mitrais são denominados como anterior e posterior e se fixam ao redor de suas bases ao ânulo mitral fibroso, um anel elíptico que separa o LA do LV. O folheto mitral anterior é mais longo (da base ao topo) que o posterior, mas o comprimento de sua fixação ao ânulo é mais curto e, portanto, a área de superfície de ambos os folhetos é quase igual. Cada folheto é dividido em três segmentos, ou boceladuras, que são chamadas A1, A2 e A3 (folha anterior) e P1, P2 e P3 (folha posterior), cuja numeração ocorre da comissura anterolateral (A1/P1) para a posteromedial (A3/P3) (Fig. 20.2).

Há dois músculos papilares, denominados anterolateral e posteromedial (após a localização de sua fixação ao LV), que são fixados aos folhetos mitrais via cordoalhas tendíneas. Embora existam duas folhas e dois músculos papilares, cada músculo papilar supre a cordoalha para *ambos* os folhetos – não é uma relação 1:1. A cordoalha, a partir do aspecto medial de *ambos* os folhetos, fixa-se ao músculo papilar posteromedial e, a partir do aspecto lateral, ao músculo papilar anterolateral.

A cordoalha mantém os folhetos mitrais sob tensão durante a sístole, prevenindo o prolapso dos folhetos de volta para o LA. Classifica-se em três grupos:

- Primeira ordem ou cordoalha marginal, que se fixa às extremidades livres dos folhetos mitrais.
- Segunda ordem ou cordoalha de suporte, que se fixa à superfície ventricular dos folhetos (distante das extremidades livres).
- Terceira ordem ou cordoalha basal, que se direciona diretamente da parede ventricular (e não dos músculos papilares) para a superfície ventricular do folheto posterior, geralmente próxima ao ânulo.

Os folhetos mitrais normalmente são delgados e se abrem amplamente durante a diástole, com o folheto anterior quase tocando o IVS. À medida que os folhetos se fecham (coaptação) elas se sobrepõem nos seus ápices por vários milímetros (aposição). Um grau reduzido de aposição resulta em má coaptação e pode causar regurgitação mitral.

Átrio esquerdo

O LA está situado posterior ao coração, em frente ao esôfago (e é, portanto, a câmara imediatamente adjacente à sonda na imagem do eco transesofágico na porção média

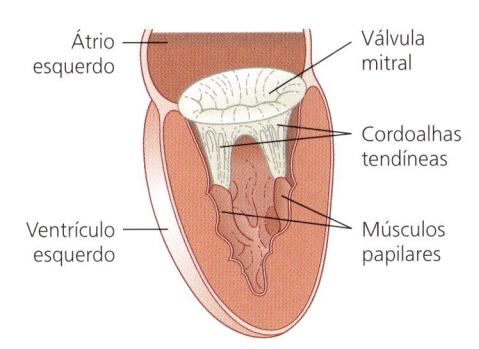

Figura 2.4 Anatomia da válvula mitral.

do esôfago). O LA é uma estrutura de parede relativamente lisa, mas não possui um apêndice que pode atuar como um foco para a formação de trombo. As quatro veias pulmonares penetram o LA, levando sangue oxigenado proveniente dos pulmões – dois do pulmão direito e dois do esquerdo.

O LA não é apenas uma estrutura passiva entre as veias pulmonares e o LV, mas contrai durante a sístole atrial (imediatamente após o início da onda P) para proporcionar enchimento diastólico adicional para o LV (o "pontapé atrial"). Isto é particularmente importante quando o enchimento diastólico é prejudicado, na presença de elevada pressão de enchimento do LV.

O LV é separado do RA pelo septo interatrial, mas pode existir uma comunicação entre os dois nos casos de forame oval patente ou defeito do septo atrial (ASD) (Capítulo 28).

Válvula pulmonar

A válvula pulmonar fica entre o trato de saída do ventrículo direito (RVOT) e a artéria pulmonar, abrindo-se durante a sístole para permitir que o sangue passe do ventrículo para a circulação pulmonar, e se fechando na diástole para prevenir a regurgitação (uma quantidade pequena de regurgitação pulmonar "fisiológica" é normal). A válvula por si só é estruturalmente semelhante à válvula aórtica, possuindo três cúspides (chamadas anterior, esquerda e direita).

Ventrículo direito

O RV é mais complexo de avaliar pelo eco que o esquerdo, formando uma estrutura de forma crescente ao redor do LV. É mais trabeculado, mas de parede mais fina que o LV e contém uma faixa moderadora que se estende entre a parede livre e o septo. O RVOT não é trabeculado e guia a válvula pulmonar. O RV atua como uma câmara de bombeamento para o sangue desoxigenado, retornando do corpo para os pulmões.

Válvula tricúspide

A válvula tricúspide fica entre o RA e o RV, se abrindo durante a diástole para permitir que o sangue passe do átrio para o ventrículo, e se fechando na sístole para prevenir a regurgitação (embora uma pequena quantidade de regurgitação "fisiológica" da tricúspide seja normalmente observada em indivíduos normais).

Como sugerido pelo seu nome, a válvula tricúspide possui três cúspides – em ordem decrescente de tamanho elas são denominadas cúspides anterior, posterior e septal. Há também três músculos papilares que, semelhante à válvula mitral, são fixados às cúspides via cordoalha tendínea. A área de orifício da válvula tricúspide é maior que da mitral, normalmente > 7 cm^2.

Átrio direito

O RA recebe o sangue que retorna do coração via veias cavas superior e inferior. Ele também recebe o sangue drenado do miocárdio via seio coronariano, que penetra o RA posteriormente, imediatamente superior à válvula tricúspide. O seio coronariano frequentemente é visível no eco, particularmente quando está dilatado (Fig. 27.4).

A válvula de Eustáquio, um remanescente embrionário, pode ser observada no RA próximo à junção com a veia cava inferior.

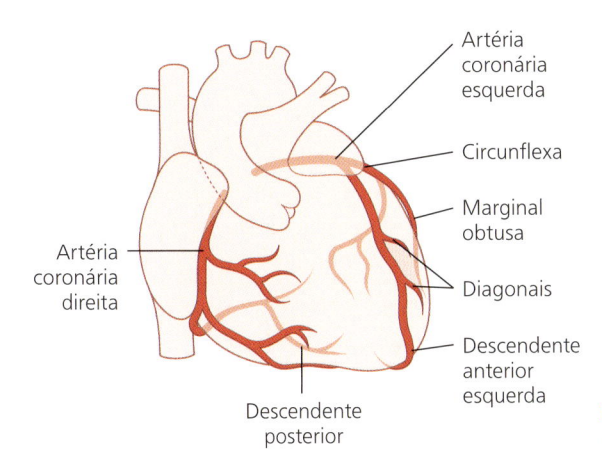

Figura 2.5 A circulação coronariana.

Artérias coronárias

A circulação coronariana normalmente surge como dois vasos separadas dos seios de Valsalva – a LCA, a partir do seio coronariano esquerdo, e a RCA, do direito (Fig. 2.5).

A porção inicial da LCA é o tronco principal esquerdo que se divide em descendente anterior esquerda (LAD) e artérias circunflexas (Cx). A artéria LAD percorre abaixo do sulco interventricular anterior, originando os ramos diagonais, que percorrem em direção à parede lateral do LV e perfuram o septo que sustenta o IVS. A artéria Cx percorre no sulco atrioventricular esquerdo, dando origem aos ramos marginais obtusos que se estendem, cruzando a superfície lateral do LV.

A RCA percorre o sulco atrioventricular direito e, na maior parte dos indivíduos, origina a artéria descendente posterior que passa por baixo do sulco interventricular posterior. Isto se denomina "dominância" – a maior parte das pessoas possui uma RCA dominante, porém, em algumas, a Cx origina a artéria descendente posterior e são conhecidas por possuírem uma Cx "dominante".

PERICÁRDIO

O pericárdio é uma estrutura em forma de saco que circunda a maior parte do coração e possui uma camada fibrosa mais externa – o *pericárdio fibroso* – que se une inferiormente com o diafragma, e uma camada mais interna – o *pericárdio seroso* – que por si só apresenta duas camadas (o pericárdio parietal, camada fibrosa mais externa, e o pericárdio visceral que é o epicárdio do coração).

O pericárdio contém "lacunas" em que os vasos penetram e deixam o coração, e forma uma pequena envoltura ao redor desses vasos. Como resultado, há uma pequena bolsa de pericárdio em volta da artéria aorta/pulmonar (seio transverso) e entre as quatro veias pulmonares (seio oblíquo).

A cavidade pericárdica é um espaço potencial entre as camadas parietal e visceral e normalmente contém menos que 50 mL de líquido. A inflamação do pericárdio (pericardite) pode ocasionar o acúmulo de grande volume de líquido – uma efusão pericárdica. Isto altera o funcionamento normal do coração, podendo resultar em tamponamento cardíaco. A longo prazo, a inflamação do pericárdio pode levar ao espessamento dessa estrutura e à constrição pericárdica.

CICLO CARDÍACO

Os eventos que ocorrem durante cada batida do coração são denominados de ciclo cardíaco, geralmente representados em forma diagramática (Fig. 2.6). O ciclo cardíaco possui quatro fases:

1. Contração isovolumétrica.
2. Ejeção ventricular.
3. Relaxamento isovolumétrico.
4. Enchimento ventricular.

Essas fases se aplicam a ambos os corações, esquerdo e direito, mas iremos nos deter ao coração esquerdo para elucidação. As fases 1-2 correspondem à sístole ventricular, e fases 3-4, à diástole ventricular.

A **contração isovolumétrica** se inicia com o fechamento da válvula mitral, causada pela elevação da pressão do LV no início da sístole ventricular. Após o fechamento da válvula mitral, a pressão no interior do LV continua a se elevar, porém, o volume do LV permanece constante (portanto, "isovolumétrico") até o momento em que a válvula aórtica se abre.

A **ejeção ventricular** começa quando a válvula aórtica se abre, e o sangue é ejetado do LV para a aorta. O volume do LV diminui durante a fase de ejeção, uma vez que o sangue seja expelido do LV, mas a pressão continua a se elevar até o pico e, posteriormente, começa a diminuir.

O **relaxamento isovolumétrico** se inicia com o fechamento da válvula aórtica. A pressão no interior do LV diminui durante essa fase (mas o volume permanece constante), até que a pressão do LV diminua abaixo da pressão do LA. Nesse momento, a

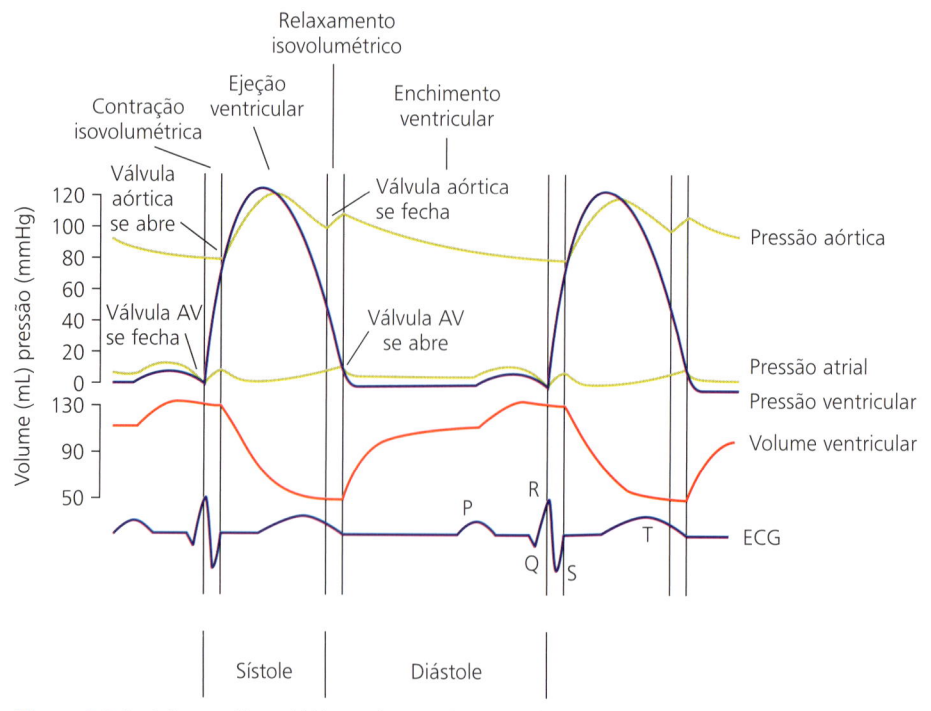

Figura 2.6 O ciclo cardíaco (AV = atrioventricular; ECG = eletrocardiograma).

Tabela 2.1 Pressões intracardíacas normais

	Pressão (mmHg)
Átrio direito	Média 0-5
Ventrículo direito	Sistólica 15-25/diastólica 0-5
Artéria pulmonar	Sistólica 15-25/diastólica 5-12
Átrio esquerdo	Média 5-12
Ventrículo esquerdo	Sistólica 100-140/diastólica 5-12
Aorta	Sistólica 100-140/diastólica 60-90

diferença de pressão entre o LA e o LV provoca a abertura da válvula mitral, e o relaxamento isovolumétrico termina.

O **enchimento ventricular** começa à medida que a válvula mitral se abre e o sangue flua para o LV a partir do LA. Essa fase termina quando a válvula mitral se fecha no início da sístole ventricular. No final da fase de enchimento ventricular ocorre a sístole atrial (contração), que coincide com a onda P no ECG, e isto eleva o enchimento ventricular.

Como demonstradas na Figura 2.6, as pressões no interior das câmaras cardíacas variam durante todo o ciclo cardíaco. A Tabela 2.1 lista as pressões típicas encontradas no interior de cada câmara. Uma diferença de pressão entre as duas câmaras promove a abertura ou fechamento das válvulas entre elas. Por exemplo, quando a pressão do LA excede a do LV, a válvula mitral se abre, e quando a pressão do LV excede a do LA, a válvula mitral se fecha.

O fechamento das válvulas mitral e tricúspide pode ser escutado com um estetoscópio como o primeiro som cardíaco (S_1). O fechamento das válvulas aórtica e pulmonar promove o segundo som cardíaco (S_2). Durante a expiração o S_2 ocorre como um som único, mas, durante a inspiração, o retorno do sangue venoso para o coração direito faz com que a válvula pulmonar se feche discretamente depois da válvula aórtica, causando o desdobramento fisiológico normal de S_2 com o componente pulmonar (P_2) ocorrendo imediatamente após o componente aórtico (A_2). A presença de um ASD elimina essa variação respiratória em S_2, ao ponto que a discreta lacuna entre A_2 e P_2 esteja em todo o tempo ("desdobramento fixo").

Leitura complementar

Anderson RH, Ho SY, Brecker SJ. Anatomic basis of cross-sectional echocardiography. *Heart* 2001;**85**:716–20.

Anderson RH, Webb S, Brown NA, et al. Development of the heart: (2) septation of the atriums and ventricles. *Heart* 2003;**89**:949–58.

Anderson RH, Webb S, Brown NA, et al. Development of the heart: (3) formation of the ventricular outflow tracts, arterial valves, and intrapericardial arterial trunks. *Heart* 2003;**89**:1110–18.

Moorman A, Webb S, Brown NA, et al. Development of the heart: (1) formation of the cardiac chambers and arterial trunks. *Heart* 2003;**89**:806–14.

CAPÍTULO 3

Física e instrumentação

A ecocardiografia utiliza o ultrassom para examinar a estrutura e função cardíacas. Um entendimento consistente da física do ultrassom proporciona ao ultrassonografista:

- Compreensão das capacidades e limitações de seu eco.
- Confiança em ajustar os controles do equipamento para otimizar as imagens.

FÍSICA ELEMENTAR

O som percorre como uma onda mecânica longitudinal e pode ser visto como uma série de partículas vibrantes em uma linha. Diferente das ondas eletromagnéticas (p. ex., ondas de luz, ondas de rádio), as ondas sonoras necessitam de partículas para serem transmitidas – o som não pode percorrer o vácuo, mas, em vez disso, requer um meio, como o ar, a água ou um sólido. Quando uma onda sonora atravessa um meio, existem áreas de compressão (pressão ou densidade elevada, em que as partículas estão mais próximas entre si) e rarefação (pressão e densidade baixa, em que elas estão mais afastadas). O som pode ser representado como uma onda sinusoidal, mostrando a variação na pressão através do meio (Fig. 3.1).

A **amplitude** de uma onda sonora indica sua força, medida como a diferença entre o pico do tempo de meia pressão e a pressão média. A unidade de mensuração são decibéis (dB), usando uma escala logarítmica tal que uma diferença de 6 dB represente o dobro de amplitude. Esta pode ser ajustada pelo ultrassonografista pela alteração da potência do equipamento do eco (potência transmitida).

O **comprimento de onda** da onda sonora é a distância entre duas ondas sucessivas – normalmente mensuramos isto entre altos (ou baixos) de uma onda e o ponto idêntico na próxima onda. O comprimento de onda é medido em unidades adequadas de comprimento, como metro (m) ou milímetro (mm).

A **frequência** de uma onda sonora é o número de ciclos de ondas (ou oscilações) por segundo, e isto é mesurado em Hertz (Hz). Uma onda sonora com 100 oscilações por segundo possui uma frequência de 100 Hz. Para altas frequências, podem ser utilizadas as unidades de quilo-hertz (kHz = 10^3 Hz) ou mega-hertz (MHz = 10^6 Hz).

O som audível fica em uma frequência de 20 a 20.000 Hz (20 kHz). O som com frequência abaixo de 20 Hz é denominado infrassom, e o som com uma frequência maior que 20 kHz é chamado **ultrassom**. O ultrassom utilizado para a ecocardiografia geralmente fica na frequência de 1,5-7 MHz.

A **velocidade de propagação** de uma onda sonora refere-se à velocidade que cada onda se propaga pelo meio. Há variação de um meio para outro, dependendo da densidade e da rigidez do meio. As velocidades de propagação para diferentes tecidos corpóreos são listadas na Tabela 3.1. A velocidade de propagação média para o coração (e para tecidos moles em geral) é de 1.540 m/s.

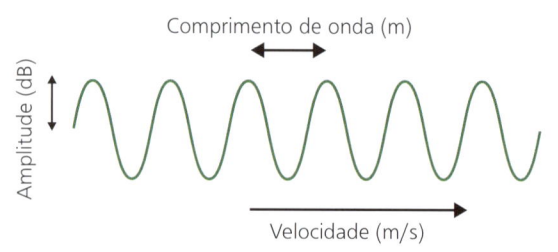

Figura 3.1 Onda de ultrassom.

Tabela 3.1 Velocidades de propagação em vários tecidos corporais

Meio	Velocidade (m/s)
Ar	330
Gordura	1.450
Tecido mole (média)	1.540
Sangue	1.570
Músculo	1.580
Osso	3.500

Comprimento, frequência e velocidade estão vinculados à seguinte equação:

$$\text{Velocidade de propagação} = \text{frequência} \times \text{comprimento de onda}$$

Para o coração, a velocidade de propagação das ondas sonoras é fixada em aproximadamente 1.540 m/s – isto não pode ser alterado pelo ultrassonografista. O ultrassonografista pode, entretanto, escolher a frequência das ondas sonoras transmitidas ao coração. A escolha de diferentes frequências influenciará, portanto, o comprimento de onda das ondas sonoras, uma vez que sejam transmitidas pelo coração (e tecidos adjacentes). Caso, por exemplo, o ultrassonografista escolha uma frequência de 5 kHz, então o comprimento de onda das ondas sonoras será:

$$\text{Comprimento de onda} = \frac{\text{Velocidade de propagação}}{\text{Frequência}}$$

$$\text{Comprimento de onda} = \frac{1.540 \text{ m/s}}{5.000 \text{ Hz}}$$

$$\text{Comprimento de onda} = 0{,}308 \text{ m}$$

Uma onda longa, pouco mais de 30 cm, proporcionará uma pequena resolução espacial e poderá ser pouco útil na imagem cardíaca. Quanto maior a frequência escolhida, mais curto o comprimento de onda. Como o comprimento de onda mais curto proporciona melhor resolução (ver posteriormente), maiores frequências entre 1,5 e 7 MHz são utilizadas para a imagem de eco.

Então por que não utilizar maior frequência e conseguir melhor resolução de imagem? Uma razão é que há uma relação entre resolução e penetração – quanto maior a frequência do ultrassom, melhor a resolução, mas pior a penetração do ultrassom no corpo. A frequência de ultrassom utilizada para o eco oferece um equilíbrio adequado entre resolução e penetração. O eco pediátrico usa maiores frequências (tipicamente 5-10 MHz) que o adulto, uma vez que o menor tamanho do corpo do paciente requeira menos penetração. Semelhantemente, um ultrassom intravascular (p. 107), em que a alta resolução, mas pequena penetração são necessárias, são utilizadas frequências de 20-50 MHz.

PROPAGAÇÃO DO ULTRASSOM

À medida que um pulso de ultrassom seja transmitido de um transdutor para o corpo, ele encontrará diferentes tecidos, e cada um dos quais possui uma **impedância acústica** distinta ("resistência" à transmissão do ultrassom). Estas diferenças na impedância acústica são particularmente importantes nos limites teciduais. Quando um pulso de ultrassom atravessa uma margem entre dois tecidos com diferentes impedâncias acústicas, uma grande proporção de energia no interior do pulso será **refletida** ao retornar para o transdutor.

Este efeito é mais marcado no limite entre ar e pele, em que quase toda energia do ultrassom será refletida ao retornar para o transdutor e menos de 1% penetrará o corpo. Este deverá ser o maior obstáculo para realizar o ultrassom médico, e, para contornar esse problema, o ultrassonografista utiliza gel para ligar a lacuna entre o transdutor e a pele. Por excluir o ar entre o transdutor e a pele, o gel reduz a divergência de impedância e permite que muito mais energia do ultrassom penetre no corpo. De forma similar, o eco pode ser desafiador em pacientes com pulmões hiperinflados (p. ex., enfisema), em que as imagens cardíacas podem estar obscuras em razão do tecido pulmonar repleto de ar, causando grande divergência de impedância.

À medida que o pulso do ultrassom seja transmitido pelo corpo, encontrará margens em que ocorrerão diferentes graus de reflexão. Há dois tipos de reflexão (Fig. 3.2):

- Reflexão especular.
- Retrodispersão.

Reflexão especular ("tipo espelho") ocorre nas margens teciduais em que o refletor é relativamente grande (pelo menos dois comprimentos de onda em diâmetro) e liso – estruturas como as válvulas cardíacas e as paredes das câmaras do coração e vasos principais, são expelidas de refletores especulares. A proporção da energia do ultrassom refletida por um refletor especular é muito dependente do ângulo de incidência de entrada do feixe do ultrassom – a fim de maximizar a quantidade de energia refletida, o feixe de entrada deve ser perpendicular (*i. e.*, próximo a 90°) ao refletor, à medida do possível.

A **retrodispersão** ocorre com estruturas pequenas ou com superfície rugosa, em que o ultrassom refletido dispersará em diversas direções. O sinal de retorno será mais fraco que do refletor especular, mas não dependente do ângulo de incidência (de entrada) do feixe do ultrassom. Um exemplo de um refletor de dispersão é o

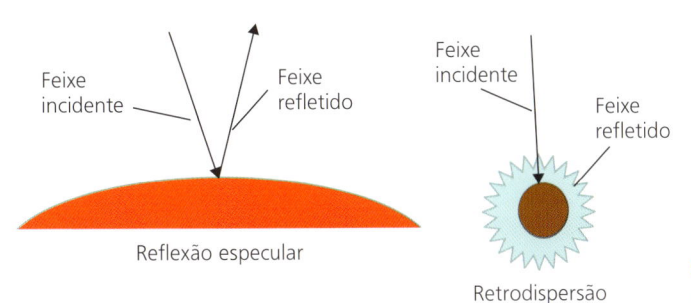

Figura 3.2 Reflexão especular e retrodispersão.

tecido no interior do miocárdio. Os glóbulos vermelhos causam dispersão, e uma vez que essa dispersão seja igual em todas as direções, elas são referidas como um grupo especial, conhecido como **dispersores de Rayleigh**.

À medida que um pulso de ultrassom percorre o tecido, ele geralmente perde energia, e este processo denomina-se **atenuação**. A atenuação resulta da reflexão e retrodispersão e também da absorção de energia pelos próprios tecidos (em que a energia sonora é convertida dentro do coração). Essa perda de energia pode ser quantificada em decibéis, e, em tecidos moles, uma alteração de -3 dB equipara-se a uma queda na intensidade de sinal de 50%. A **profundidade de meia intensidade** (HID) é a profundidade (em cm) no tecido mole em que a intensidade do ultrassom é reduzida em 50%, e depende da frequência (f) do ultrassom emitido pelo transdutor, mensurado em MHz:

$$\text{HID (tecido mole)} = \frac{6}{f}$$

Assim, o ultrassom emitido por um transdutor de 4 MHz deverá perder 50% de sua intensidade após percorrer por 6/4 = 1,5 cm de tecido mole. A atenuação é, portanto, maior em frequências mais elevadas.

A **refração** é a mudança de direção de um pulso de ultrassom à medida que cruza uma margem entre dois tecidos (ou materiais) de diferentes impedâncias acústicas. Embora a refração possa ser útil (p. ex., a refração é utilizada para focar o feixe de ultrassom com a lente acústica), ela pode ser uma fonte de artefato (p. 21).

TRANSDUTORES DO ULTRASSOM

No eco transtorácico, o ultrassom é gerado por um transdutor (comumente denominado sonda) que é mantido no peito do paciente. Para outras técnicas de imagem (p. ex., eco transesofágico (TOE), ultrassom intravascular), o transdutor pode ser passado pelo esôfago ou até mesmo no interior do coração. O transdutor é um transmissor e receptor – transmite o ultrassom do tórax e também detecta o retorno do ultrassom refletido para a sonda.

Os transdutores de ultrassom trabalham utilizando o **efeito piezoelétrico**. Os cristais piezoelétricos mudam de forma quando uma voltagem elétrica é aplicada, e, assim, uma alteração na voltagem pode fazer com que eles oscilem rapidamente, gerando, dessa forma, o ultrassom. Além disso, caso os cristais oscilem por si só em decorrência de um *retorno* de onda de ultrassom, eles *gerarão* uma voltagem elétrica que pode ser detectada como um sinal. Então, os cristais geram e detectam o ultrassom.

Os **transdutores de ordenação** em fase contemporâneos consistem em um vetor de elementos piezoelétricos (geralmente 128 para uma sonda eco 2D, vários milhares para uma sonda 3D). O feixe de ultrassom pode ser "conduzido" e focado eletronicamente pela mudança de momento de ativação (ou "fase") dos elementos de forma individual. Transdutores mecânicos mais antigos utilizavam um motor dentro do transdutor para mover os elementos piezoelétricos, mas possuíam capacidades limitadas de Doppler e eram propensos às falhas mecânicas.

Os componentes importantes de um transdutor são demonstrados na Figura 3.3. Os **elementos piezoelétricos** são agrupados sobre uma **camada de suporte**, que apresenta impedância elevada e é projetada para absorver o ultrassom e amortecer a reverberação ("zumbido") dos elementos piezoelétricos. Em frente aos elementos

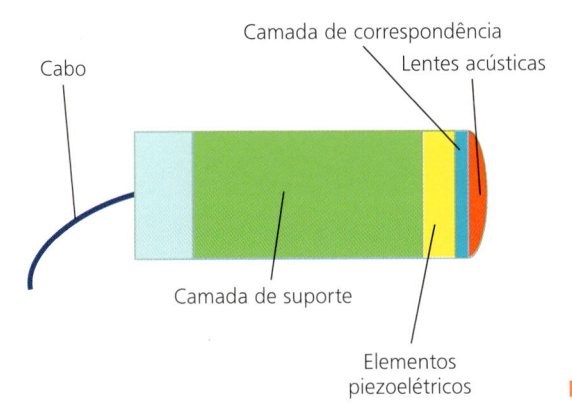

Figura 3.3 Estrutura de um transdutor de ultrassom.

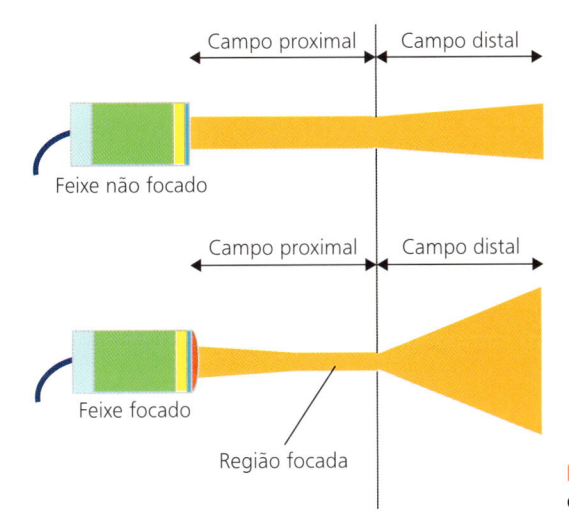

Figura 3.4 Efeitos de focar nos campos proximal e distal.

está uma **camada de correspondência**, que melhora a impedância correspondente entre os elementos e o corpo.

O feixe de ultrassom permanece cilíndrico por uma curta distância após ter deixado o transdutor (o **campo próximo** ou zona Fresnel), e então diverge (o **campo distante** ou zona Fraunhofer). A qualidade de imagem é melhor no campo proximal e é importante maximizar a profundidade desse campo (*i. e.*, a distância percorrida pelo feixe de ultrassom antes da divergência) para otimizar a imagem. O comprimento do campo proximal é maior em transdutores de frequências mais elevadas e diâmetros mais amplos.

Focar o feixe de ultrassom *não* altera o comprimento do campo proximal, mas produz um feixe mais estreito (e maior resolução) nesse campo, embora à custa de tornar o feixe mais amplo no campo distal (Fig. 3.4). Uma **lente acústica** plástica na frente do transdutor auxilia a focar o feixe do ultrassom. Um transdutor de ordenação em fase também oferece foco eletrônico, que permite ao ultrassonografista controlar a profundidade em que o feixe do ultrassom é mais firmemente focado.

Um transdutor transmitirá pequenos "estouros" de ultrassom (duração de poucos microssegundos) e, então, aguardará por poucas centenas de microssegundos para que o ultrassom refletido retorne antes da transmissão dos próximos estouros de ultrassom. Pequena quantidade de energia do ultrassom será refletida e retornará ao transdutor em cada momento em que o pulso do ultrassom atingir uma interface e, à medida que o transdutor detecte esses pulsos de retorno, ele mede o tempo que leva entre a emissão do pulso e o retorno para o transdutor ("tempo de ida e volta"). A partir disso e do conhecimento sobre velocidade de propagação do ultrassom no tecido, o eco pode calcular a distância entre o transdutor e o refletor. O transdutor também pode determinar a intensidade do sinal de retorno e utilizar essa informação para formar a imagem na tela. Outras características do sinal de retorno, como sua frequência e qualquer desvio na frequência comparado ao sinal transmitido, são discutidas no Capítulo 4 em princípios do Doppler.

> **IMAGEM EM SEGUNDA HARMÔNICA**
> O sinal do eco refletido que retorna ao transdutor contém não apenas o ultrassom na frequência original (fundamental) do sinal transmitido, mas também harmônicas (múltiplos da frequência original). Essas harmônicas se originam, principalmente, da porção central do feixe e também de estruturas mais profundas. A imagem em segunda harmônica filtra o sinal de retorno para remover a frequência fundamental e formar uma imagem, utilizando os componentes da segunda harmônica do sinal. Quando isto ocorre, a resolução da imagem melhora (em decorrência da maior frequência) particularmente para estruturas de campo distante. A desvantagem da imagem em segunda harmônica é a necessidade de maior potência, e isto altera discretamente a aparência da textura do miocárdio e também a espessura de estruturas, como folhetos de válvulas, quando comparada à imagem fundamental.

MODALIDADES DE IMAGEM

A modalidade de eco mais antiga era uma imagem *amplitude-mode* (modo A) que simplesmente representa a amplitude do ultrassom refletida (como uma "*spike*" com amplitude certa) *versus* a distância do sinal refletido a partir do transdutor. A imagem modo de brilho (modo B) era similar no princípio, mas não representa os sinais de retorno como uma coluna de picos de tamanhos variados, ele representa a amplitude do sinal de retorno pelo brilho de um ponto. A imagem de modos A/B foi substituída pelo modo M e imagem 2D.

Imagem de modo M

A imagem de modo M (ou modo de movimento) registra movimento no decorrer de uma única "linha visual", selecionada pelo posicionamento cuidadoso de um cursor na tela que cruza uma região de interesse (Fig. 3.5). Quando o cursor é colocado, a ativação de uma imagem de modo M produz uma exibição de rolagem de movimento (ao longo do eixo vertical), uma vez que ela ocorra ao longo da linha do

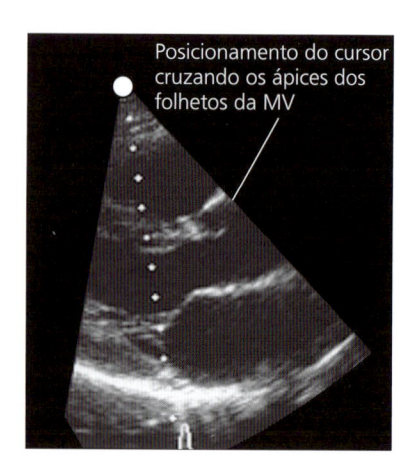

Figura 3.5 Posicionamento do cursor para um estudo de modo M da válvula mitral (LA = átrio esquerdo; MV = válvula mitral).

cursor, representada contra o tempo (ao longo do eixo horizontal x). Um traço do modo M típico para uma válvula mitral é demonstrado na Figura 3.6.

O campo de visão muito estreito de imagem de modo M – essencialmente uma única linha, representada por um cursor na tela – significa que uma frequência de repetição de pulso muito elevada pode ser utilizada, gerando uma taxa de amostra ao redor de 1.800 vezes por segundo. Isto é muito útil na visualização de movimento rápido, como o movimento dos folhetos valvulares, e permite o momento adequado de eventos, assim como as medidas das dimensões cardíacas.

Imagem 2D

Se na imagem de modo M o coração está ao longo de uma única linha de exame, na 2D uma imagem do coração é formada a partir de uma série de linhas de exame lado a lado. Na imagem 2D a sonda do ultrassom varre um feixe que cruza o coração, aproximadamente, 20-30 vezes por segundo, criando uma série de linhas de exame (geralmente ao redor de 120) cada vez que é feita uma varredura, para formar uma imagem 2D (Fig. 3.7).

A sonda transmitia e recebia um pulso de ultrassom para cada linha da imagem e havia, portanto, um limite em como muitas imagens em "quadro" (*frame*) podendo ser geradas a cada segundo, determinado pelo número de linhas de exame que formavam a imagem (a amplitude do setor) e sua profundidade. A redução da amplitude do setor e/ou profundidade diminuirá o tempo que leva para gerar uma ima-

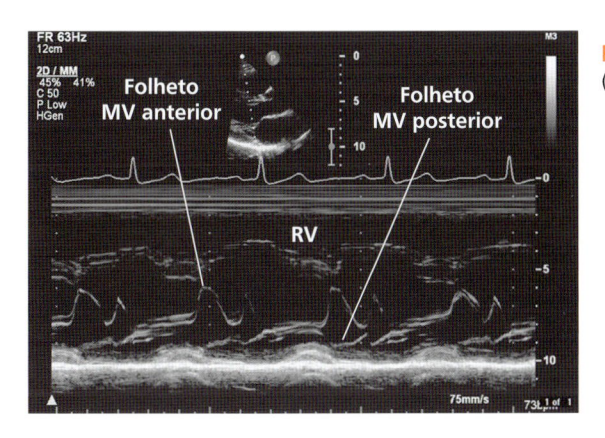

Figura 3.6 Estudo de modo M da válvula mitral (MV = válvula mitral; RV = ventrículo direito).

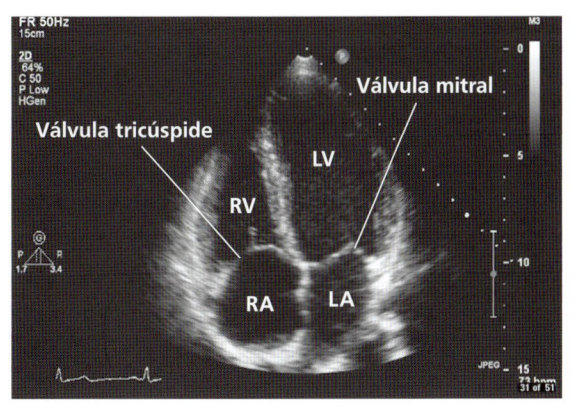

Figura 3.7 Eco 2D normal (LA = átrio esquerdo; LV = ventrículo esquerdo; RA = átrio direito; RV = ventrículo direito).

gem *frame*, aumentando o número de quadros de imagem que podem ser gerados a cada segundo ("*frame rate*").

Portanto, é importante otimizar a qualidade de imagem pelo estreitamento abaixo do tamanho do setor da imagem para cobrir apenas a área-chave de interesse.

INSTRUMENTAÇÃO DO EQUIPAMENTO DE ECO

À primeira vista, o número de controles em um equipamento de eco pode parecer assustador. Na realidade, os controles são relativamente simples de serem entendidos e usados, e é importante saber como otimizar seus comandos para obter a melhor qualidade de imagem possível. Nessa sessão, os controles que interferem na imagem de modo M e 2D serão discutidos. Os controles para as modalidades espectral e de Doppler colorido serão discutidos no Capítulo 4.

A **potência transmitida** controla a quantidade de energia do ultrassom liberada ao paciente, e para minimizar o risco de efeitos térmicos ou mecânicos adversos é importante utilizar a configuração mais baixa possível (p. 22).

O **ganho** se refere à amplificação do sinal recebido para aumentar o brilho das imagens na tela. O ganho pode ser ajustado para todas as imagens (ganho total) ou para parte da imagem (ver compensação tempo-ganho [TGC] adiante). Enquanto uma configuração de ganho elevada pode ser útil para detectar sinais mais fracos que pode, por outro lado, não ser visíveis, ela pode reduzir a resolução lateral e também aumentar o ruído.

O **comando** de profundidade determina quão longe o feixe do ultrassom "alcança" o interior do paciente e é um determinante importante de *frame rate*. Quanto maior a profundidade, mais longe o transdutor terá que esperar para que o pulso de ultrassom vá e retorne antes de repetir o pulso e, então, diminuir *frame rate*. Deve-se selecionar um comando de profundidade para que toda a área de interesse possa ser observada, mas não tão profundo a ponto de incluir estruturas irrelevantes por trás da região de interesse.

A **largura do setor** determina o campo de visão através do qual passa o feixe de ultrassom. Assim como na profundidade, a largura do setor é um determinante importante de *frame rate* e deve ser otimizada para cada imagem por incluir a região de interesse sem excedentes.

O **foco** pode ser ajustado com transdutores de ordenação de fase e pode ser adequado para cada imagem, uma vez que o feixe seja focado na região de interesse.

A **TGC** (*Time Gain Compensation*) também é conhecida como compensação de profundidade e corrige a atenuação do sinal de ultrassom que ocorre conforme o aumento da distância do transdutor. A TGC aumenta o ganho dos sinais que retornam do campo distal para garantir que um "brilho do eco" atravesse toda a profundidade da imagem. Os controles de TGC podem ser ajustados pelo ultrassonografista utilizando sondas deslizantes.

A **compressão para imagem em escala de cinza** (série dinâmica) ajusta o número de sombras cinzas que são exibidas na imagem. Isto permite ao ultrassonografista escolher o grau de contraste na imagem.

RESOLUÇÃO

A resolução se refere à capacidade de discriminar entre dois objetos que estão juntos no espaço (resolução espacial) ou dois eventos que ocorrem ao mesmo tempo (resolução temporal). A resolução espacial possui dois componentes:

- Resolução axial.
- Resolução lateral.

A **resolução axial** se refere aos objetos que permanecem ao longo do eixo do feixe do ultrassom e pode ser determinada, principalmente, pela frequência do transdutor (frequência elevada = melhor resolução axial) e comprimento de pulso (comprimento de pulso mais curto = melhor resolução axial). A resolução axial gira em torno de 3 mm.

A **resolução lateral**, também conhecida como resolução azimutal, refere-se aos objetos que permanecem lado a lado, perpendicular ao feixe do ultrassom e varia de acordo com quão distantes estão os objetos do transdutor. Quanto mais estreito o feixe, melhor a resolução lateral. A largura do feixe pode ser otimizada focando na região de interesse (Fig. 3.4, p. 17). A resolução lateral também é alterada pelo controle de ganho – quanto maior o ganho, pior a resolução lateral. A resolução lateral geralmente é em torno de 1 mm.

A **resolução temporal**, ou *frame rate*, é importante para tentar distinguir eventos que ocorrem ao mesmo tempo. *Frame rate* depende do momento em que são coletados todos os dados requeridos para criar uma imagem, que por sua vez depende da largura e profundidade do setor. A imagem de modo M oferece taxas de amostragens muito elevadas, geralmente 1.800 vezes por segundo, decorrente de um campo de visão muito estreito (ver adiante). O eco 2D apresenta um *frame rate* muito mais lento, em torno de 20-30 *frames* por segundo, em razão de uma quantidade muito maior de dados de ultrassom que devem ser coletados para criar um único *frame*.

ARTEFATOS DE IMAGEM

Os artefatos de imagem ocorrem quando "estruturas" e/ou distorções são observadas na imagem de eco que não estão realmente presentes no coração (ou, ao menos, não em uma localização aparente), ou quando estruturas que *estão* presentes parecem estar ausentes na imagem.

A **sombra acústica** ocorre quando uma estrutura altamente ecorrefletiva (p. ex., prótese valvar mecânica) impede que o ultrassom penetre em qualquer outra, provocando a exclusão do eco no campo distante. Isto pode representar um problema particular na avaliação da estrutura e função de válvulas protéticas.

A **reverberação** ocorre quando o ultrassom repercute várias vezes entre dois refletores especulares fortes antes de retornar ao transdutor. O tempo gasto com a "repercussão" atrasa o retorno do sinal ao transdutor, e por isso o *software* de processamento interpreta mal o sinal de retorno como tendo o originado mais distante do que real. Isto faz com que as imagens "fantasmas" ocorram em campos distantes, podendo ser reconhecidas porque se movem em conjunto com estruturas que causam reverberação.

O **artefato de feixe largo** surge uma vez que o feixe de ultrassom apresente uma largura finita (especialmente no campo distal) e a máquina seja incapaz de diferenciar um retorno de sinal de eco que surgiu do centro do feixe e/ou da extremidade. Refletores fortes na extremidade do feixe são, portanto, exibidos pela máquina de eco como se eles surgissem do centro do feixe, "manchando" a imagem de eco. O artefato de feixe largo pode ser reduzido, focando o feixe de ultrassom, a fim de minimizar seu diâmetro.

O **artefato de lobo lateral** é semelhante, em seu mecanismo, ao artefato de feixe largo, mas surge de feixes de "lobo lateral" não desejáveis e inevitáveis (que são feixes adicionais ao redor do feixe principal de ultrassom). Os sinais de retorno dos feixes de lobo são interpretados pelo equipamento de eco como tendo surgido do feixe central e pode ser visualizado distante da localização real da estrutura em questão.

IMAGEM E MÉTODOS DE LAUDO

O retorno do sinal de eco no transdutor é submetido a uma série de etapas iniciais do processo que incluem amplificação, TGC e filtragem. O sinal de vídeo é enviado ao conversor de digitalização, que converte o sinal em um formato "retangular" adequado para a exibição. Os dados obtidos são submetidos a um posterior processamento ("pós-processamento") e podem ser armazenados em um formato digital e/ou podem ser submetidos a uma conversão digital à analógica para criar um sinal de vídeo para exibição em um monitor (e/ou arquivar em um *videotape*). Este processo ocorre tão rapidamente que os dados adquiridos podem ser exibidos em um monitor quase que em "tempo real".

O armazenamento de estudos de eco pode ser feito em *videotapes*, que é relativamente barato e rápido, embora possa ser pesado para armazenar (e revisar) estudos quando várias quantidades são arquivadas por esse método. Os arquivos digitais são atualmente mais utilizados com estocagem em discos rígidos ou ópticos. Isto torna o acesso mais fácil e permite maior flexibilidade no processamento de imagem após o estudo completo. Entretanto, a quantidade de dados digitais gerados por um estudo de eco pode ser considerável, então as mídias de armazenamento de alto volume (e técnicas de compressão de dados "sem perdas") são requeridas na necessidade de estocagem de um grande número de estudos.

SEGURANÇA DO ULTRASSOM

O ultrassom envolve a emissão de energia externa aos tecidos corporais e, assim, é importante considerar o potencial de efeitos biológicos adversos que pode ser ocasionado. A intensidade de exposição ao ultrassom pode ser expressada como potência por unidade de área (watts/cm^2) expressada pela intensidade máxima no interior do feixe de ultrassom (o pico espacial) calculada na média da duração da exposição (média temporal), a **média temporal do pico espacial** (SPTA). Existem dois efeitos biológicos principais para expor a energia do ultrassom: térmico (aquecimento) e mecânico (p. ex., cavitação).

Os **efeitos térmicos** são causados pela conversão de energia mecânica do ultrassom em energia térmica, à medida que ele atravessa o tecido. A quantidade de calor é difícil de ser predita, mas está relacionada com vários fatores, incluindo frequência do transdutor, potência de transmissão, foco e profundidade. Os efeitos térmicos são mais relevantes ao TOE, quando a sonda pode permanecer no esôfago por longos períodos, particularmente durante estudos intraoperatórios. O calor pode ser gerado não apenas pelo ultrassom, mas também diretamente pela própria sonda. É fundamental manter o mínimo tempo de imagem e garantir que a sonda do TOE está sendo reposicionada regularmente, além de monitorar a temperatura da sonda.

Os **efeitos mecânicos** incluem cavitação, em que bolhas de ar são criadas à medida que o ultrassom passa através dos tecidos. Isto não é um problema durante os estudos transtorácicos padrão, mas é importante quando bolhas de agentes de contrastes são utilizadas, uma vez que possam causar ressonância e até mesmo romper as bolhas (p. 80). Os efeitos mecânicos do ultrassom também podem ser mensurados pelo **índice mecânico** (MI), que é o pico de pressão negativa (rarefacional) dividido pela raiz quadrada da frequência do transdutor. Um MI < 1 é considerado seguro.

Embora o eco apresente um registro seguro e excelente, mesmo assim é fundamental minimizar os riscos por:

- Realizar eco apenas quando houver indicações clínicas adequadas.
- Manter a produção de potência tão baixa quanto possível.
- Manter o mínimo de tempo de exposição.

Os ecos modo M e 2D são os de menor intensidade, e o Doppler pulsado possui uma intensidade maior (com o Doppler colorido apresentando um valor intermediário).

Garantir a segurança também requer consciência dos riscos mais gerais, como:

- Risco de choque elétrico proveniente de um equipamento danificado ou de manutenção inadequada.
- Risco de lesão oriunda de tropeços ou quedas, particularmente na transferência da mesa de exame.
- Risco de infecção decorrente de medidas de controle de infecção inapropriadas.

Os departamentos de eco devem possuir ferramentas de avaliação de risco e protocolos adequados a fim de minimizar os riscos aos pacientes e equipe.

Leitura complementar

Gibbs V, Cole D, Sassano A. *Ultrasound physics and technology: how, why and when*. Churchill Livingstone, Edinburgh, 2009.

Monaghan MJ. Second harmonic imaging: a new tune for an old fiddle? *Heart* 2000;**83**:131–2.

CAPÍTULO 4

Física do Doppler

O eco pode ser utilizado não apenas para examinar as estruturas anatômicas do coração, mas também o fluxo sanguíneo através do coração. Este, por sua vez, fornece informações valiosas sobre a função valvular, *shunts* intracardíacos entre outros. O estudo das dinâmicas de fluidos no coração é possibilitado pelo princípio do Doppler, discutido neste Capítulo. Além de permitir a avaliação do fluxo sanguíneo, o princípio do Doppler também tem sido aplicado, mais recentemente, no estudo da função do miocárdio (imagem de Doppler tecidual).

PRINCÍPIOS DO DOPPLER

O efeito do Doppler descreve como um observador verifica uma alteração no comprimento de onda ou frequência de uma onda sonora (ou luminosa), quando a fonte se move em relação a ele. Um exemplo clássico é o movimento do som da sirene de ambulância – à medida que a ambulância se aproxima do observador, o som da sirene é maior que quando se move distante dele. A Figura 4.1 mostra como a onda sonora a partir de uma fonte se move em direção ao observador A, encurtando o comprimento de onda (e, portanto, aumentando a frequência) na direção do movimento. O observador A deverá, assim, escutar um pico sonoro maior, e o observador B, um pico menor, do que quando a fonte estava parada.

O mesmo fenômeno ocorre com ondas de ultrassom quando elas são refletidas a partir da movimentação de glóbulos vermelhos. A frequência do retorno do ultrassom é aumentada quando os glóbulos vermelhos se movem em direção ao transdutor do ultrassom ou diminuem quando se afastam. Esta alteração na frequência entre o sinal de ultrassom que é transmitido e o que retorna é o efeito Doppler, cuja velocidade (V) dos glóbulos vermelhos pode ser calculada:

$$V = \frac{c \times f_d}{2 \times f_t \times \cos\theta}$$

onde c é a velocidade do som no sangue, f_d é o efeito Doppler na frequência entre os sinais que são transmitidos e que retornam, f_t é a frequência de sinal transmitido, e θ é o ângulo entre o feixe de ultrassom e a direção do fluxo sanguíneo.

Um grande ângulo entre a direção do fluxo sanguíneo e o feixe de ultrassom ocasionará uma subestimação da velocidade do fluxo e, isto é particularmente marcado para ângulos > 20°. Por essa razão, ao realizar estudos de eco Doppler é importante alinhar o feixe de ultrassom com a direção do fluxo sanguíneo o mais próximo possível.

DOPPLER ESPECTRAL

Quando o feixe de ultrassom retorna para o transdutor, a diferença na frequência entre os feixes que são transmitidos e os que retornam é comparada para calcular o efeito Doppler. É um processo complexo, uma vez que o sinal que retorna contenha um espectro de frequências, e uma técnica matemática denominada transformação rápida de Fourier é usada para a realização da análise espectral.

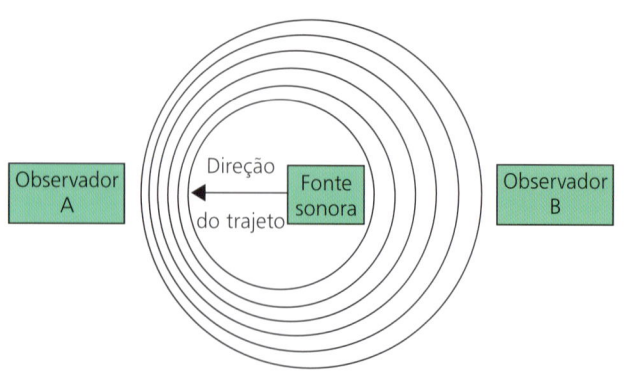

Figura 4.1 Efeito Doppler.

Uma imagem com Doppler espectral pode, então, ser produzida (Fig. 4.2). Essas imagens convencionalmente traçam mudanças de frequências (mostrado como velocidades) no eixo vertical comparadas ao tempo no eixo horizontal. Uma linha zero é apresentada, e o fluxo em direção ao transdutor é traçado acima da linha (e o fluxo distante do transdutor, como na Figura 4.2, é traçado abaixo da linha). Para cada ponto de tempo os *pixels* cinzas mostram a velocidade do fluxo sanguíneo detectada, e a densidade do sinal (*i. e.*, a sombra cinza traçada em cada ponto no espectro) representa a amplitude do sinal na velocidade particular (*i. e.*, a proporção de glóbulos vermelhos se movendo na velocidade particular). O brilho geral na imagem em escala de cinza também pode ser ajustado pelo ultrassonografista, usando a configuração de ganho do Doppler. Tais imagens espectrais formam a base das técnicas de Doppler de ondas contínua (CW) e pulsada (PW) (ver a seguir).

Os controles de Doppler espectral (CW e PW) em um equipamento de eco incluem:

Transmissão de potência, que controla a quantidade de energia de ultrassom transmitida ao paciente.

Ganho, que amplifica o sinal recebido para aumentar o brilho do traço espectral formado. Configurações de alto ganho amplificam sinais mais fracos que de outra forma poderiam não ser visíveis, mas aumentam o ruído.

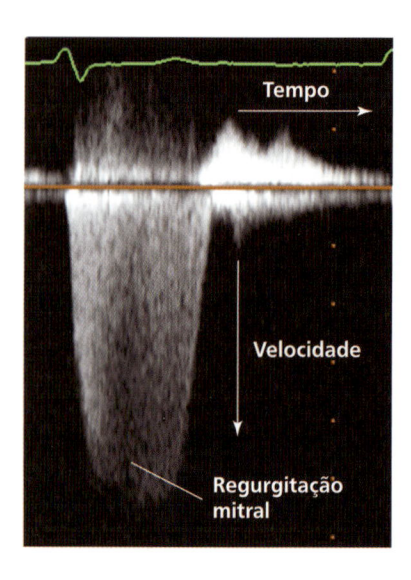

Figura 4.2 Imagem com Doppler espectral (mostrando a regurgitação mitral).

Deslocamento da linha basal, que desloca o "ponto zero" da imagem para cima ou para baixo.

Variação de velocidade, que altera a escala de velocidade vertical para taxas mais elevadas ou mais baixas.

A taxa de frequência observada com o deslocamento do Doppler (-10 a +10 kHz) cai dentro de taxas audíveis ao ouvido humano, sendo possível escutar o fluxo sanguíneo via auto-falante no eco, ajustando o volume como desejado e utilizar a "qualidade" audível do som para guiar os ajustes finos no alinhamento do feixe do ultrassom com o fluxo sanguíneo, a fim de obter o melhor sinal possível.

Doppler de onda contínua

O Doppler de CW utiliza transmissão e recepção *contínuas* de ultrassom (diferente dos pulsos intermitentes utilizados na imagem 2D). Dois cristais no transdutor são usados, um para transmitir um sinal ultrassonográfico, e outro para receber o retorno do sinal. Uma sonda específica para Doppler de CW ("sonda tipo caneta") também pode ser utilizada. Essa sonda contém dois cristais específicos para a realização do Doppler de CW.

Uma imagem de Doppler de CW típica, obtida pela pesquisa do fluxo na válvula mitral na imagem apical das 4 câmaras, é demonstrada na Figura 4.3. A imagem mostra um traçado espectral positivo acima da linha zero que corresponde à transmissão de fluxo pela válvula durante a diástole, e um traçado negativo abaixo da linha corresponde à regurgitação durante a sístole. A imagem no Doppler colorido/2D na porção superior da figura mostra o posicionamento do cursor para alinhar o feixe de ultrassom com o fluxo da válvula mitral.

É importante verificar que, no Doppler de CW, o equipamento de eco obtém sinal ao longo do *comprimento total* do feixe de ultrassom (ou linha do cursor) – o traçado espectral resultante reflete, portanto, a direção e velocidade do movimento dos glóbulos vermelhos em cada ponto ao longo do feixe e, assim, o Doppler de CW é incapaz de avaliar o fluxo em qualquer ponto específico do coração. A imagem espectral reflete a taxa total da velocidade dos glóbulos vermelhos detectada ao longo do feixe em qualquer momento, geralmente classificando a partir do zero até o pico de velocidade demarcado pela extremidade do traçado espectral.

Apesar da incapacidade de discriminar a velocidade do fluxo em qualquer ponto específico coloque o Doppler de CW em desvantagem quando comparado à capaci-

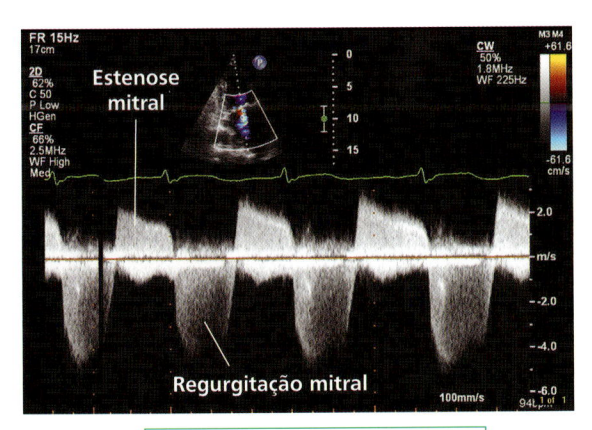

Imagem	Apical de 4 câmaras
Modalidade	Doppler de CW

Figura 4.3 Imagem de Doppler de onda contínua, mostrando estenose e regurgitação mitrais.

dade de amostragem específica do Doppler de PW, o Doppler de CW possui a vantagem de ser capaz de mensurar velocidades elevadas sem distorções (ver a seguir).

Doppler de onda pulsada

O Doppler de PW mensura a velocidade de fluxo sanguíneo em uma localização específica em que o ultrassonografista opta por colocar um **volume de amostragem** (indicado por duas linhas paralelas perpendiculares à linha principal do cursor) no ponto de interesse (Fig. 4.4). O comprimento do volume de amostragem pode ser ajustado pelo ultrassonografista – geralmente é utilizado um comprimento de 3 mm.

A fim de mensurar o efeito Doppler (e, consequentemente, a velocidade do fluxo) nos limites do volume de amostragem, o transdutor não pode usar a transmissão/recepção contínua do ultrassom. Em vez disso, o transdutor transmite um pulso de ultrassom e, então, apenas amostras de sinal refletido, uma vez que ele retorne a partir do ponto de interesse – o equipamento pode calcular quanto tempo o sinal vai levar para retornar entre o transdutor e o volume de amostragem amostral e "escutar" o sinal de retorno no ponto. Assim, o equipamento "ignora" o ultrassom de retorno proveniente de todos os outros pontos ao longo do feixe.

O fato de o equipamento de eco transmitir um pulso e, então, esperar pelo retorno limita o envio rápido de impulsos consecutivos – a **frequência de repetição de pulso** (PRF). Quanto mais distante o volume de amostragem está do transdutor, mais longo o "tempo de ida e volta" do pulso do ultrassom e menor a PRF. Isto origina o fenômeno conhecido como distorção, que é uma das principais limitações da utilidade do Doppler de PW.

DISTORÇÃO

O conceito de distorção é tradicionalmente explicado como um filme de uma roda com raios de giro. Se a roda estiver girando 30 vezes por segundo e o filme rodar em 30 fotogramas por segundo, então, cada vez que a roda é capturada (ou "retirada de amostra") no fotograma do filme, ela terá que fazer uma rotação completa e retornará a mesma orientação. Quando o filme é reproduzido, a roda parecerá parada. Para capturar a rotação da roda, o *frame rate* (ou "taxa de amostragem") do filme precisa ser maior – com relação ao ultrassom da amostra, a fim de mensurar fielmente o comprimento de onda deve-se colher amostra de uma onda ao menos duas vezes em cada ciclo (**teoria de Nyquist**). Isto coloca um limite superior no efeito Doppler que pode ser mensurado utilizando o Doppler de PW (**limite Nyquist**), que é igual à metade da PRF. Quando a velocidade do sangue excede o limite, o traçado espectral aparecerá no topo da onda "esquecida" (de fato, transpondo ao lado oposto da linha basal). O deslocamento da linha basal pode auxiliar na redução do problema de distorção, mas o fenômeno, entretanto, implica significativa limitação na velocidade máxima que pode ser avaliada com o Doppler de PW. A distorção também pode ser reduzida por:

- Ajuste da escala de velocidade do Doppler (tanto quanto possível).
- Amostragem na menor distância possível do transdutor.
- Diminuição da frequência transmitida.
- Aumento do ângulo de incidência.

Ultimamente pode ser necessário mudar para Doppler de CW, quando possível. Outra alternativa é utilizar o Doppler de PW de alta PRF, uma vez que quando uma PRF elevada seja usada significa que a amostragem agora ocorre em dois ou mais locais diferentes do feixe de ultrassom, mas alta velocidade pode ser mensurada antes da ocorrência de distorção. A colocação cuidadosa dos volumes de amostragem em que um fique na região de interesse e todos os outros em regiões de baixa velocidade significa que um Doppler de PW de alta PRF pode, algumas vezes, ser uma boa maneira em relação ao problema de distorção.

Um exemplo de uma imagem espectral de Doppler de PW é demonstrado na Figura 4.5, com o volume de amostragem colocado no trato de saída ventricular es-

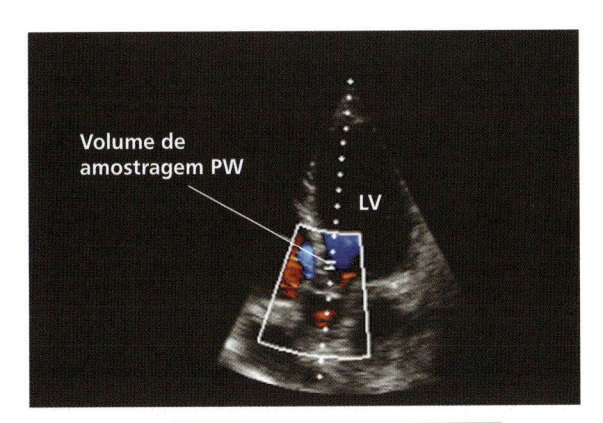

Princípios essenciais 29

Imagem	Apical de 5 câmaras
Modalidade	Doppler de PW

Figura 4.4 Imagem de Doppler de onda pulsada (PW), mostrando o volume de amostragem (LV = ventrículo esquerdo).

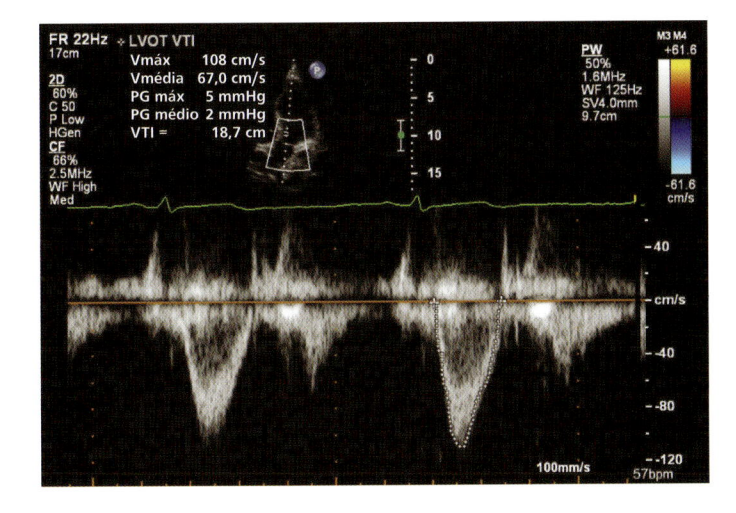

Imagem	Apical de 5 câmaras
Modalidade	Doppler de PW

Figura 4.5 Imagem de Doppler de onda pulsada no trato de saída ventricular esquerdo.

querdo (LVOT). Notar que a imagem espectral do Doppler de PW geralmente apresenta um "limite" mais distinto que a envoltória do espectro, com menos "preenchimento" nas regiões de baixa velocidade da envoltória, quando comparado ao Doppler de CW. Isto é decorrente do volume limitado da amostra do Doppler de PW que significa que os glóbulos vermelhos possuem uma faixa mais estreita de velocidade que as amostragens ao longo de todo o comprimento do feixe de ultrassom com o Doppler de CW.

DINÂMICAS DO LÍQUIDO

O fluxo sanguíneo intracardíaco normal é descrito como laminar, em que uma coluna de sangue flui em correntes paralelas (ou concêntricas), cada uma com uma velocidade de fluxo uniforme. Quando isto se rompe, um fluxo turbulento ocorre, por exemplo, quando passando pela área de estenose, provocando o fluxo de sangue para diferentes direções e velocidades (Fig. 4.6).

Figura 4.6 Fluxos laminar e turbulento.

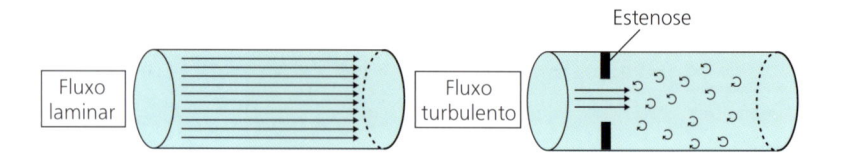

O ponto em que o fluxo laminar ao longo dos vasos se torna turbulento é descrito pela equação de Reynolds, em que o fluxo turbulento é mais provável quando o sangue com alta densidade e baixa viscosidade flui em velocidade elevada pelos vasos de grande calibre.

O fluxo sanguíneo é pulsátil, aumentando (e então, diminuindo) em velocidade com o tempo durante cada ciclo cardíaco. Várias medidas de velocidade podem ser realizadas a partir da imagem de Doppler espectral. A extremidade mais externa do traçado espectral representa a **velocidade de pico** em um ponto específico. A porção mais brilhante da imagem espectral representa a velocidade da maior parte dos glóbulos vermelhos (**velocidade modal**). A velocidade média dos glóbulos vermelhos é expressa como a **velocidade média**.

STROKE DISTANCE E STROKE VOLUME

Medidas do volume de fluxo em um tubo, *para uma taxa de fluxo constante*, podem ser calculadas simplesmente pela multiplicação da área seccional transversa do tubo pela velocidade de fluxo. Entretanto, o fluxo sanguíneo é pulsátil, não constante, para ser calculado o volume do fluxo (mL por batimento cardíaco) é necessário mensurar a área seccional transversa da região de interesse e para mensurar a **integral velocidade-tempo** (VTI) do fluxo na região. A VTI é mensurada pela integração das áreas sob envoltória espectral – isto pode ser facilmente alcançado traçando o contorno da envoltória espectral do Doppler e permitindo que o *software* do equipamento de eco calcule a VTI. Esta é mensurada em centímetro e representa a *stroke distance* – a distância de trajeto de uma coluna de sangue na região de interesse durante um período de fluxo (Fig. 4.7). Para medir a área seccional transversa (CSA), meça o diâmetro da região em que o traço de Doppler espectral foi obtido:

$$CSA = 0,785 \times (\text{diâmetro})^2$$

O volume de fluxo, em mL por período de fluxo, pode ser calculado:

$$\text{Volume de fluxo} = CSA \times VTI$$

Esse método é comumente utilizado para calcular o *stroke volume* usando medidas de CSA e VTI tiradas do LVOT.

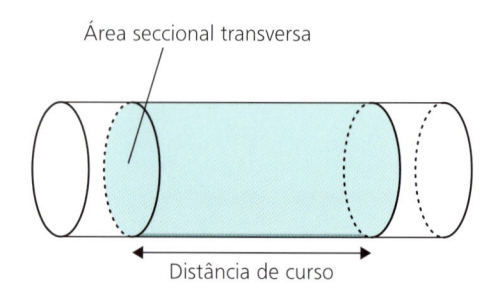

Figura 4.7 Cálculo do volume do fluxo sanguíneo.

Equação de continuidade

A lei da conservação de massa estabelece que o volume de fluxo pelo sistema cardiovascular é constante (assumindo que o sangue é incompressível e que a câmara ou o vaso que transporta o sangue não é elástico). Portanto, a taxa de fluxo em uma área é igual à taxa de fluxo em outra, assumindo um circuito fechado (*i. e.*, sem perda de sangue entre as duas regiões de mensuração). Assim:

Volume de fluxo na região A = volume de fluxo em região B

$$CSA_A \times VTI_A = CSA_B \times VTI_B$$

Isto significa que caso a CSA e o VTI possam ser mensurados na região A, e o VTI mensurado na região B, então a CSA da região B pode ser calculada:

$$CSA_B = CSA_A \times \frac{VTI_A}{VTI_B}$$

Esta é a **equação de continuidade**. Se uma área seccional transversa particular (p. ex., o orifício de uma válvula aórtica estenosada) for difícil de ser diretamente mensurada, então, a equação de continuidade pode ser calculada pela mensuração da VTI na área juntamente com a VTI e CSA de uma área diferente (em que CSA é mais fácil de mensurar).

Um exemplo típico é a mensuração da CSA e VTI (usando Doppler de PW) no LVOT e VTI (usando Doppler de CW) pela válvula aórtica (AV) e utilizando esses dados para calcular a área do orifício da válvula aórtica:

$$CSA_{AV} = CSA_{LVOT} \times \frac{VTI_{LVOT}}{VTI_{AV}}$$

Gradiente de pressão

As medidas do Doppler de velocidade de fluxo sanguíneo podem ser utilizadas para calcular os gradientes de pressão entre as duas regiões, por exemplo, o gradiente de pressão entre o ventrículo esquerdo (LV) e a aorta na estenose aórtica. A relação entre o gradiente e a velocidade é expressa pela equação de Bernoulli:

$$\Delta P = 4 \times (V_2^2 - V_1^2)$$

onde ΔP é o gradiente de pressão entre as duas regiões, V_1 é a velocidade proximal à estenose, e V_2, a distal.

Quando V_2 é significativamente maior que V_1, então V_1 pode ser ignorada e uma versão simples (a equação simplificada de Bernoulli) pode ser utilizada:

$$\Delta P = 4 \times V^2$$

onde V é a velocidade de pico do jato de fluxo entre as duas regiões. Um exemplo característico é o cálculo do gradiente da válvula aórtica na estenose aórtica – caso a velocidade de pico do fluxo pela válvula aórtica seja 4 m/s, mensurado, usando o Doppler de CW, então o pico do gradiente de pressão pela válvula será:

$$\Delta P = 4 \times V^2$$

$$\Delta P = 4 \times 4^2$$

$$\Delta P = 64 \text{ mmHg}$$

DOPPLER COLORIDO

O mapeamento de fluxo colorido, ou Doppler colorido, é fundamentado nos princípios do Doppler de PW. Entretanto, em vez de mensurar o fluxo sanguíneo apenas em um único volume de amostragem, no Doppler colorido o fluxo sanguíneo é avaliado em pontos múltiplos na área pré-selecionada. O ultrassonografista escolhe a área que exibe os dados do Doppler colorido sobrepondo uma "caixa" na imagem 2D. O tamanho e posição dessa caixa podem ser ajustados para envolver a região de interesse (Fig. 4.8).

Um Doppler colorido exibe o fluxo sanguíneo com códigos de cores de acordo com sua direção e a velocidade *média* em cada volume amostral. O fluxo distante do transdutor é tradicionalmente mostrado em azul e em direção ao transdutor, em vermelho (BART – *Blue Away, Red Towards*). No fluxo turbulento, em que há rápida alteração na velocidade do fluxo (alta "variância") em uma região em particular, a coloração é verde.

No canto da imagem está a escala de velocidade, correlacionando a tonalidade da cor com a medida da velocidade do fluxo. Como ele é baseado no Doppler de PW, o Doppler colorido apresenta as mesmas limitações de distorção e, se o fluxo exceder o limiar máximo de mensuração, ele será codificado na coloração "oposta". Os números na região superior e o botão da escala de velocidade indicam as velocidades máximas próxima/distante do transdutor que podem ser mensuradas antes que ocorra distorção (limite de Nyquist). Para otimizar a imagem maximizando as *frames rates*, deve-se manter o tamanho da "caixa" do Doppler colorido o menor possível.

Doppler colorido modo M

O Doppler colorido modo M utiliza os mesmos princípios do Doppler colorido, mas em vez de sobrepor as cores em 2D, as sobrepõem em modo M (Fig. 4.9). Esta modalidade pode ser útil para precisar o tempo de ocorrência dos jatos de cores e é comumente usada na mensuração de amplitude do jato de regurgitação aórtica em relação ao diâmetro de LVOT (p. 165).

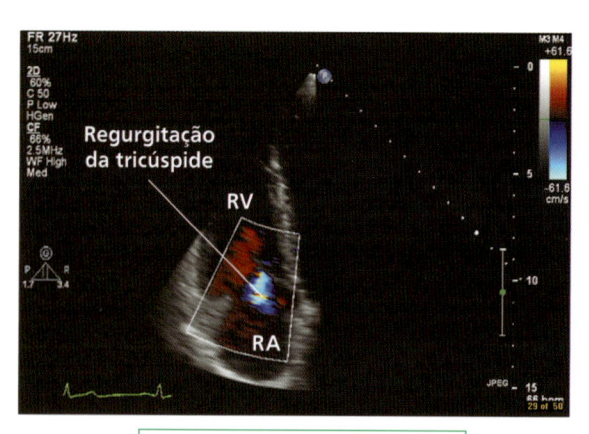

Figura 4.8 Imagem de Doppler colorido mostrando regurgitação da tricúspide (RA = átrio direito; RV = ventrículo direito).

Imagem	Apical de 4 câmaras
Modalidade	Doppler colorido

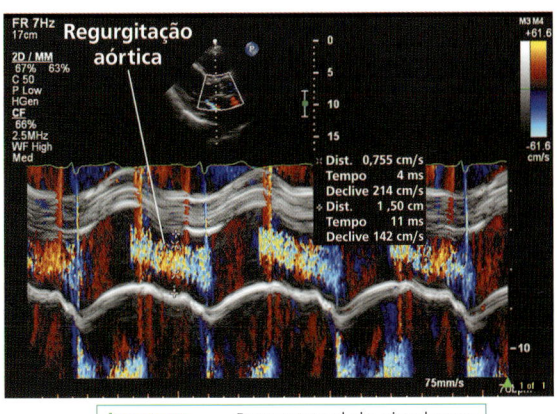

Imagem	Paraesternal de eixo longo
Modalidade	Modo M colorido

Figura 4.9 Imagem de Doppler colorido modo M mostrando regurgitação aórtica.

IMAGEM DE DOPPLER TECIDUAL

Por muitos anos a técnica de Doppler foi utilizada principalmente para avaliar o movimento do sangue no coração e grandes vasos. Ainda que outras estruturas presentes, incluindo o miocárdio, movimentam também, foram usadas técnicas de filtragem para remover os sinais de Doppler retornando do miocárdio a fim de otimizar os sinais relacionados com o fluxo sanguíneo.

Entretanto, desde 1990 tem crescido o interesse na avaliação do miocárdio por Doppler (imagem de Doppler tecidual, TDI). A TDI pode ter um papel significativo na avaliação da função do LV (sistólica e diastólica), na isquemia do miocárdio, em distinguir entre pericardite constritiva e cardiomiopatia restritiva e na avaliação de dissincronia ventricular para terapia de ressincronização cardíaca. A TDI é discutida em detalhes no Capítulo 10.

Leitura complementar

Gibbs V, Cole D, Sassano A. *Ultrasound physics and technology: how, why and when*. Churchill Livingstone, Edinburgh, 2009.

CAPÍTULO 5

Prestação de serviço

Além das técnicas de realizar e registrar o estudo eco, há diversas questões a serem consideradas referentes à prestação de serviço. Este capítulo visa a discorrer sobre a prestação de serviço em termos departamentais e de equipe, além de avaliar as questões de controle de qualidade.

QUESTÕES DEPARTAMENTAIS

A British Society of Echocardiography (BSE) estabelece padrões para o credenciamento departamental no Reino Unido, que inclui (mas não estão limitadas a) os seguintes:

- Um departamento de eco deverá possuir um responsável clínico e um técnico.
- O departamento deverá apresentar indicações aprovadas e padrões mínimos para o estudo de eco e um sistema para a revisão de casos incertos.
- Os estudos devem ser triados de acordo com a urgência, e sistemas devem estar no local para alertar os clínicos quanto às anormalidades importantes.
- Os estudos devem ser registrados no dia em que forem realizados e arquivados para referências posteriores.
- Um banco de dados de laudos de eco deve ser mantido.
- A sala de eco deve ser de tamanho adequado (no mínimo 20 m², caso utilizada para estudos em pacientes hospitalizados).
- A manutenção do equipamento deve ser regular, com a substituição dos equipamentos de eco (ou uma grande atualização) a cada 5 anos, no mínimo.
- Deve ser permitido de 30-45 min para os estudos rotineiros e até 1 h para casos complexos.
- Um folheto informativo deve estar disponível.
- Acompanhantes devem estar disponíveis.

QUESTÕES REFERENTES À EQUIPE

Treinamento e credenciamento

Estagiários do eco devem ter ao menos uma (ideal, duas) sessão tutorial de meio período por semana, terem acesso aos materiais de treinamento adequados (livros, CD-ROMs e acesso à internet) e participarem de reuniões sobre eco. Ultrassonografistas que realizarem e relatarem estudos de eco sem supervisão devem ter senioridade e credenciamento apropriados.

A realização de um programa de credenciamento reconhecido proporciona a formação de um ultrassonografista por meios estruturados para atingir um padrão mínimo no eco. Embora o credenciamento não seja, por si só, a garantia de competência, ele fornece, no entanto, uma estrutura em que são construídos conhecimento e habilidade. O processo de aprendizagem de eco não termina com o credenciamento; em vez disso, ele deve continuar a ser desenvolvido com educação profissional contínua e experiência na realização de estudos de eco, além de buscar o recredenciamento em intervalos regulares.

Várias sociedades nacionais fornecem programas de credenciamento. A BSE oferece credenciamento em:

- Eco transtorácico em adulto (TTE).
- Eco transesofágico (TOE).
- Eco coletivo.
- Eco para cuidados intensivos.

A European Association of Cardiovascular Imaging (EACVI) oferece credenciamento em:

- TTE em adulto.
- TOE em adulto.
- Eco para doença cardíaca congênita.

Maiores detalhes podem ser obtidos do *website* de uma sociedade importante (BSE: www.bsecho.org; EACVI: www.escardio.org/communities/EACVI).

Requisitos dos associados

Em 1995, o Cardiac Workforce Committee of the British Cardiac Society (atual British Cardiovascular Society) publicou um relato sobre os requisitos dos associados para a área de cardiologia no Reino Unido. Em relação ao eco, os relatos encontraram que os requisitos anuais para estudos com eco foram:

- TTE: 42.800-47.700 por milhão de habitantes.
- Eco de estresse: 6.000 por milhão de habitantes.
- TOE: 2.000 por milhão de habitantes.

Em relação aos níveis da equipe, os relatos dos autores calcularam que os requisitos eram os seguintes:

- Ultrassonografistas (equivalentes ao tempo inteiro): 28-40 por milhão de habitantes.
- Clínicos especialistas em eco: 10,3-13,0 por milhão de habitantes.

O departamento de eco necessita desempenhar atenção cuidadosa quanto à saúde e segurança, particularmente com relação a problemas musculoesqueléticos e oculares, estabelecendo contato com os departamentos de saúde ocupacional local e manejo de risco, caso necessário. Os ultrassonografistas devem, preferencialmente, realizar mais de 2.000 ecos por ano.

CONTROLE DE QUALIDADE

Deve ser o objetivo de cada ultrassonografista e departamento de eco proporcionar um serviço de alta qualidade. Este capítulo já abordou as questões relacionadas com a equipe-chave e o departamento que devem ser consideradas a fim de estabelecer os fundamentos do serviço de alta qualidade. Entretanto, garantir que todos os fundamentos estejam no local é apenas metade do trabalho – também é essencial monitorar se o serviço de eco está sendo realizado, assim como esse deve ser submetido a um programa de auditoria.

A auditoria é um dos pilares da gestão clínica, o processo pelo qual as organizações de saúde são responsáveis pela melhora contínua da qualidade e segurança dos serviços. A gestão clínica é descrita como tendo sete fundamentos principais ou "pilares", todos eles têm alguma relevância para o serviço de eco:

- Auditoria.
- Manejo de risco.
- Eficácia clínica e pesquisa.
- Educação e treinamento.
- Paciente e envolvimento público.
- Equipe e manejo da equipe.
- Informação clínica.

A auditoria é um caminho sistemático para avaliar a qualidade do cuidado com a saúde e frequentemente é descrita como um "ciclo de auditoria". O ciclo se inicia com a seleção de um tópico ou "questão" a ser verificado (ver quadro). Depois, um "padrão ouro" adequado deve ser escolhido para ser comparado ao realizado no departamento (p. ex., padrões nacionais de dados mínimos para um relato de eco). Um método de colheita de dados é, então, selecionado, e os dados necessários são obtidos e analisados. Os resultados são apresentados e discutidos, comparando o realizado pelo departamento ao padrão acordado. Quaisquer deficiências devem ser identificadas (enquanto, ao mesmo tempo, são reconhecidas áreas de bom desempenho) e um método acordado, visando à realização de melhorais necessárias. As mudanças devem, então, ser implementadas e, após um calendário adequado, o ciclo de auditoria deve ser repetido para observar se as alterações levaram às melhorias esperadas.

TÓPICOS DA AUDITORIA

Não importa qual tópico será escolhido para a auditoria. É importante ter um manual acordado ou padrão para ser comparado. Possíveis tópicos referentes à auditoria incluem:

- Adequação dos requisitos do eco (comparado aos critérios de adequações publicados).
- Tempo de espera por ecos de pacientes hospitalizados/não hospitalizados (comparado ao objetivo acordado do departamento).
- Tempo necessário para emitir os relatórios do eco (comparado às recomendações da BSE que estudos devem ser relatados no dia em que foram realizados).
- Acurácia da avaliação da doença valvular no TTE (comparada aos achados de TOE).
- Acurácia da avaliação da isquemia do miocárdio no eco de estresse (comparada aos achados na angiografia coronariana).

Reuniões departamentais regulares (semanalmente, de preferência) permitem a revisão de casos incomuns e difíceis, além de auxiliarem no processo de controle de qualidade. A BSE também recomenda que as reuniões sejam realizadas ao menos quatro vezes por ano em leitura às cegas dos estudos de eco (com os ultrassonografistas participando de pelo menos 50 por cento de cada reunião) para garantirem a consistência no desempenho e relato dos estudos de eco.

Leitura complementar

Evangelista A, Flachskampf F, Lancellotti P, et al. European Association of Echocardiography recommendations for standardization of performance, digital storage and reporting of echocardiographic studies. *Eur J Echocardiogr* 2009;**9**:438–48.

Nihoyannopoulos P, Fox K, Fraser A, et al. EAE laboratory standards and accreditation. *Eur J Echocardiogr* 2007;**8**:80–87.

Picard MH, Adams D, Bierig SM, et al. American Society of Echocardiography recommendations for quality echocardiography laboratory operations. *J Am Soc Echocardiogr* 2011;**24**:1–10.

Popescu BA, Andrade MJ, Badano LP, et al. European Association of Echocardiography recommendations for training, competence, and quality improvement in echocardiography. *Eur J Echocardiogr* 2009;**10**:893–905.

A BSE tem vários documentos úteis em seu *website* relativos à prestação de serviços (www.bsecho.org.). Esses documentos incluem:

- "A Standard Transthoracic Echocardiogram."
- "A Standard Transoesophageal Echocardiogram."
- "Recommendations for Stafe Practice in Sedation during Transoesophageal Echocardiography."

PARTE 2

Técnicas de imagem cardíaca

CAPÍTULO 6

Padrão de estudo por eco transtorácico

INDICAÇÕES PARA O ECO TRANSTORÁCICO

A versatilidade do eco transtorácico (TTE) significa que ele pode desempenhar um papel fundamental em diferentes situações clínicas. A British Society of Echocardiography (BSE) publicou um manual de indicações clínicas apropriadas para o TTE (ver Leitura Complementar). O American College of Cardiology Foundation também produziu um guia (juntamente com várias sociedades). Os dois conjuntos de manuais são muito semelhantes e descrevem o eco como sendo uma investigação adequada na avaliação de pacientes com:

- Sintomas, sinais ou testes prévios que indiquem possível doença cardíaca estrutural.
- Sopros cardíacos quando associados aos sintomas ou quando suspeita-se de doença cardíaca estrutural, além do acompanhamento de pacientes com estenose valvular ou regurgitação importantes.
- Válvulas protéticas (exceto pacientes assintomáticos com válvulas mecânicas ou aqueles em que mais nenhuma intervenção seria realizada).
- Suspeita ou diagnóstico de endocardite bacteriana.
- Suspeita ou diagnóstico de doença cardíaca isquêmica (p. ex., diagnóstico por eco de estresse, avaliação após infarto de miocárdio).
- Suspeita ou diagnóstico de cardiomiopatia.
- Suspeita de pericardite, efusão pericárdica, tamponamento cardíaco ou constrição pericárdica, além do acompanhamento de pacientes com efusões pericárdicas moderadas ou graves (ou pequenas efusões, se houve uma alteração clínica).
- Suspeita ou diagnóstico de massas cardíacas (e acompanhamento de pacientes após excisão cirúrgica de uma massa cardíaca).
- Doença pulmonar (com envolvimento cardíaco).
- Hipertensão pulmonar.
- Tromboembolismo.
- Distúrbios neurológicos (com envolvimento cardíaco).
- Arritmias, palpitações e síncope (com suspeita/provável doença cardíaca estrutural).
- Antes da cardioversão (a menos que o paciente esteja com anticoagulantes há muito tempo em nível terapêutico e que não haja suspeita de doença cardíaca estrutural).
- Hipertensão (na suspeita de hipertrofia ventricular esquerda (LVH)/disfunção ou coartação aórtica).
- Doença aórtica (p. ex., monitoramento das dimensões da raiz aórtica na síndrome de Marfan).
- Suspeita ou diagnóstico de doença cardíaca congênita.

O eco transtorácico também é indicado para avaliação pré-operatória em pacientes que aguardam cirurgia eletiva ou semiurgente quando apresentam:

- Diagnóstico de doença cardíaca isquêmica com uma capacidade funcional reduzida.
- Falta de ar inexplicada (com um eletrocardiograma e/ou radiografia de tórax anormais).
- Um sopro (com suspeita de doença cardíaca estrutural ou na presença de sintomas respiratórios ou cardíacos).

É essencial que as requisições de eco contenham dados clínicos adequados para julgar a necessidade da requisição e permitir que o ultrassonografista coloque os achados do eco em um contexto clínico apropriado (ver o quadro "Sensibilidade, especificidade e análise Bayesiana"). As requisições de eco devem, portanto, deter detalhes clínicos adequados e conter informações sobre o diagnóstico cardíaco ou intervenção/cirurgia cardíaca prévia (p. ex., válvula protética). Os clínicos que solicitam estudos de eco devem ser encorajados a incluírem questões específicas a suas requisições (p. ex., "Esse paciente tem hipertensão pulmonar?"), uma vez que elas proporcionem um direcionamento claro do eco e garantam que o ultrassonografista possa detalhar os interesses específicos ao clínico.

SENSIBILIDADE, ESPECIFICIDADE E ANÁLISE BAYESIANA

Um teste diagnóstico perfeito deverá sempre detectar uma anormalidade quando presente ("verdadeiro positivo") ou descartar uma anormalidade quando ausente ("verdadeiro negativo"). Entretanto, como ocorre com praticamente todos os testes clínicos, o eco possui limitações e pode, alguma vezes, produzir um resultado errado. Detectar uma anormalidade quando de fato nenhuma estiver presente é denominado "falso positivo" e negligenciar uma anormalidade que está presente é um "falso negativo". Os termos "sensibilidade" e "especificidade" frequentemente são utilizados para descrever a acurácia de um teste:

- **Sensibilidade** é o grau em que o teste identificará todos os indivíduos com uma doença particular – se 100 pessoas com doença "X" forem submetidas a um teste com 90% de sensibilidade, o teste detectará a doença em 90 delas (mas esse teste produzirá um falso-negativo em 10).
- **Especificidade** é o grau em que o teste identificará todos os indivíduos sem uma doença particular – se 100 pessoas sem uma doença "X" forem submetidas a um teste com 90% de especificidade, o teste será normal em 90 delas (mas esse teste produzirá um falso-positivo em 10).

O número de pessoas que receberam resultados falso positivo/negativo é determinado não apenas pelos testes de sensibilidade e especificidade, mas também pela prevalência da população da doença em questão. A triagem de um grande número de indivíduos normais para doenças raras usando um teste com especificidade imperfeita produzirá um número relativamente grande de resultados falsos positivos.

A técnica da **análise Bayesiana** leva em consideração a probabilidade de o paciente ter a doença em questão (a probabilidade pré-teste) a fim de predizer quão provável é que um resultado positivo ou negativo seja genuinamente positivo ou negativo. Em termos gerais, um resultado positivo para a doença "X" é mais provável de ser um verdadeiro positivo quando o paciente já tinha uma probabilidade de ter uma doença "X" antes da realização do teste – portanto, é importante conhecer todos os detalhes clínicos do paciente antes de realizar um teste como o eco para avaliar a probabilidade significativa de quaisquer anormalidades encontradas.

Triagem das requisições de eco de pacientes hospitalizados

O eco deve ser realizado **imediatamente** caso se suspeite de tamponamento cardíaco agudo seguido de um procedimento de intervenção ou quando o paciente apresenta provável embolia pulmonar (maciça) aguda, e o eco possivelmente auxiliará em decidir se devem ser administrados trombolíticos.

Um eco **urgente** (dentro de 24 horas, ou até antes, dependendo da situação clínica) é solicitado para pacientes instáveis com endocardite infecciosa, com murmúrio há pouco tempo acompanhado de infarto de miocárdio agudo ou recente, que são persistentemente hipotensos (e não responsivos ao tratamento) por razões desconhecidas, apresentam suspeita de tamponamento/hemorragia/efusão pericárdica ou dissecção aórtica.

Outras solicitações de eco para pacientes hospitalizados podem ser feitas mais rotineiramente, mas devem, mesmo assim, ser realizadas em um ambiente hospitalar o mais rápido possível. Quando as circunstâncias não permitirem esse procedimento, discutir a requisição com o clínico responsável para verificar se o estudo pode ser deferido e realizado em um ambiente fora da internação, logo que o paciente receba alta hospitalar.

PREPARAÇÃO DO PACIENTE

Os pacientes que comparecem a um estudo de eco podem se sentir ansiosos, não apenas pelo exame em si, mas também em razão de qualquer anormalidade que o teste possa revelar. Para auxiliar na diminuição da ansiedade, descreva o teste ao paciente com termos claros e tranquilizadores – explicar ao paciente porque ele tem que fazer o eco, se qualquer preparação especial será necessária antes do exame, o que ocorre durante o teste e a duração provável. É importante tranquilizar o paciente explicando que o eco é seguro e indolor. Os pacientes podem ingerir sólidos e líquidos normalmente antes do exame padrão de TTE e podem tomar as medicações como de costume.

É uma boa prática oferecer aos pacientes folhetos informativos antes do exame (e disponibilizar impressões maiores/Brailler e versões traduzidas, caso necessário). Os folhetos informativos e/ou carta de apontamento também podem convidar o paciente a trazer um amigo ou parente se ele desejar um acompanhante durante o eco. Caso o amigo ou parente não possa estar com o paciente durante o exame, oferecer ao paciente um acompanhante alinhado à política do hospital.

Antes do eco, é importante registrar o peso e altura do paciente, uma vez que isso permitirá o índice das medidas do eco para a área de superfície corpórea. O registro de batimento cardíaco e pressão sanguínea do paciente também é fundamental.

Uma vez verificado que o paciente compreendeu o teste que será realizado, solicite a ele que se dispa da cintura pra cima para o exame. Sempre ofereça às mulheres um vestido para usar durante o eco (mesmo se a ultrassonografista também for uma mulher). Solicitar ao paciente que se sente no sofá e recline 45°, rolando no seu lado esquerdo. O paciente deverá erguer seu braço esquerdo e colocar sua mão esquerda atrás da cabeça. Verifique se o paciente apresenta alguma limitação física que possa tornar essa posição difícil ou desconfortável. Caso isso ocorra, pode ser necessário adaptar o posicionamento do paciente até que fique confortável a ele. Os ultrassonografistas que preferirem realizar o exame com a mão esquerda terão que adaptar a posição do paciente.

Quando o paciente estiver em uma posição confortável, coloque os eletrodos de ECG e garanta que traçados claros de ECG sejam visíveis na tela do equipamento de eco. Pode ser necessário ajustar os eletrodos e/ou controle de ganho do ECG para obtenção de um bom traçado. Garanta que a identificação correta do paciente e os detalhes clínicos estejam no sistema do equipamento e, então, realizar e registrar o estudo como descritos nas seções seguintes. No final do estudo, explique ao paciente que um laudo será escrito e encaminhado ao clínico. Os pacientes podem questionar o estudo durante sua realização, mas os achados não devem ser discutidos nesta etapa e geralmente é melhor redirecionar as questões persistentes ao clínico.

IMAGENS E JANELAS PADRÕES

A BSE produziu um guia intitulado A Standard Transthoracic Echocardiogram, que proporciona uma estrutura para realizar um estudo de eco transtorácico compreensível. Este documento forma a base da abordagem esboçada neste capítulo e identifica os requerimentos mínimos e recomendações (em termos de imagens e mensurações).

Um estudo de eco compreensível deverá incluir não apenas requerimentos mínimos, mas também as recomendações. Isto é particularmente importante em indivíduos que estão sendo examinados pela primeira vez. Além disso, caso uma enfermidade seja encontrada, imagens e mensurações adicionais (acima ou abaixo dos requerimentos mínimos e recomendações) podem ser apropriadas. Entretanto, sabe-se que alguns estudos de eco (p. ex., estudos de acompanhamento ou estudos focados) não precisam necessariamente incluir todos os requerimentos mínimos descritos neste capítulo.

Há cinco janelas em TTE (Fig. 6.1), cada uma proporcionando uma ou mais imagens do coração. A janela paraesternal direita é opcional e pode ser utilizada quando outras imagens não são ideais ou quando informações adicionais são necessárias:

- Janela paraesternal esquerda:
  - Imagem paraesternal do eixo longo.
  - Imagem paraesternal do influxo ventricular direito (RV).
  - Imagem paraesternal do efluxo RV.
  - Imagem paraesternal do eixo curto (base, meio da cavidade, ápice).
- (Janela paraesternal direita).
- Janela apical:
  - Imagem apical de 4 câmaras.
  - Imagem apical modificada de 4 câmaras (para avaliar o coração direito).
  - Imagem apical de 5 câmaras.
  - Imagem apical de 2 câmaras.
  - Imagem apical de 3 câmaras (eixo longo).

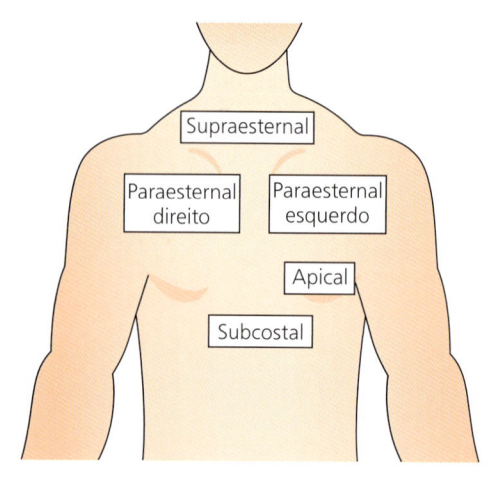

Figura 6.1 Janelas do eco transtorácico.

- Janela subcostal:
  - Imagem subcostal de eixo longo.
  - Imagem subcostal de eixo curto.
- Janela supraesternal:
  - Imagem da aorta.

Janela paraesternal esquerda

A janela paraesternal esquerda está localizada à esquerda do esterno, geralmente no terceiro ou quarto espaço intercostal, mas em alguns pacientes pode ser necessário ajustar a posição para otimizar a imagem pela movimentação da sonda acima/abaixo da costela ou próximo/distante do esterno. A partir da janela paraestarnal esquerda, várias imagens podem ser obtidas.

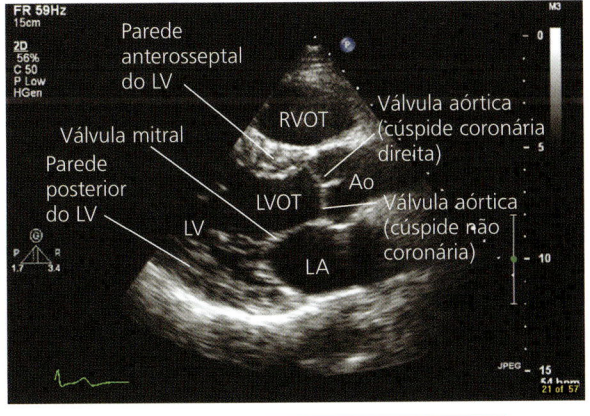

Imagem paraesternal de eixo longo

A imagem paraesternal de eixo longo (LAX) é demonstrada na Figura 6.2. Para obter a imagem com a sonda na janela paraesternal esquerda, rotacionar a sonda de modo que o "ponto de referência" dessa (algumas vezes uma "pinta") esteja apontado para o ombro direito do paciente.

Para uma imagem excelente, focar em posicionar a sonda de forma que a imagem corte o centro das válvulas mitral e aórtica, sem encurtamento do ventrículo esquerdo (LV) ou aorta ascendente. Nessa imagem:

- Utilize o 2D para:
  - Mensurar o tamanho da cavidade do LV e espessura da parede (isto pode ser realizado utilizando o modo M, caso preferido).
  - Avaliar a função radial do LV [espessamento e movimentação das paredes anterosseptal e inferolateral (também denominada posterior).
  - Inspecionar a aparência do átrio esquerdo (LA) e medir seu tamanho no final da sístole.

Imagem	Paraesternal de eixo longo
Modalidade	2D

Figura 6.2 Imagem paraesternal de eixo longo normal (Ao = aorta; LA = átrio esquerdo; LV = ventrículo esquerdo; LVOT = trato de saída ventricular esquerdo; RVOT = trato de saída ventricular direito).

- Avaliar a estrutura e mobilidade da válvula mitral – nessa imagem, os segmentos A2 e P2 são visíveis.
- Avaliar a estrutura e mobilidade da válvula aórtica. As cúspides direita e não coronária são visíveis e normalmente apresentam uma linha de oclusão central – uma linha de oclusão excêntrica sugere válvula aórtica bicúspide.
- Inspecionar a aparência do trato de efluxo ventricular esquerdo (LVOT) e mensurar seu diâmetro (não mais que 1 cm abaixo do ânulo da válvula aórtica).
- Mensurar o diâmetro do trato de efluxo ventricular direito (RVOT).
- Inspecionar e mensurar a raiz aórtica (em nível do ânulo aórtico, seios de Valsalva e junção sinotubular).
- Inspecionar e mensurar a aorta ascendente proximal (inclinar a sonda superiormente à imagem da porção média da aorta ascendente).
- Observar a aorta descendente, uma vez que ela percorra por trás do LA – este é um ponto de referência útil para avaliar uma efusão pericárdica/pleural.
- Avaliar o pericárdio e verificar qualquer efusão pericárdica (ou pleural).
- Utilize modo M:
  - Com o cursor colocado em nível da ponta da cúspide da válvula aórtica para mensurar o diâmetro da raiz aórtica (no final da diástole) e diâmetro do LA (no final da sístole), como uma alternativa às medidas do 2D.
  - Com o cursor colocado em nível da ponta do folheto da válvula mitral para mensurar a separação septal do ponto E da válvula mitral (a distância entre o ponto E do folheto mitral anterior e o septo, p. 130).
  - Com o cursor colocado imediatamente distal à ponta do folheto da válvula mitral para mensurar a espessura da parede do LV e tamanho da cavidade, como uma alternativa às medidas do 2D.
- Utilize o Doppler colorido para:
  - Avaliar a válvula aórtica em busca de estenose e regurgitação (caso regurgitação esteja presente, mensurar a *vena contracta* e a amplitude do jato em relação ao diâmetro do LVOT).
  - Avaliar a válvula mitral em busca de estenose e regurgitação (caso regurgitação esteja presente, mensurar a *vena contracta*).
  - Verificar a aceleração de fluxo no LVOT em associação à hipertrofia septal.
  - Verificar a integridade do septo interventricular (IVS).

Imagem paraesternal de influxo ventricular direito

Esta imagem é obtida da janela paraesternal esquerda pela inclinação da sonda de forma que aponte mais medialmente e em direção ao quadril direito do paciente, trazendo o átrio direito (RA), válvula tricúspide e RV para a imagem (Fig. 6.3).

- Utilize o 2D para:
  - Avaliar o tamanho e função do RV.
  - Inspecionar a estrutura do RA. Nesta imagem pode ser possível observar o seio coronário e as veias cavas inferior e superior, uma vez que se unam no RA. A válvula de Eustáquio pode estar proeminente na junção com a veia cava inferior (IVC).
  - Avaliar a estrutura e mobilidade da válvula tricúspide (os dois folhetos observados são os folhetos anterior e posterior).

- Usar o Doppler colorido para examinar o influxo da válvula tricúspide e verificar se há regurgitação.
- Usar o Doppler de onda contínua (CW) para avaliar a função da válvula tricúspide. Caso regurgitação tricúspide esteja presente, mensurar a velocidade máxima para analisar a pressão sistólica do RV.

Imagem paraesternal de efluxo ventricular direito

Esta imagem é obtida a partir da janela paraesternal esquerda pela inclinação da sonda, de forma que aponte mais lateralmente e em direção ao ombro esquerdo do paciente, trazendo o RVOT, válvula pulmonar e artéria pulmonar na imagem (Fig. 6.4). Pode ser possível observar a bifurcação da artéria pulmonar.

- Utilize o 2D para:
  - Avaliar a estrutura do RVOT e tronco da artéria pulmonar; verificar a presença de trombo (êmbolo pulmonar).
  - Mensurar o diâmetro do RVOT em nível do ânulo da válvula pulmonar (conhecido como RVOT2, p. 201).
  - Avaliar a estrutura e mobilidade da válvula pulmonar.

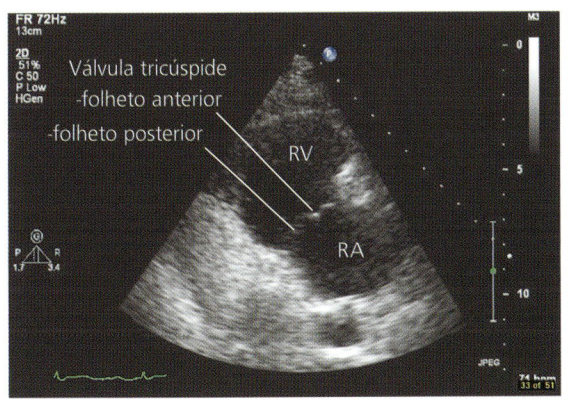

Imagem	Paraesternal de influxo ventricular direito
Modalidade	2D

Figura 6.3 Imagem de influxo ventricular direita normal (RA = átrio direito; RV = ventrículo direito).

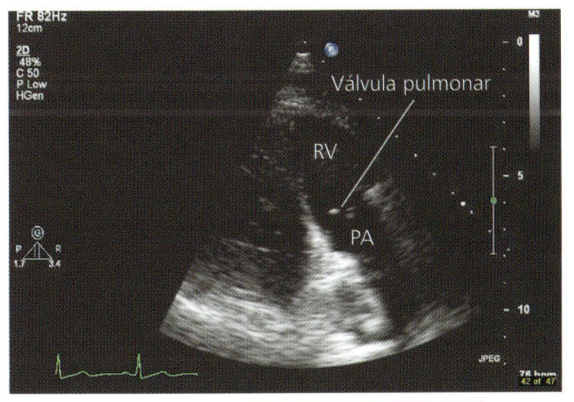

Imagem	Paraesternal de saída ventricular direito
Modalidade	2D

Figura 6.4 Imagem de efluxo ventricular direito normal (PA = artéria pulmonar; RV = ventrículo direito).

- Usar o Doppler colorido para examinar o fluxo no RVOT e artéria pulmonar e para avaliar a válvula pulmonar em busca de estenose ou regurgitação.

Pode ser possível detectar um jato anormal de um ducto arterioso persistente ao examinar a artéria pulmonar com o Doppler colorido nessa imagem.

- Usar o Doppler de CW e PW para:
  - Avaliar o fluxo no RVOT e artéria pulmonar.
  - Avaliar a válvula pulmonar em busca de estenose ou regurgitação.

Imagem paraesternal de eixo curto

Para obter a imagem paraesternal de eixo curto (SAX), manter a sonda na janela paraesternal esquerda e rotacioná-la de forma que a "ponta" seja direcionada para o ombro esquerdo do paciente. Existem quatro imagens SAX, obtidas pela varredura da sonda ao longo do eixo do coração a partir do nível da válvula aórtica abaixo do ápice. Os padrões de imagens SAX são:

- Nível da válvula aórtica (algumas vezes denominada nível de "efluxo" RV).
- Nível da válvula mitral (também chamado como a "base").
- Nível do músculo papilar (também denominado "meio").
- Nível apical.

Em **nível da válvula aórtica** (Fig. 6.5):

- Usar o 2D para:
  - Avaliar a estrutura e função do RVOT.
  - Mensurar o diâmetro do RVOT em nível da válvula aórtica (AV) (também conhecido como RVOT1) e em nível do ânulo da válvula pulmonar (denominado RVOT2).
  - Avaliar a morfologia do tronco da artéria pulmonar acima de sua bifurcação e mensurar seu diâmetro (conhecido como PA1).
  - Avaliar a estrutura e mobilidade da válvula aórtica; todos as três cúspides devem ser visíveis.
  - Inspecionar o LA e RA e septo interatrial.

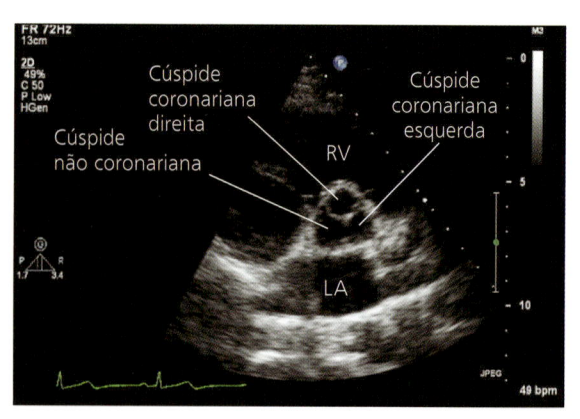

Figura 6.5 Imagem paraesternal de eixo curto normal (LA = átrio esquerdo; RV = ventrículo direito).

Imagem	Paraesternal de eixo curto (nível da válvula aórtica)
Modalidade	2D

- Avaliar a estrutura e mobilidade da válvula tricúspide (os dois folhetos observados são o septal e o anterior).
- Avaliar a estrutura e a mobilidade da válvula pulmonar.

Pode ser possível inspecionar as origens do tronco principal esquerdo e artéria coronariana direita, surgindo imediatamente acima das cúspides da válvula aórtica.

- Usar o Doppler colorido para:
  - Examinar a válvula aórtica em busca de regurgitação.
  - Verificar a integridade do septo interatrial.
  - Examinar o influxo da válvula tricúspide e verificar a presença de regurgitação.
  - Examinar a válvula pulmonar em busca de estenose e regurgitação.

Pode ser possível detectar o jato anormal de um defeito no septo ventricular (VSD) ou no ducto arterioso persistente com o Doppler colorido nessa imagem.

- Usar o Doppler de PW para avaliar o fluxo do RVOT, imediatamente proximal à válvula pulmonar.
- Usar o Doppler de CW para:
  - Avaliar a válvula pulmonar em busca de estenose e regurgitação. Caso regurgitação pulmonar estiver presente, avaliar a pressão diastólica da artéria pulmonar.
  - Avaliar a função da válvula tricúspide. Caso regurgitação da tricúspide estiver presente, avaliar a pressão sistólica RV.

Em **nível da válvula mitral** (Fig. 6.6):

- Usar o 2D para:
  - Inspecionar os folhetos da MV, ânulo mitral e aparelho subvalvular. Os folhetos anterior e posterior são visíveis, uma vez que seja o orifício valvular mitral clássico, que pode ser planimetrado para mensurar a área do orifício.
  - Avaliar a mobilidade dos folhetos da válvula mitral.
  - Avaliar a função radial do LV e buscar quaisquer anormalidades de movimento da parede regional em nível basal.
  - Avaliar o tamanho e função do RV.

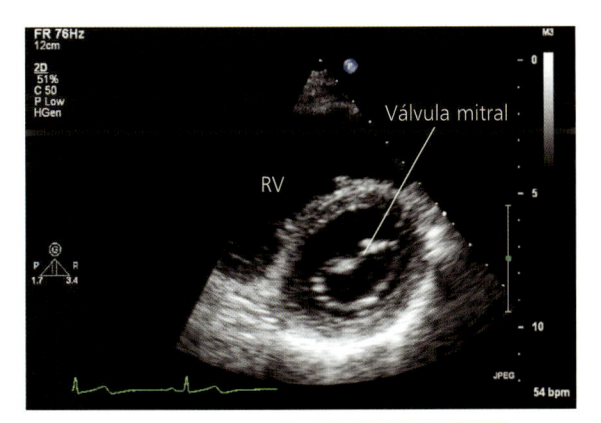

Imagem	Paraesternal de eixo curto (nível da válvula aórtica)
Modalidade	2D

Figura 6.6 Imagem paraesternal de eixo curto normal (nível da válvula mitral) (RV = ventrículo direito).

- Usar o Doppler colorido para:
  - Examinar o influxo da válvula mitral.
  - Verificar a presença de regurgitação mitral e identificar precisamente em que local ocorre em relação às boceladuras do folheto.
  - Verificar a integridade do IVS.

Em **nível do músculo papilar** (Fig. 6.7):

- Usar o 2D para:
  - Avaliar a estrutura dos músculos papilares posteromedial e anterolateral.
  - Mensurar a espessura da parede do LV.
  - Avaliar a função radial do LV e buscar por quaisquer anormalidades de movimento da parede regional em nível da porção média do ventrículo.
  - Avaliar o tamanho e a função do RV.
- Usar o Doppler colorido para:
  - Verificar a integridade do IVS.

Finalmente, passar a sonda em direção ao **nível apical** e:

- Usar o 2D para:
  - Avaliar a função radial do LV e buscar por quaisquer anormalidades em nível apical.
  - Avaliar o tamanho e a função do RV.
- Usar o Doppler colorido para:
  - Verificar a integridade do IVS.

Janela paraesternal direita

A janela paraesternal direita é "opcional", mas pode ser útil na avaliação do fluxo na aorta ascendente. Com o paciente deitado em seu lado direito, coloque a sonda à direita do esterno no terceiro espaço intercostal (alguns ajustes podem ser necessários, assim como na janela paraesternal esquerda) e o ângulo da sonda para baixo e apon-

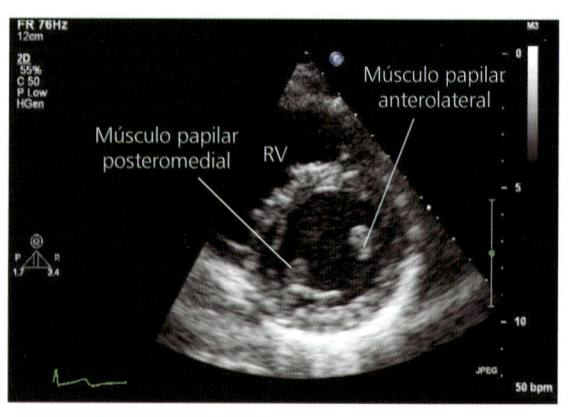

Figura 6.7 Imagem paraesternal de eixo curto normal (nível do músculo papilar) (RV = ventrículo direito).

Imagem	Paraesternal de eixo curto (nível do músculo papilar)
Modalidade	2D

tando em direção ao coração. Esta é uma imagem desafiadora, mas pode ser possível visualizar a aorta ascendente e avaliar seu interior com o Doppler colorido.

Essa imagem é mais útil para a realização do Doppler de CW na avaliação da válvula aórtica, particularmente com uma sonda em caneta independente.

Janela apical

A janela apical está localizada no ápice do LV. Ela está normalmente na linha da porção média da clavícula e no quinto espaço intercostal, mas pode ser deslocada para baixo e à esquerda, caso o coração esteja aumentado. A partir da janela apical, várias imagens podem ser obtidas.

Imagem apical de 4 câmaras

Para obter essa imagem, coloque a sonda na posição apical com a "ponta" direcionada à esquerda do paciente. Para uma imagem ideal, posicione a sonda exatamente no ápice para evitar distorção ou encurtamento das estruturas cardíacas. Os septos interatrial e interventricular devem estar alinhados com a sonda e permanecerem verticalmente na tela (Fig. 6.8). Nessa imagem:

- Usar a 2D para:
  - Mensurar o tamanho da cavidade do LV e espessura da parede.
  - Avaliar as funções longitudinal e radial do LV, buscando cuidadosamente por quaisquer anormalidades de movimento regional da parede (parede inferosseptal e anterolateral).
  - Avaliar estrutura e mobilidade da válvula mitral – nessa imagem os segmentos P1, A2 e A3 são visíveis.
  - Inspecionar a aparência do LA e mensurar seu tamanho no final da sístole.
  - Avaliar a mobilidade do septo atrial.
  - Avaliar o pericárdio e verificar a presença de qualquer efusão pericárdica (ou pleural).

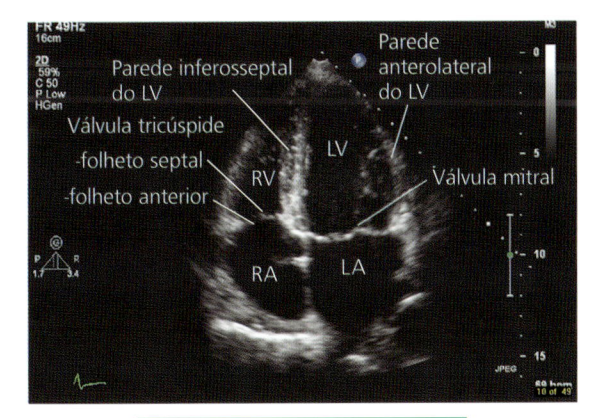

Imagem	Apical de 4 câmaras
Modalidade	2D

Figura 6.8 Imagem apical de 4 câmaras normal (LA = átrio esquerdo; LV = ventrículo esquerdo; RA = átrio direito; RV = ventrículo direito).

- Usar modo M para:
  - Com o cursor colocado no ânulo lateral da tricúspide, mensurar a excursão sistólica do plano do ânulo da tricúspide (TAPSE).
  - Com o cursor colocado na ânulo lateral da mitral, mensurar a excursão sistólica do plano do ânulo da mitral (MAPSE).
- Usar o Doppler colorido para:
  - Avaliar a válvula mitral em busca de estenose e regurgitação.
  - Avaliar o fluxo nas veias pulmonares (a veia pulmonar superior direita geralmente é a mais fácil de ser localizada).
  - Verificar a integridade dos septos interatrial e ventricular.
- Usar o Doppler de PW para:
  - Avaliar o influxo do LV em nível dos ápices da válvula mitral (p. 144).
  - Avaliar o fluxo nas veias pulmonares (p. 145).
- Usar o Doppler de CW para:
  - Avaliar estenose ou regurgitação mitral.
  - Caso a regurgitação mitral esteja presente, avaliar a função sistólica pela mensuração dP/dt (p. 130).
- Usar a imagem de Doppler tecidual do ânulo mitral para:
  - Avaliar a função diastólica do LV.

Imagem apical modificada de 4 câmaras

Para obter uma imagem ideal do coração direito é melhor ajustar discretamente a imagem apical padrão de 4 câmaras para centralizar o coração direito na tela e garantir que não ocorra encurtamento. Isto é conhecido como imagem apical "modificada" de 4 câmaras. Nessa imagem:

- Usar o 2D para:
  - Mensurar o tamanho da cavidade do RV.
  - Avaliar a função sistólica do RV.
  - Avaliar a estrutura e a mobilidade da válvula tricúspide – nessa imagem, os folhetos septal e anterior da tricúspide são visíveis.
  - Inspecionar a aparência do RA e mensurar seu tamanho no final da sístole.
- Usar o Doppler colorido para:
  - Avaliar a válvula tricúspide em busca de estenose e regurgitação.
- Usar o Doppler de PW para:
  - Avaliar o influxo de RV em nível dos ápices da válvula tricúspide.
- Usar o Doppler de CW para:
  - Avaliar a estenose ou regurgitação da tricúspide.
  - Caso a regurgitação da tricúspide esteja presente, avaliar a pressão sistólica do RV pela mensuração da regurgitação da tricúspide $V_{máx}$ (p. 213).

Imagem apical de 5 câmaras

A partir da imagem apical de 4 câmaras, manter a mesma janela, mas angular a sonda anteriormente de modo que a válvula aórtica e a raiz aórtica (a "quinta câmara") sejam observadas na imagem (Fig. 6.9). Esta imagem é utilizada principalmente para avaliar o LVOT e a válvula aórtica e é importante alinhar essa com o feixe de ultrassom de forma que um traçado confiável de Doppler possa ser obtido.

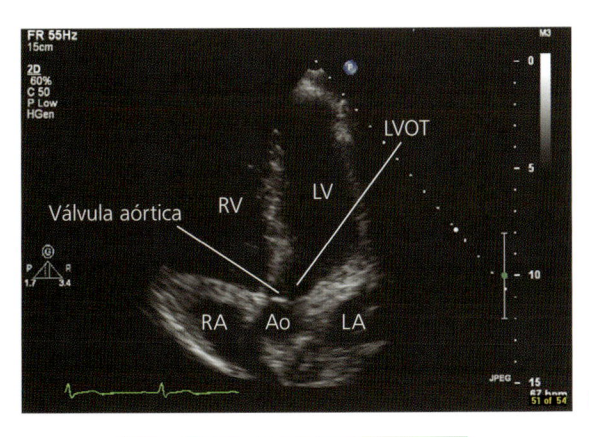

Figura 6.9 Imagem apical de 5 câmaras normal (Ao = aorta; LA = átrio esquerdo; LV = ventrículo esquerdo; LVOT = trato de saída ventricular esquerdo; RA = átrio direito; RV = ventrículo direito).

Imagem	Apical de 5 câmaras
Modalidade	2D

- Usar o 2D para:
    - Avaliar o tamanho da cavidade, espessamento de parede e função sistólica do LV.
    - Inspecionar o LVOT (sinais de hipertrofia assimétrica?).
    - Avaliar estrutura e mobilidade da válvula aórtica.
- Usar o Doppler colorido para:
    - Verificar aceleração no LVOT em associação à hipertrofia septal.
    - Avaliar a válvula aórtica em busca de regurgitação.
    - Verificar VSD perimembranoso.
- Usar o Doppler de PW para:
    - Avaliar o fluxo no LVOT.
- Usar o Doppler de CW para:
    - Avaliar estenose ou regurgitação aórtica.
    - Avaliar qualquer obstrução subvalvular ou supravalvular.
    - Mensurar tempo de relaxamento isovolumétrico (IVRT, p. 145).

Imagem apical de 2 câmaras

Retornar à imagem apical de 4 câmaras e manter a mesma janela, mas rotacionar a sonda em torno de 60° sentido anti-horário, de forma que a "ponta" seja direcionada, aproximadamente, para o ombro esquerdo do paciente. Interromper a rotação da sonda antes que o LVOT apareça na imagem e garantir que a válvula mitral esteja centralizada na tela (Fig. 6.10).

- Usar o 2D para:
    - Mensurar o tamanho da cavidade e espessura da parede do LV.
    - Avaliar a função radial e longitudinal do LV, buscar detalhadamente por quaisquer anormalidades de movimento da parede (paredes anterior e inferior).
    - Avaliar a estrutura e a mobilidade da válvula mitral – nessa imagem, os segmentos P1, A2 e P3 são visíveis.
    - Inspecionar a aparência do LA e mensurar seu tamanho e final da sístole (o apêndice do LA pode ser observado como uma pequena "bolsa" à direita da válvula mitral e o seio coronário podem ser visualizados como uma estrutura circular à esquerda da válvula mitral).
- Usar o Doppler colorido para:
    - Avaliar a válvula mitral em busca de estenose e regurgitação.

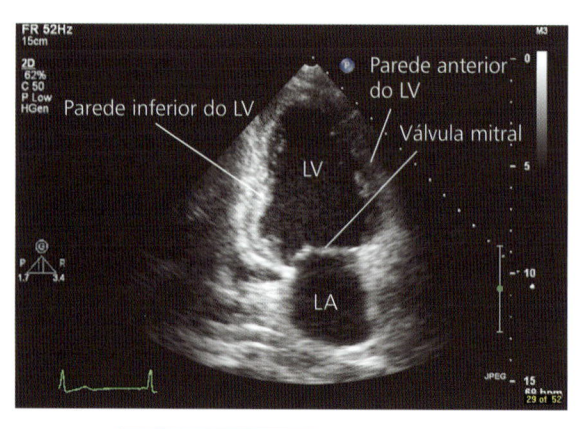

Figura 6.10 Imagem apical normal de 2 câmaras (LA = átrio esquerdo; LV = ventrículo esquerdo).

Imagem	Apical de 2 câmaras
Modalidade	2D

- Usar o Doppler de PW para:
  - Avaliar o influxo LV em nível dos ápices da válvula mitral.
- Usar o Doppler de CW para:
  - Avaliar estenose ou regurgitação mitral.

Imagem apical de 3 câmaras (eixo longo)

A partir da imagem apical de 2 câmaras, manter a mesma janela, mas rotacionar a sonda 60° sentido anti-horário de forma que a "ponta" seja direcionada, aproximadamente, para o ombro direito do paciente. Interromper a rotação da sonda logo que o LVOT aparece na imagem e garantir que as válvulas mitral e aórtica estejam centradas e não encurtadas (Fig. 6.11). Essa imagem é a equivalente apical da paraesternal LAX.

- Usar 2D para:
  - Mensurar o tamanho da cavidade e a espessura de parede de LV.
  - Avaliar as funções radial e longitudinal do LV, buscar detalhadamente por quaisquer anormalidades de movimento da parede [paredes anterosseptal e inferolateral (posterior)].
  - Inspecionar a aparência do LVOT (sinais de hipertrofia assimétrica?).
  - Avaliar estrutura e mobilidade da válvula aórtica.
  - Avaliar a estrutura e a mobilidade da válvula mitral – nessa imagem, os segmentos A2 e P2 são visíveis.
  - Inspecionar a aparência do LA.
- Usar o Doppler colorido para:
  - Avaliar a válvula mitral em busca de estenose e regurgitação.
  - Avaliar a válvula aórtica em busca de regurgitação.
  - Verificar a aceleração do fluxo no LVOT em associação à hipertrofia septal.
- Usar o Doppler de PW para:
  - Avaliar o influxo LV em nível dos ápices da válvula mitral.
  - Avaliar o fluxo no LVOT.

Técnicas de imagem cardíaca 55

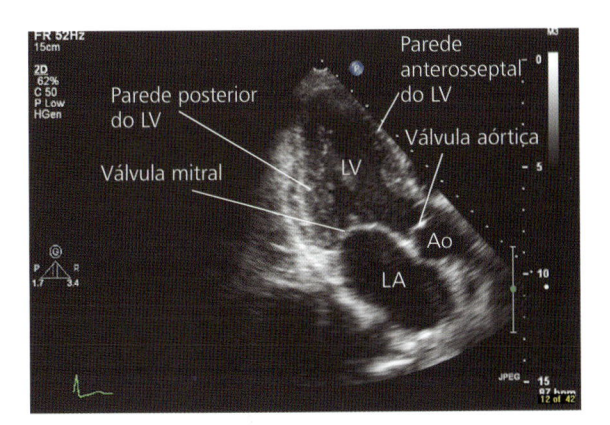

Imagem	Apical de 3 câmaras
Modalidade	2D

Figura 6.11 Imagem apical de 3 câmaras normal (Ao = aorta; LA = átrio esquerdo; LV = ventrículo esquerdo).

- Usar o Doppler de CW para:
  - Avaliar estenose ou regurgitação mitral.
  - Avaliar estenose ou regurgitação aórtica.
  - Avaliar qualquer obstrução subvalvular ou supravalvular.

Janela subcostal

A janela subcostal é obtida com o paciente deitado em posição supina com os braços ao seu lado. É importante que a parede abdominal esteja relaxada e que o paciente se deite com os joelhos dobrados. Posicione a sonda imediatamente abaixo do processo xifoide e a angule em direção ao coração, com a "ponta" para a esquerda do paciente. A partir da janela subcostal, várias imagens podem ser obtidas.

Imagem subcostal de eixo longo

Para otimizar essa imagem, garanta que o septo interatrial esteja perpendicular ao feixe do ultrassom (*i. e.*, permaneça horizontal na tela) sem encurtamento das câmaras (Fig. 6.12).

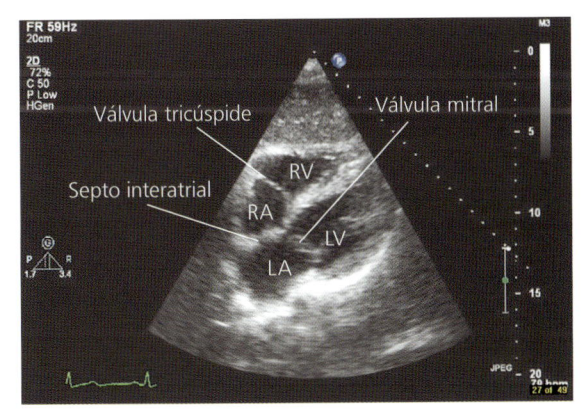

Imagem	Subcostal de eixo longo
Modalidade	2D

Figura 6.12 Imagem subcostal de eixo longo normal (LA = átrio esquerdo; LV = ventrículo esquerdo; RA = átrio direito; RV = ventrículo direito).

- Usar 2D para:
  - Avaliar as dimensões e função do RV.
  - Avaliar as dimensões do RA.
  - Avaliar as dimensões e função do LV.
  - Avaliar as dimensões do LA.
  - Avaliar a estrutura do septo interatrial.
  - Avaliar o pericárdio e verificar a presença de efusão pericárdica.
- Usar o Doppler colorido para:
  - Verificar a integridade dos septos interatrial e interventricular.
- Usar o Doppler de CW e PW para:
  - Avaliar o fluxo através de qualquer defeito septal.

Imagem subcostal de eixo curto

Manter a sonda na janela subcostal e rotacioná-la 90° para obter uma imagem de SAX (Fig. 6.13).

- Usar 2D para:
  - Avaliar as dimensões da IVC (verificar a presença de variações respiratórias, realizando mensurações na inspiração e expiração).
  - Avaliar as veias hepáticas (congestas?).
- Opcionalmente, o 2D também pode ser utilizado para:
  - Inspecionar o septo interatrial.
  - Inspecionar a válvula tricúspide.
  - Inspecionar o RVOT.
  - Inspecionar a válvula pulmonar.
  - Inspecionar as artérias pulmonares.
  - Inspecionar a aorta abdominal (imagem modificada).
- Usar modo M para:
  - Avaliar as dimensões da IVC (verificar a presença de variações respiratórias, realizando mensurações na inspiração e expiração).

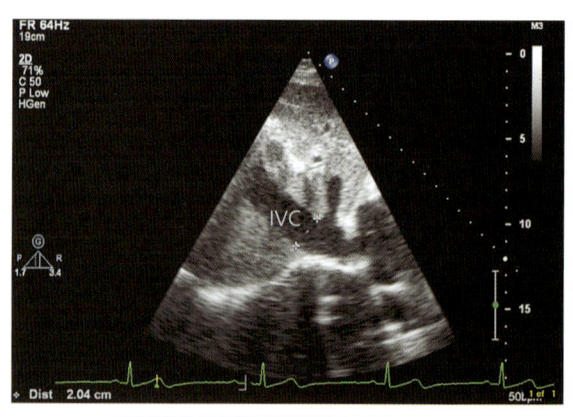

Imagem	Subcostal de eixo curto (veia cava inferior)
Modalidade	2D

Figura 6.13 Imagem subcostal de eixo curto (veia cava inferior [IVC]) normal.

Figura 6.14 Imagem supraesternal normal da aorta.

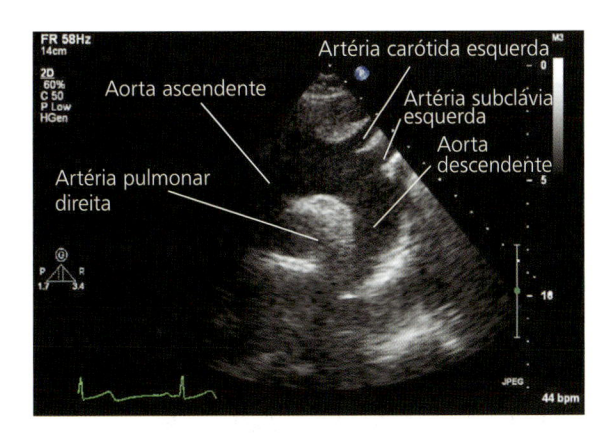

Imagem	Supraesternal da aorta
Modalidade	2D

- Usar o Doppler colorido para:
  - Avaliar o fluxo na IVC e veias hepáticas.
  - Verificar a integridade do septo interatrial.
- Optativamente, o Doppler de PW pode ser utilizado para:
  - Avaliar o fluxo nas veias hepáticas.
  - Avaliar o fluxo na aorta descendente.

Janela supraesternal

A janela supraesternal está localizada na incisura supraesternal. Solicitar que o paciente se deite em posição supina e que eleve o queixo. Colocar a sonda na incisura e angular em direção ao tórax. Alguns pacientes podem ficar desconfortáveis nessa posição. Esta imagem permite a visualização do arco aórtico em LAX (Fig. 6.14). Uma imagem semelhante pode, se necessário, ser obtida a partir da posição supraclavicular direita.

Imagem da aorta
- Usar 2D para avaliar as aparências e dimensões do arco aórtico.
- Usar o Doppler colorido para avaliar o fluxo na aorta, em busca de evidência de coartação ou ducto arterioso persistente.
- Usar o Doppler de CW para:
  - Avaliar o fluxo na aorta descendente na presença de coartação (pode ser melhor utilizar uma sonda em "lápis" sem a formação de imagem, caso o alinhamento seja difícil usando uma sonda com imagem).

LAUDO DO ECO TRANSTORÁCICO

Uma vez completado o estudo de eco, garantir que o laudo seja escrito em alguns dias. Estruture o laudo clara e sistematicamente, garantindo que contenha:

- Identificação do paciente e informação demográfica.
- Achados detalhados.
- Resumo do estudo.

Identificação do paciente e informação demográfica

É essencial que o laudo contenha informações adequadas para permitir a identificação correta do paciente. Iniciar o laudo pelo nome do paciente e um identificador único [no Reino Unido, pode ser o número National Health Service (NHS) do paciente]. Incluir a idade (ou data de nascimento) e gênero do paciente. O laudo também deve identificar o clínico requisitante e o ultrassonografista e referir a indicação para a solicitação do eco e a data em que o estudo foi realizado.

Também pode ser útil a inclusão da localidade do paciente (p. ex., ambulatório ou nome da enfermaria), onde o estudo foi realizado (p. ex., departamento de eco, unidade coronariana), quando o eco foi solicitado e se realizado como um estudo de emergência/urgência/rotina. É importante incluir detalhes relacionados com o peso, altura, batimento cardíaco e pressão sanguínea (p. ex., para indexar as medidas de área de superfície corpórea) do paciente. Quando apropriado, também pode ser necessário adicionar detalhes que auxiliarão na recuperação das imagens do eco arquivadas para revisão (p. ex., número do disco no computador).

Achados detalhados

O corpo principal do laudo do eco deve conter descrições sistemáticas de cada uma das principais estruturas cardíacas (câmaras, válvulas, grandes vasos e pericárdio). Para cada estrutura será necessário descrever a aparência e também a função, graduando qualquer anormalidade como discreta, moderada ou grave, quando possível (e suportando esses estadiamentos com medidas, caso necessário).

Geralmente é mais fácil estabelecer os achados do estudo por estrutura anatômica (p. ex., válvula mitral, LV e outros) e não pela janela ou modalidade de eco (que pode tornar o laudo confuso e repetitivo). Os achados podem, simplesmente, ser descritos relacionando-os com cada estrutura anatômica ou podem, preferivelmente, ser adaptados à lista de achados de forma que as anormalidades mais importantes apareçam primeiro. Quaisquer medidas (modo M, 2D e Doppler) e cálculos relevantes podem ser incluídos no texto descritivo de cada estrutura anatômica ou em uma sessão separada.

É importante utilizar a terminologia padronizada no laudo para minimizar a variabilidade entre os estudos realizados em diversos momentos e por diferentes ultrassonografistas. O manual de laudo ASE contém tabelas de termos descritivos e estadiamentos diagnósticos recomendados, e a utilização desses guias pode ser útil como uma referência, quando os achados do estudo forem descritos.

Resumo do estudo

No resumo do estudo, sumarizar os achados mais importantes do eco e colocá-los em um contexto clínico com referência particular às questões clínicas enviadas pelo médico solicitante. O resumo não deverá conter informações que não tenham sido incluídas no laudo técnico detalhado, mas pode incluir referências a estudos prévios no mesmo paciente quando a comparação for útil. Mencione qualquer limitação técnica do estudo (como janelas de imagem abaixo do ideal) e faça referência, caso qualquer estrutura não possa ser avaliada adequadamente para que o clínico solicitante possa considerar imagens alternativas, se necessário. Aconselhamento clínico normalmente não deve ser oferecido no resumo do estudo.

Leitura complementar

ACCF/ASE/AHA/ASNC/HFSA/HRS/SCAI/SCCM/SCCT/SCMR 2011 appropriate use criteria for echocardiography. *J Am Soc Echocardiogr* 2011;**24**:229–67.

Feigenbaum H. Role of M-mode technique in today's echocardiography. *J Am Soc Echocardiogr* 2010;**23**:240–57.

A British Society of Echocardiography (www.bsecho.org) publicou vários documentos úteis relacionados com TTE. Esses incluem:

- "Clinical Indications for Echocardiography."
- "A Standard Transthoracic Echocardiogram."

O ASE publicou Recommendations for a Standardized Report for Adult Transthoracic Echocardiography, que está disponível no *website*: www.asecho.org.

CAPÍTULO 7

Eco transesofágico

Está além do escopo deste livro proporcionar uma visão abrangente do eco transesofágico (TOE), porém, para qualquer indivíduo que realizar o eco transtorácico (TTE) é importante saber como ele se encaixa no arsenal de imagem cardíaca.

INDICAÇÕES PARA O ECO TRANSESOFÁGICO

A diferença principal entre o TTE e TOE é que para o estudo do TOE a sonda permite a visualização do coração a partir do interior do esôfago em vez da parede torácica (Fig. 7.1). A vantagem deste estudo é que permite uma qualidade de imagem superior – a proximidade da sonda com o coração significa que o ultrassom não precisa penetrar tão profundamente e, assim, maiores frequências de ultrassom podem ser utilizadas (produzindo uma maior resolução da imagem). O fato de a sonda do TOE permanecer atrás do coração também significa que certas estruturas – como apêndice do átrio esquerdo (LA) e veias pulmonares – podem ser observadas mais claramente do que com o estudo transtorácico.

A qualidade superior da imagem do TOE significa que, geralmente, ele é indicado em situações em que o TTE é incapaz de produzir a qualidade de imagem requerida para realizar o diagnóstico. As indicações mais comuns para o TOE incluem a avaliação de:

- Fonte cardíaca de êmbolos.
- Fibrilação/*flutter* atrial, para avaliar o risco de tromboembolismo (e, assim, guiar as decisões sobre anticoagulantes e cardioversão).
- Suspeita ou diagnóstico de endocardite infecciosa.
- Doença aórtica (p. ex., dissecção aórtica/trauma).
- Regurgitação de válvulas cardíacas, para avaliar a adequação para o reparo cirúrgico.
- Válvulas protéticas (especialmente aquelas na posição mitral).
- Massas cardíacas.
- Doença cardíaca congênita e *shunt* intracardíaco, por exemplo, defeito do septo atrial (ASD), forame oval patente (PFO).

O TOE tem o papel fundamental no ambiente intraoperatório cardiotorácico, particularmente em relação ao reparo e substituição valvar, e também no laboratório de cateterismo cardíaco para guiar certos procedimentos intervencionistas (como oclusão do dispositivo de ASD ou PFO). O TOE é útil também nas unidades de cuidados intensivos, em que a qualidade da imagem de TTE frequentemente é limitada para pacientes em ventilação mecânica e, sendo uma ferramenta diagnóstica, também pode auxiliar no monitoramento hemodinâmico.

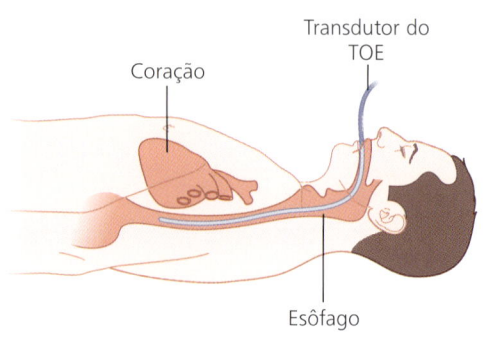

Figura 7.1 Eco transesofágico (TOE).

CONTRAINDICAÇÕES PARA O ESTUDO DO TOE

Qualquer história de dificuldade de deglutição deve ser investigada antes que um TOE seja considerado. Um estudo de TOE é contraindicado nos casos de:

- Recusa do paciente.
- Instabilidade da coluna cervical.
- Qualquer anormalidade que implique risco de perfuração esofágica ou gástrica, por exemplo, obstrução esofágica (p. ex., estenose, tumor), trauma, fístula ou divertículo esofágico.

As contraindicações relacionadas incluem a presença de distúrbios de coagulação, hérnia hiatal grande (aposição da sonda à parede esofágica pode ser difícil), varizes esofágicas ou hemorragia gastrointestinal superior.

PREPARAÇÃO DO PACIENTE

A British Society of Echocardiograhy (BSE) é um guia muito útil na preparação do paciente para o TOE (ver Leitura Complementar). Assim como em qualquer exame, os pacientes devem receber uma explicação clara do que um estudo de TOE ocasiona e um folheto explicativo (de preferência, ao menos 24 h antes do procedimento). Mencionar ao paciente que o TOE envolve a passagem de uma sonda no esôfago, semelhante a uma endoscopia para úlceras gástricas, a fim de obter imagens claras no ultrassom cardíaco.

Informar o paciente sobre a necessidade de administração de *spray* de anestésico local na garganta e discutir com ele se a sedação será ou não utilizada (e a consequente necessidade de um acompanhante). A sedação é *opcional* – o uso de sedação pode melhorar a tolerância ao TOE, porém, prolonga o período de recuperação e ocasiona riscos relacionados com os efeitos adversos. Discutir os riscos do procedimento. O TOE é um procedimento de baixo risco, mas complicações, como as seguintes, podem ocorrer:

- Trauma orofaríngeo (p. ex., dente lascado, laceração faríngea).
- Trauma esofágico (p. ex., laceração, perfuração).
- Trauma laríngeo (p. ex., intubação traqueal, laringospasmo).
- Trauma gástrico (p. ex., laceração, perfuração).
- Arritmias.
- Riscos associados à sedação (p. ex., depressão respiratória).

O risco total de uma das principais complicações relacionadas com o TOE está entre 0,2 a 0,5%. Entretanto, sugere-se que esse risco é subestimado, uma vez que muitas das complicações se manifestem um ou mais dias após o procedimento. O risco de morte associado ao TOE é estimado ser menos que 1 em 10.000.

Garanta que o paciente esteja consciente da necessidade de não ingerir nada no dia do procedimento, realizando jejum por 6 h (sendo líquidos permitidos a partir de 4 h) antes do exame. Tendo em vista essa recomendação, pacientes com diabetes melito devem receber orientações adequadas sobre possíveis ajustes em sua medicação a fim de evitar a hipoglicemia.

SONDA DO ECO TRANSESOFÁGICO

As sondas mais comuns do TOE eram as **monoplanares**, em que o transdutor era fixado em um único plano na extremidade da sonda. Para obter imagens de planos diferentes do coração a sonda tinha que ser introduzida/removida e/ou rotacionada dentro do esôfago, e a ponta da sonda poderia ser flexionada em diferentes ângulos. Contudo, as sondas monoplanares poderiam ser desafiadoras quando utilizadas. Na próxima geração vieram as sondas **biplanares**, em que um segundo transdutor, perpendicular ao primeiro, foi adicionado à ponta da sonda. Isto permitiu a imagem em dois planos de 90° um do outro e tornou-se mais fácil de se obterem certas imagens.

As sondas **multiplanares** de TOE contêm um transdutor na sua ponta que pode ser rotacionado em um ângulo de 180° (usando um controle situado no punho da sonda). A rotação do transdutor altera o ângulo do plano de imagem de modo que um "corte" no coração pode ser obtido em praticamente todos os planos. Associar isso à capacidade de introduzir/remover a sonda acima e abaixo do esôfago (e estômago), rotacionar a sonda para a esquerda e direita e flexionar a ponta da sonda para a esquerda/direita e anterior/posteriormente resultam em um estudo abrangente que pode ser realizado utilizando uma grande variedade de planos de imagens.

> **DESCONTAMINAÇÃO DA SONDA TOE**
>
> Dados relacionados com o risco de infecção cruzada durante o TOE são escassos, mas provavelmente são semelhantes aos riscos relatados na endoscopia do trato gastrointestinal superior (1 em 1,8 milhão de estudos). Sondas de TOE não precisam ser esterilizadas, uma vez que não penetrem áreas estéreis do corpo, mas requerem descontaminação entre as utilizações. Elas necessitam de limpeza e desinfecção eficazes. A sonda de TOE é um instrumento delicado e deve-se ter cautela em manter sua integridade durante o processo de descontaminação, além de assegurar que a garantia do fabricante seja válida. Também é importante manter a segurança e bem-estar da equipe que realiza a descontaminação. A BSE publicou um guia detalhado sobre a descontaminação da sonda de TOE (ver Leitura Complementar).

RELIZANDO ESTUDO POR ECO TRANSESOFÁGICO

Um padrão diagnóstico de TOE geralmente é realizado por uma equipe liderada por um operador primário que possui toda a responsabilidade pelo procedimento. O operador primário deverá deter um credenciamento adequado (ou equivalente) em TOE e ser capaz de proporcionar suporte avançado de vida (ALS). Caso o operador seja um ultrassografista, um clínico mais experiente deverá estar disponível para assistência imediata, se necessário.

O operador primário deverá ser assistido por um segundo adequadamente treinado (um "monitor") que terá a função de monitorar e manejar as vias respiratórias do paciente durante todo o procedimento. O monitor deverá ser treinado para ressuscitação ao menos no nível de suporte imediato de vida (ILS). Também é importante que o operador primário seja assistido por um segundo operador que assuma o papel de controlar o equipamento de eco, otimizando e adquirindo as imagens.

Realiza-se o estudo em uma sala contendo um sofá (com a facilidade de inclinação da cabeça) para o paciente, um equipamento de eco e sonda de TOE (de fácil higienização/desinfecção da sonda entre os estudos), um suporte de oxigênio, aparelho de aspiração, um oxímetro de pulso, monitoramento de pressão sanguínea, fármacos apropriados para o procedimento e uma mesa móvel com equipamento completo para ressuscitação, além de um alarme de emergência e telefone para solicitar ajuda, caso necessário.

Antes da realização do estudo de TOE, garanta que o paciente tenha compreendido o planejado e consentido o que foi informado a ele e certifique-se de que ele não tenha ingerido nada durante o período referido. A utilização de um *checklist* é recomendada. Reveja o histórico do paciente e os achados de exames anteriores e verifique a presença de contraindicações ou qualquer fato que possa aumentar o risco de complicações (p. ex., distúrbios respiratórios). Especificamente, inquirir sobre:

- Alergia a fármacos.
- Dificuldades de deglutição.
- Qualquer histórico anterior de problemas esofágicos ou gástricos.
- Presença de dentaduras ou perda de dentes.
- Qualquer doença de coluna cervical conhecida.
- Capacidade de o paciente se deitar.
- O uso de anticoagulantes (varfarina ou equivalente) – em caso afirmativo, garantir que um INR recente esteja dentro das faixas aceitáveis.

Obtenha acesso venoso usando uma cânula flexível (não um escalpe). Verifique a glicose sanguínea de pacientes com diabetes e o índice internacional normalizado (INR) de pacientes que fazem o uso de anticoagulantes, caso um resultado recente não esteja disponível.

Fixe os eletrodos do ECG do eco e utilize-os para monitorar o batimento e ritmo cardíacos do paciente durante o estudo. Utilize um manguito automatizado para verificar a pressão sanguínea em intervalos regulares e monitore a saturação de oxigênio arterial continuamente usando o oxímetro de pulso, fornecendo ao paciente oxigênio inspirado via cânulas nasais, conforme necessário. O oxigênio é fornecido aos pacientes com sedação ou àqueles que possuem mais de 60 anos de idade ou com comorbidades significativas. Tenha atenção com os pacientes que apresentam doença pulmonar obstrutiva crônica, sujeitos ao risco de retenção de dióxido de carbono quando o oxigênio é fornecido.

Verifique a presença de dentaduras e as remova. Administre *spray* de anestésico local na garganta e aguarde até 5 minutos para o efeito completo. Antes de administrar a sedação (quando necessária), solicite ao paciente que se deite no sofá no seu lado esquerdo e de frente para o ultrassonografista. Ainda antes da sedação, verifique se as disposições adequadas de transporte/acompanhamento estão no local para a alta do paciente após o exame.

A sedação deve ser administrada apenas por indivíduos que possuam instruções e treinamentos adequados. O fármaco mais utilizado para proporcionar sedação é o midazolam, administrado via intravenosa em doses de 1 mg de cada vez, permitindo tempo suficiente (algumas vezes 3 min ou mais) entre as doses para avaliar o efeito. Pacientes idosos ou os com comorbidades significativas podem necessitar de doses em torno de 0,5 mg de cada vez. Uma dose total de 2 mg geralmente é necessária (1 mg nos pacientes com mais de 65 anos de idade), e doses superiores a 5 mg são incomuns.

Os efeitos do midazolam podem ser revertidos com flumazenil (que deve estar disponível para uso imediato em caso de depressão respiratória). Se necessária, uma dose intravenosa inicial de 200 µg de flumazenil é administrada por 5 s seguida de doses de 100 µg a cada 60 segundos, conforme a necessidade. Geralmente são requeridas doses de 300-600 µg, até a dose máxima total de 1 mg. Esteja ciente de que o flumazenil é de ação mais curta que o midazolam (que comumente dura de 20-80 min, embora com variabilidade individual), assim, o nível de consciência do paciente pode diminuir novamente mais tarde.

> **SEDAÇÃO CONSCIENTE**
> Quando a sedação for administrada, o objetivo é atingir a sedação **consciente** – o paciente deverá ser capaz de responder verbalmente instruções (como "abra seus olhos") do operador primário. A sedação excessiva a ponto de ocorrer perda de consciência leva a um risco significativo de complicações para o paciente (e litígio para o operador primário!). Caso um paciente não consiga mais manter a resposta verbal, os cuidados a serem dispendidos a ele deverão ser o mesmo de um paciente submetido à anestesia geral. Procurar suporte urgente de um anestesista nessa situação. Assistência anestésica também deverá ser considerada, caso a saturação de oxigênio do paciente caia abaixo de 90% sem melhora após administração do flumazenil.

Quando estiver certo de iniciar o estudo, coloque um protetor de mordida na boca do paciente e flexione, discretamente, seu pescoço, com o queixo em direção ao peito. Flexione a ponta da sonda de TOE e aplique o gel lubrificante. Depois, passe a ponta da sonda no interior da boca do paciente e, gentilmente, avance e solicite que o paciente degluta. Uma vez que a sonda passou pela garganta endireite sua ponta e avance delicadamente até a porção média do esôfago, geralmente 30-40 cm (distâncias são marcadas ao longo do lado da sonda). **Nunca avance a sonda se houver resistência.** Quando o paciente já se acostumou com a sonda (inicialmente, algumas tentativas de vômito são comuns), comece o estudo enquanto monitora seu pulso, pressão sanguínea e saturação de oxigênio.

ESTUDO TRANSESOFÁGICO "PADRÃO"

Não há rotina fixa para realizar o TOE, e muitos operadores iniciarão um estudo avaliando primeiro a patologia mais relevante. Isto porque pode ser necessário encurtar o tempo do estudo, caso o paciente seja incapaz de tolerar o exame ou se ocorrerem arritmias e/ou instabilidade hemodinâmica. Uma vez que o principal objetivo do estudo tenha sido abordado, avance para visualizar o restante do coração de forma sistemática, garantindo que nenhuma patologia coexistente seja negligenciada.

Imagens na porção média do esôfago

Com a sonda na porção média do esôfago uma grande variedade de imagens pode ser obtida. Iniciando com o transdutor em um ângulo de 40° (todos os ângulos citados são aproximados), a válvula aórtica pode ser observada em eixo curto juntamente com estruturas subjacentes (Fig. 7.2). Rotacionando ainda mais a 60°, podem-se visualizar as válvulas tricúspide e pulmonar e, então, a 130°, observa-se uma imagem de eixo longo do coração esquerdo com figuras nítidas das válvulas aórtica e mitral (Fig. 7.3).

Centralizando a imagem na válvula mitral, a rotação do transdutor de volta para 90° proporciona uma imagem de 2 câmaras do coração esquerdo (geralmente in-

Figura 7.2 Imagem de eco transesofágico de eixo curto da válvula aórtica mostrando o jato central de discreta regurgitação aórtica (LCC = cúspide coronariana esquerda; NCC = cúspide não coronariana; RCC = cúspide coronariana direita).

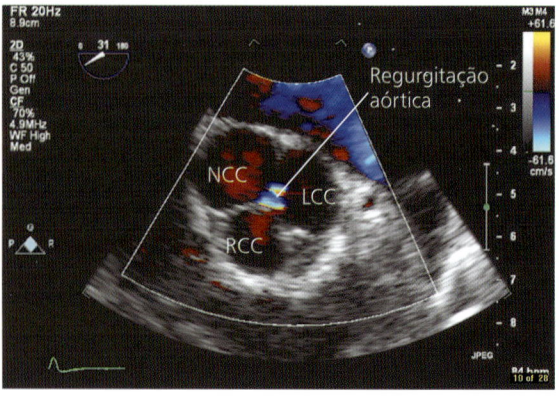

Imagem	Eixo curto (válvula aórtica)
Modalidade	TOE com Doppler colorido

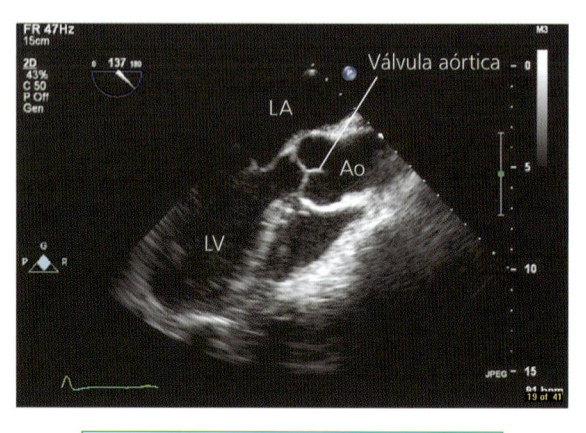

Figura 7.3 Imagem de eco transesofágico de eixo longo da válvula aórtica normal (Ao = aorta; LA = átrio esquerdo; LV = ventrículo esquerdo).

Imagem	Eixo longo (válvula aórtica)
Modalidade	TOE 2D

cluindo uma boa imagem do apêndice do LA) e rotacionando a 60° revela uma imagem bicomissural da válvula mitral. Retornar o transdutor a um ângulo de 90° e rotacionar a sonda em direção ao lado direito do paciente produzem a imagem bicaval, mostrando o septo interatrial, LA e átrio direito (RA) e veias cava inferior e superior (Fig. 7.4).

Avançar a sonda discretamente no esôfago e manter o transdutor em ângulo de 0° produzem uma imagem de 4 câmaras (Fig. 7.5).

A aorta ascendente pode ser inspecionada em nível da porção média do esôfago em eixos curto (com a artéria pulmonar em torno dela) e longo, e pela rotação de toda a sonda em 180° (de modo que o transdutor aponte posteriormente) a aorta descendente também pode ser visualizada em imagem de eixos curto e longo.

Imagens transgástricas

Avançando a sonda para o interior do estômago observam-se várias imagens transgástricas. Com o transdutor mantido em 0° pode-se obter uma imagem de eixo curto do ventrículo esquerdo (LV) em nível da válvula mitral e músculos papilares (Fig. 7.6). Rotacionando o transdutor a 90° observa-se a imagem de 2 câmaras com uma visualização particularmente clara dos músculos papilares e cordas tendíneas.

Técnicas de imagem cardíaca 67

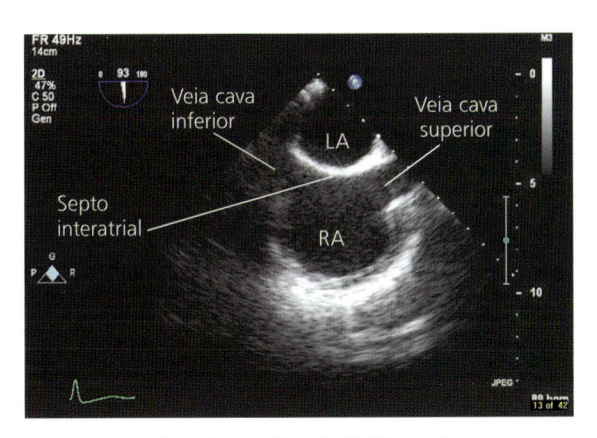

Imagem	Bicaval
Modalidade	TOE 2D

Figura 7.4 Imagem bicaval (LA = átrio esquerdo; RA = átrio direito).

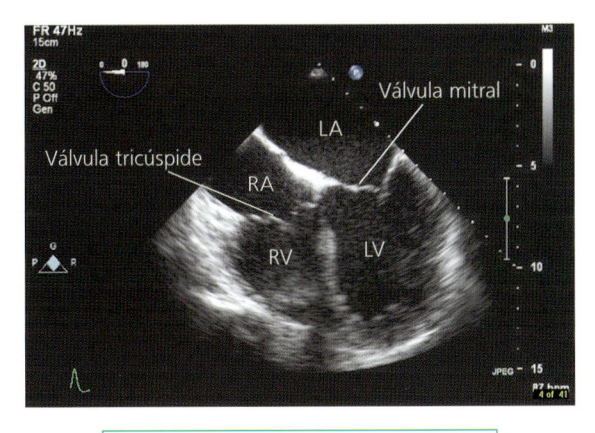

Imagem	4 câmaras
Modalidade	TOE 2D

Figura 7.5 A imagem de 4 câmaras (LA = átrio esquerdo; LV = ventrículo esquerdo; RA = átrio direito; RV = ventrículo direito).

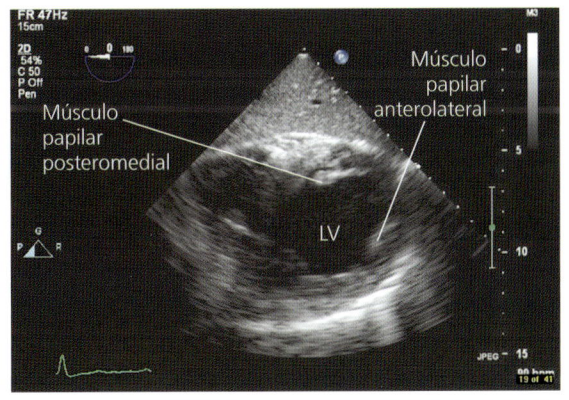

Imagem	Transgástrica de eixo curto (nível do músculo papilar)
Modalidade	TOE 2D

Figura 7.6 Imagem transgástrica em eixo curto (nível do músculo papilar) (LV = ventrículo esquerdo).

A rotação do transdutor em 120° permite a visualização do trato de efluxo ventricular esquerdo e a válvula aórtica. Permanecendo em um ângulo de 120°, mas rotacionando a sonda em direção ao lado direito do paciente, visualiza-se o ventrículo direito, válvula tricúspide e RA.

Avançando a sonda no estômago, com o transdutor em ângulo de 0°, observa-se uma imagem **transgástrica profunda**, com o transdutor mantido próximo ao ápice do LV. Essa imagem fornece um bom alinhamento com a válvula aórtica para estudos com Doppler.

Imagens da região superior do esôfago

Com a sonda posicionada posteriormente à região superior do esôfago, o arco aórtico pode ser estudado em eixos longo (transdutor em ângulo de 0°) e curto (transdutor em ângulo de 90°).

APÓS ESTUDO DE ECO TRANSESOFÁGICO

Uma vez retirada a sonda de TOE, verificar a presença de quaisquer sinais de sangramento (ou qualquer dano) antes de enviá-la para higienização e desinfecção. Esteja certo de verificar também a boca do paciente em busca de traumatismos. Quando o paciente se recuperar do procedimento (e sedação) discuta os resultados e o plano de monitoramento com ele. Garanta que ele recebeu instruções verbal e por escrito antes de liberá-lo para casa, incluindo:

- Não ingerir nada por uma hora após o procedimento (até que o *spray* de anestésico local na garganta desapareça gradualmente).
- Não dirigir, operar maquinário ou assinar qualquer documento legal por 24 h após a sedação.
- Procurar aconselhamento caso ele se sinta indisposto ou se a sensibilidade na garganta persistir por mais de 48 h.

Leitura complementar

ACCF/ASE/AHA/ASNC/HFSA/HRS/SCAI/SCCM/SCCT/SCMR 2011 appropriate use criteria for echocardiography. *J Am Soc Echocardiogr* 2011;**24**:229–67.

Feneck R, Kneeshaw J, Fox K, et al. recommendations for reporting perioperative transoesophageal echo studies. *Eur J Echocardiogr* 2010;**11**:387–93.

Flachskampf FA, Badano L, Daniel WG, et al. Recommendations for transoesophageal echocardiography: update 2010. *Eur J Echocardiogr* 2010;**11**:557–76.

Hilberath JN, Oakes DA, Shernan SK, et al. Safety of transesophageal echocardiography. *J Am Soc Echocardiogr* 2010;**23**:1115–27.

A BSE (www.bsecho.org) publicou vários documentos úteis relacionados ao eco transesofágico. Esses incluem:

- "A Standard Transoesophageal Echocardiogram".
- "Recomendations for Safe Practice in Sedation during Transoesophageal Echocardiography".
- "Guidelines for Transoesophageal Echocardiography Probe Cleaning and Disinfection".

CAPÍTULO 8

Eco de estresse

O eco de estresse é baseado no princípio de que anormalidades na perfusão do miocárdio ocasionam alterações na sua função. O eco de estresse, portanto, tem um papel fundamental na avaliação da perfusão do miocárdio (e, assim, da doença da artéria coronária subjacente). Este exame também oferece uma contribuição importante na avaliação de certos pacientes com estenoses aórtica e mitral. Este capítulo considerará cada uma dessas indicações.

PRINCÍPIOS DO ECO DE ESTRESSE

O papel principal do eco de estresse é a detecção de anormalidades de movimento regional da parede – áreas do miocárdio do ventrículo esquerdo (LV) que mostram função anormal no repouso e/ou durante o estresse. Cada região do miocárdio é suprida de sangue (e, portanto, oxigênio) por uma das artérias coronárias (ver Capítulo 16), e um desequilíbrio entre suprimento e demanda causará uma isquemia do miocárdio.

Mesmo uma estenose relativamente grave em uma das artérias coronarianas epicárdicas principais não causa isquemia do miocárdio em repouso, uma vez que a vasculatura desse músculo compense o fluxo sanguíneo estagnado por meio da dilatação das arteríolas abaixo da estenose. Entretanto, é inadequado prevenir a isquemia com o estresse, tendo em vista que o aumento da demanda de oxigênio do miocárdio excede a capacidade das arteríolas de se dilatarem. Assim, o paciente com estenose coronariana importante geralmente apresenta uma perfusão normal do miocárdio (e, portanto, contratilidade) em repouso, mas desenvolverá isquemia desse músculo (e movimentação anormal da parede) no estresse.

O miocárdio pode ser "estressado" pelo aumento na demanda de oxigênio por exercício físico ou pela infusão intravenosa (IV) de dobutamina. Uma infusão IV de um vasodilatador (p. ex., dipiridamol, adenosina) pode ser utilizada como estressora. Os vasodilatadores redistribuem o fluxo de sangue coronariano, causando dilatação das artérias coronarianas normais, mas não das anormais. Isto aumenta o fluxo sanguíneo abaixo das artérias normais, mas leva à redução no fluxo das áreas supridas pelas coronárias estenosadas, por um mecanismo de "roubo", levando à isquemia.

Para o estudo por eco de estresse, o LV é subdividido em 16 ou 17 segmentos do miocárdio, e a função de cada um é avaliada em repouso e em estresse. Diversos padrões de resposta podem ser identificados:

- Uma resposta **normal** é indicada por contratilidade normal (normocinética) em repouso, com contratilidade normal e aumentada em estresse.
- Uma resposta **isquêmica** é indicada pelo miocárdio normocinético em repouso, mas piorando a função em estresse, demonstrada pela contratilidade reduzida (hipocinética), ausente (acinética) ou paradoxal (discinética). Geralmente isto ocorre em decorrência da estenose no suprimento da artéria coronariana.
- Uma resposta **necrótica** é indicada pela contratilidade anormal (acinética, hipocinética) em repouso que permanece inalterada em estresse. Geralmente é decorrente de uma área de infarto (tecido cicatricial) do miocárdio resultante de uma oclusão no suprimento da artéria coronariana.

- Uma resposta **viável** é indicada pela contratilidade anormal (acinética, hipocinética) em repouso que melhora em estresse:
  - Caso a melhora seja sustentada durante todo o estresse, o miocárdio é dito como **atordoado**. O miocárdio atordoado pode resultar de um período breve de oclusão coronariana e melhora, gradualmente, com o tempo.
  - Se a melhora ocorrer apenas em um nível baixo de estresse, e o miocárdio piorar em níveis mais elevados de estresse ("resposta bifásica"), denomina-se **hibernante**. O miocárdio hibernante não se recupera espontaneamente, mas pode melhorar após a revascularização coronariana.

Todos os estudos de estresse (exercícios, dobutamina, dipiridamol e adenosina) permitem a identificação do miocárdio normal, isquêmico e necrótico. Para avaliar a viabilidade, um estudo de estresse com dobutamina (usando doses baixas e altas de dobutamina) é necessário, a fim de avaliar a movimentação da parede em diferentes níveis de estresse.

INDICAÇÕES PARA O ECO DE ESTRESSE

Uma vez que o eco possa proporcionar informações importantes em relação à presença e extensão da doença arterial coronariana, as indicações para o eco de estresse incluem:

- Diagnóstico de suspeita de doença arterial coronariana.
- Avaliação de risco de pacientes com diagnóstico de doença arterial coronariana.
- Identificação de miocárdio viável antes da revascularização.
- Localização da isquemia do miocárdio (identificação da "lesão coronariana culpada" antes da revascularização).
- Avaliação da perfusão do miocárdio após revascularização.

O eco de estresse é relatado como apresentando sensibilidade de 88% e especificidade de 83% na detecção de doença arterial coronariana (estenose de coronária > 50%). Isto é igualmente sensível à, mas mais específico que, imagem nuclear de perfusão do miocárdio (p. 109). O eco de estresse, entretanto, não envolve a exposição à radiação ionizante.

Além desse papel na verificação da isquemia do miocárdio, o eco de estresse pode ser útil em avaliar:

- Estenose aórtica com baixo gradiente e disfunção do LV.
- Estenose mitral em que há disparidade entre gravidade e sintomas.

CONTRAINDICAÇÕES PARA O ECO DE ESTRESSE
Para todas as formas de estresse:

- Síndrome coronariana aguda nas primeiras 24-72 h (doses altas de dobutamina não devem ser utilizadas por 7 dias após o infarto do miocárdio).
- Estenose do tronco da artéria coronária esquerda.
- Falência LV com sintomas em repouso.
- Arritmias recentes que ameaçam a vida.
- Obstrução fixa ou dinâmica grave do trato de efluxo ventricular esquerdo.
- Hipertensão sistêmica grave (pressão sanguínea sistólica > 220 mmHg e/ou pressão sanguínea diastólica > 120 mmHg).
- Embolia pulmonar ou infarto recente.
- Tromboflebite ou trombose venosa profunda ativa.

- Hipocalemia.
- Endocardite ativa, miocardite ou pericardite.

Para atropina:

- Glaucoma de ângulo fechado.
- Doença prostática grave.

Para estresse com vasodilatador (dipiridamol, adenosina):

- Suspeita ou diagnóstico de broncospasmo grave.
- Síndrome do seio doente, bloqueio atrioventricular de segundo ou terceiro grau (a menos que um marca-passo esteja presente).
- Hipotensão (pressão sanguínea sistólica < 90 mmHg).
- Uso de xantina (p. ex., cafeína, aminofilina) nas últimas 12 h ou dipiridamol nas últimas 24 h.

O estresse com vasodilatador é relativamente contraindicado para bradicardias de < 40 batimentos/min, estenose do tronco da artéria coronária esquerda duvidosa, isquemia cerebral recente ou infarto.

PREPARAÇÃO DO PACIENTE

Os pacientes devem receber uma explicação clara do que o estudo de eco acarreta além de terem disponíveis folhetos informativos. Garanta que os pacientes que estejam tomando betabloqueadores sejam informados, quando necessário, de interromperem a medicação por 48 h antes do exame.

Advirta o paciente de trazer um acompanhante para conduzi-lo para casa.

No mínimo dois indivíduos devem estar presentes durante todo o estudo de eco de estresse, um deles deverá ser treinado em suporte avançado de vida, e o outro em suporte básico de vida. O ultrassonografista deverá ter experiência no exame e um médico estar disponível, caso não esteja presente durante o estudo. Um equipamento de ressuscitação cardiopulmonar deve estar disponível.

Antes de realizar o eco de estresse, garanta que o paciente compreenda o que foi planejado e tenha fornecido seu consentimento informado. Reveja o histórico do paciente e achados de exames anteriores e verifique a presença de contraindicações ou qualquer outro fator que possa aumentar o risco de complicações.

Um ECG de 12 derivações deve ser registrado (e revisado) no início e durante cada minuto do estudo de estresse. Fixe os eletrodos do ECG em seu padrão de posicionamento, embora possa ser necessária discreta modificação para permitir o acesso adequado às janelas do eco. Também pode ser necessário o acompanhamento contínuo do ECG (geralmente por meio dos eletrodos do ECG do equipamento de eco) para monitorar as arritmias. Utilize um manguito automatizado para verificar a pressão sanguínea no início e em cada estágio do estresse.

CAPTURANDO AS IMAGENS DO ECO DE ESTRESSE

A chave para o estudo de eco de estresse bem-sucedido é obter uma definição clara da borda do endocárdio do LV. É importante dispor tempo adequado capturando imagens de repouso antes de iniciar a parte do estudo de estresse para garantir que a qualidade da imagem seja **ideal** e que as visualizações serão **reprodutíveis** quando um conjunto de imagens é capturado em cada estágio do estudo de estresse – é essencial a comparação "de igual para igual" em cada estágio.

A definição da borda do endocárdio pode ser elevada usando:

- Imagem harmônica (p. 18).
- Meios de contraste de ultrassom (p. 80).

O uso de um meio de contraste de ultrassom é adequado, caso dois ou mais segmentos do miocárdio não possam ser observados claramente nas imagens de repouso.

A imagem do LV deve mostrar cada um dos segmentos do miocárdio em ao menos uma e, quando possível, duas visualizações. O padrão das janelas do eco de estresse e imagens são:

- Janela paraesternal esquerda:
  - Imagem paraesternal de eixo longo.
  - Imagem paraesternal de eixo curto.
- Janela apical:
  - Imagem apical de 4 câmaras.
  - Imagem apical de 2 câmaras.

A imagem apical de 3 câmaras (eixo longo) pode ser utilizada como uma alternativa para a imagem paraesternal de eixo longo, se necessário. Com o eco 2D convencional cada imagem tem que ser obtida sucessivamente. Entretanto, o eco 3D, quando disponível, oferece uma oportunidade de gerar uma imagem de *todos* os segmentos do miocárdio do LV simultaneamente, que pode tornar a captura de imagens mais rápida e também permitir uma "fatia" mais flexível do LV para possibilitar um melhor alinhamento entre as imagens obtidas em níveis diferentes do estresse.

Dispense um tempo para capturar imagens iniciais – elas são referências para a comparação às imagens de estresse; assim, é importante que sejam as melhores possíveis. Guarde em mente o posicionamento e angulação da sonda utilizada para cada imagem – ao repetir as imagens durante a parte de estresse do exame, o ultrassonografista estará sob pressão para encontrar as mesmas imagens em um tempo muito curto. A fase inicial do eco deverá incluir também as seguintes avaliações:

- Dimensões das câmaras (incluindo a raiz aórtica).
- Todas as funções ventriculares direita e esquerda.
- Estrutura e função valvular.

Capture imagens por meio digital e não em fita de vídeo de modo que imagens adquiridas a partir da mesma visualização (mas em estágios diferentes do estudo) possam, posteriormente, ser exibidas lado a lado para comparação direta, fazendo a identificação de quaisquer anormalidades de movimento da parede regional mais facilmente. Essa comparação geralmente é realizada em uma imagem em "quatro telas", com imagens capturadas no início, com estresse em nível baixo, pico de estresse e recuperação exibidas lado a lado (Fig. 8.1).

Uma vez que essas imagens tenham sido capturadas, avalie e classifique a movimentação da parede de cada segmento do miocárdio adequadamente. Alguns departamentos utilizam um modelo de 16 segmentos, outros de 17 segmentos (ver Capítulo 16 para maiores detalhes). Utilize um modelo padrão adotado pelo seu departamento. Descreva a movimentação da parede de cada segmento, utilizando as seguintes designações:

- X = incapaz de interpretar (qualidade da imagem abaixo da ideal).
- 1 = normocinética.
- 2 = hipocinética.

Técnicas de imagem cardíaca 73

Figura 8.1 Imagem do eco de estresse em "quatro telas".

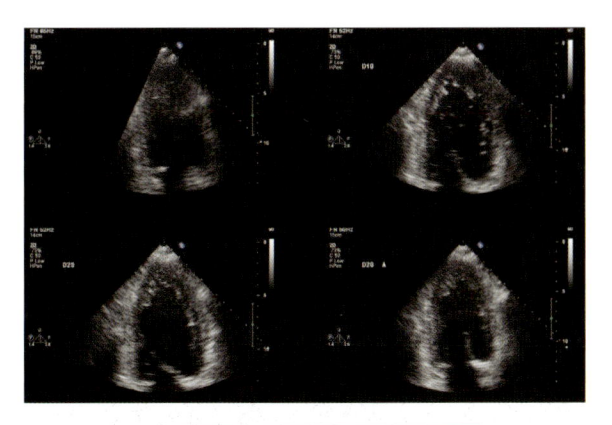

Imagem	Apical de 2 câmaras
Modalidade	2D

Figura 8.2 Classificações da movimentação da parede pelo eco de estresse (WMSI = índice de escore de movimentação de parede).

- 3 = acinética.
- 4 = discinética.
- 5 = aneurismática.

A movimentação da parede é avaliada de acordo com o grau de excursão do endocárdio e, em particular, pelo grau de espessamento de parede – segmentos normais apresentam uma excursão > 5 mm e espessura > 50% durante a sístole. Avalie cada segmento no início, estresse de nível baixo (quando apropriado), pico de estresse e na recuperação. A melhor maneira de resumir os escores é na forma de diagrama, como mostrado para um modelo de 16 segmentos na Figura 8.2.

Finalize o estudo do eco de estresse caso:

- O objetivo do batimento cardíaco (85% do máximo previsto para a idade) seja atingido.
- A máxima sobrecarga de exercício ou dose farmacológica sejam atingidas.
- O paciente apresente grave dor no peito ou sintomas intoleráveis.
- Existam novas (ou pior) anormalidades de movimentação regional da parede em ≥ 2 segmentos do miocárdio adjacentes ou com dilatação ventricular.
- Haja redução global da função sistólica do LV.
- Exista evidência clara, pelo ECG, de isquemia (recente depressão do segmento ST > 2 mm).
- A pressão sanguínea sistólica caia > 20 mmHg abaixo da linha de base ou de um nível anterior.
- A pressão sanguínea aumente > 220/120 mmHg.
- Haja arritmias supraventriculares ou complexo ventricular.

Quando cada região do miocárdio for classificada, o **índice de escore de movimentação de parede** (WMSI) pode ser calculado no início e para cada nível do estresse. Ele é calculado pela adição de todos os escores de movimentação de parede (*i. e.*, os escores individuais para todos os segmentos que podem ser classificados) e, então, dividindo esse valor pelo número de segmentos classificados. Caso todos os segmentos sejam normocinéticos, o WMSI será 1.0. Quando quaisquer anormalidades de movimentação de parede regional estiver presente, o WMSI será maior que 1.0. Uma medida quantitativa adicional é o percentual de segmentos classificados que são normocinéticos.

Caso o estudo tenha confirmado isquemia do miocárdio, observar o batimento cardíaco em que a isquemia ficou evidente pela primeira vez (isto apenas é possível com dobutamina ou eco de estresse com esforço físico em bicicleta, em que ocorrem imagens repetidas em níveis diferentes de estresse). O **limiar isquêmico** é o batimento cardíaco em que a isquemia ocorreu pela primeira vez e é calculado como um percentual, usando a equação:

$$\text{Limiar isquêmico} = \frac{\text{batimento cardíaco em que a isquemia ocorreu pela primeira vez}}{220 - \text{idade do paciente (em anos)}} \times 100$$

O limiar isquêmico é particularmente útil na avaliação de risco cardiovascular em pacientes submetidos à cirurgia não cardíaca. Um limiar isquêmico < 60% ou isquemia em ≥ 3-5 segmentos é um indicador de alto risco.

INFORMAÇÕES ADICIONAIS

Um estudo de eco de estresse normal é definido por mostrar uma movimentação normal da parede em repouso e com estresse. Aqueles pacientes com um eco de estresse de exercício normal possuem um risco anual de morte cardíaca ou infarto de miocárdio não fatal < 1% e estão, portanto, classificados como sendo um grupo de "baixo risco". O risco anual àqueles com um eco de estresse farmacológico normal é um pouco maior que o imaginado, uma vez que muitos desses pacientes sejam incapazes de se exercitarem por causa das comorbidades. Vários fatores indicam alto risco, incluindo extensas anormalidades de movimentação regional de parede (quatro a cinco segmentos) em repouso ou induzidas com estresse, ou a presença de um baixo limiar isquêmico (< 60-70%).

PROTOCOLOS DE ESTRESSE

Estresse por exercício

O estresse por exercício pode ser realizado usando uma esteira ou uma bicicleta: o exercício com a esteira limita a avaliação do eco no início e no pico de estresse (*i. e.*, imediatamente após o exercício), enquanto o exercício com bicicleta significa que imagens podem ser capturadas durante o teste em diferentes níveis de esforço. Imagens de "pico" de estresse devem ser capturadas dentro de 60 segundos ou completando o exercício, antes de os efeitos do início do exercício passarem e o paciente entrar na fase de recuperação.

Para o exercício em esteira, um protocolo de Bruce limitado aos sintomas é utilizado com maior frequência, com o nível de exercício aumentando com intervalos de 3 min. Para o exercício com bicicleta, a sobrecarga geralmente é aumentada de 25W a cada 2-3 min. O exercício geralmente continua (com tudo igual) até o paciente alcançar 85% do batimento cardíaco previsto para a sua idade (220 – idade do paciente em anos).

Estresse por dobutamina

O protocolo de estresse por dobutamina se inicia com uma infusão IV de dobutamina a 5 µg/kg/min, elevando a taxa de infusão em intervalos de 3 min para 10, 20, 30 e 40 µg/kg/min. Caso os pacientes não se aproximem de sua meta de batimento cardíaco com a infusão de dobutamina isolada, atropina IV também pode ser administrada em doses divididas de 0,25 mg por minuto (até o máximo de 1 mg) a fim de aumentar o batimento cardíaco. A captura de imagens em níveis baixos/intermediários de estresse por dobutamina, assim como em pico de estresse, permite a avaliação da viabilidade do miocárdio.

Estresse por vasodilatador

O estresse por vasodilatador geralmente causa aumento relativamente pequeno no batimento cardíaco juntamente com uma discreta queda na pressão sanguínea. Ele é menos sensível que o estresse por exercício ou dobutamina para detectar doença coronariana discreta/moderada e, assim, o estresse por vasodilatador deverá ser utilizado apenas quando o estresse por exercício ou dobutamina forem contraindicados.

O **estresse por dipiridamol** é realizado com uma infusão IV de 0,56 mg/kg de dipiridamol administrada por 4 min, seguida pela não infusão por 4 min. Caso nenhuma definição tenha sido atingida nesse tempo, uma infusão de 0,28 mg/kg é administrada por 2 min, seguida, caso necessário, de atropina IV dividida em doses de 0,25 mg por minuto (até a dose máxima de 1 mg) para aumentar o batimento cardíaco. As imagens iniciais são capturadas antes da infusão, e as imagens de estresse são adquiridas após os primeiros 4 min de infusão e, caso administrada, depois da segunda infusão (± atropina). Os efeitos adversos do dipiridamol podem ser tratados com aminofilina na dose de 240 mg IV.

O **estresse por adenosina** é realizado com uma infusão IV de 140 µg/kg/min de adenosina administrada por 6 min. As imagens iniciais são capturadas antes da infusão, e as de estresse são adquiridas em 3 min de infusão.

ECO DE ESTRESSE E DOENÇA VALVULAR

Estenose aórtica

A avaliação da gravidade da estenose aórtica em pacientes com função inadequada do LV pode ser difícil. Uma medida da estenose da aorta é a área da válvula aórtica, calculada pela equação de continuidade (p. 31). Na presença de funcionamento inadequado do LV, uma área reduzida de válvula aórtica pode ser o resultado da estenose aórtica, mas também de um débito cardíaco reduzido prejudicando a abertura em extensão completa das cúspides da válvula aórtica durante a sístole. O gradiente da válvula aórtica (velocidade) não ajuda, uma vez que os gradientes subestimem a gravidade da estenose aórtica na presença de funcionamento inadequado do LV.

Portanto, pode ser difícil avaliar se um paciente com "estenose aórtica de gradiente e fluxo baixos" apresenta uma válvula significativamente estenosada (estenose aórtica "verdadeira") ou se os achados são, inicialmente, o resultado de uma abertura reduzida da válvula secundária ao baixo débito cardíaco (estenose aórtica funcional). A "estenose aórtica de gradiente e fluxo baixos" foi definida como uma área de orifício da válvula aórtica < 1 cm^2 e um gradiente valvular médio < 30 mmHg em um paciente com uma fração de ejeção do LV < 40%.

O eco de estresse por dobutamina pode ser útil nessa situação. Para distinguir entre estenose aórtica "verdadeira" e "funcional", a dobutamina é inicialmente infundida na dose de 5 µg/kg/min com aumentos, se necessário, em intervalos de 5 min para 10 µg/kg/min e 20 µg/kg/min. Quando há estenose aórtica verdadeira (fixa), a área da válvula aórtica permanece essencialmente inalterada (em geral, permanecendo < 1,2 cm^2), mas o gradiente valvular médio aumenta (geralmente para um valor > 30 mmHg). Se a estenose for "funcional", a área da válvula aumentará mais, e o gradiente valvular médio, menos, com a infusão de dobutamina.

É importante pesquisar a presença de quaisquer anormalidades de movimentação regional de parede durante esse estudo, que indicará a coexistência de isquemia do miocárdio, além de avaliar a resposta total do LV à dobutamina. Para que o eco de estresse seja útil, é necessário que o LV tenha "reserva contrátil", indicado por um aumento no volume sistólico de 20% ou mais com o estresse por dobutamina. Na ausência de reserva contrátil não é possível definir qualquer conclusão sobre a gravidade da estenose aórtica. Pacientes com reserva contrátil apresentam uma mortalidade perioperatória superior àqueles sem a reserva.

Estenose mitral

Em pacientes com estenose mitral, o eco de estresse pode ser útil naqueles em que os sintomas aparecem desproporcionais nas medidas hemodinâmicas em repouso e também nos que são assintomáticos, mas que parecem apresentar uma estenose grave. Os estudos com Doppler das válvulas mitral e tricúspide podem ser realizados durante o estresse, e os que apresentam dispneia de esforço com um gradiente valvular mitral médio > 15 mmHg e uma pressão sistólica da artéria pulmonar > 60 mmHg são prováveis de se beneficiarem da intervenção.

APÓS ESTUDO DO ECO DE ESTRESSE

Após o estudo do eco de estresse, continue a monitorar o paciente cuidadosamente até que se tornem assintomáticos e qualquer ECG, eco ou alterações dinâmicas tenham retornado à linha de base. Os pacientes deverão repousar no departamento do eco por 30 minutos antes de liberados para casa e devem ser conduzidos por um acompanhante. Se possível, discuta os resultados do estudo com o paciente antes da alta. Caso os resultados não estejam prontamente disponíveis, oriente o paciente de quando e como ele terá os resultados do estudo.

Inicie o laudo do estudo com os detalhes demográficos do paciente e um resumo da indicação para o exame. Comente sobre a qualidade da imagem e se um meio de contraste foi utilizado. Descreva o protocolo de estresse e a capacidade do paciente em responder a ele, observando qualquer sintoma (p. ex., dor no peito) e/ou alterações do ECG, juntamente às mudanças no batimento cardíaco e pressão sanguínea. Caso um protocolo de exercício seja utilizado, inclua a duração da atividade e pico do batimento cardíaco alcançados. Para um protocolo farmacológico, inclua as informações sobre o(s) fármaco(s) e doses administrado(s). Reveja todas as imagens e registre os escores da movimentação da parede em cada nível de estresse, resumindo-os no laudo do eco de estresse em um formato visual facilmente compreensível (como na Fig. 8.2). Finalmente, conclua o laudo com um resumo de se os achados são normais ou indicam isquemia, necrose ou viabilidade (atordoado ou hibernante). Caso tenha realizado qualquer avaliação valvular como parte do estudo, inclua esses detalhes no laudo.

Leitura complementar

ACCF/ASE/ACEP/AHA/ASNC/SCAI/SCCT/SCMR. Appropriateness criteria for stress echocardiography. *Circulation* 2008;**117**:1478–97.

Becher H, Chambers J, Fox K, et al. BSE procedure guidelines for the clinical application of stress echocardiography, recommendations for performance and interpretation of stress echocardiography. *Heart* 2004;**90**(Suppl VI):vi23–30.

Chambers J. Low 'gradient', low flow aortic stenosis. *Heart* 2006;**92**:554–8.

Das M, Pellikka P, Mahoney D, et al. Assessment of cardiac risk before nonvascular surgery: dobutamine stress echocardiography in 530 patients. *J Am Coll Cardiol* 2000;**35**:1647–53.

Marwick PH. Stress echocardiography. *Heart* 2003;**89**:113–18.

Pellikka PA, Nagueh SF, Elhendy AA, et al. American Society of Echocardiography recommendations for performance, interpretation, and application of stress echocardiography. *J Am Soc Echocardiogr* 2007;**20**:1021–41.

Sicari R, Nihoyannopoulos P, Evangelista A, et al. Stress echocardiography expert consensus statement. *Eur J Echocardiogr* 2008;**9**:415–37.

CAPÍTULO 9

Eco com contraste

Existem dois tipos muito diferentes de eco com contraste, usando:

- Contraste com bolhas de solução salina agitada.
- Eco com meios de contraste.

CONTRASTE COM BOLHAS DE SOLUÇÃO SALINA AGITADA

Um contraste com bolhas de solução salina agitada é simples de ser realizado e é utilizado principalmente para detectar *shunt* da direita para esquerda, mais comumente um forame oval patente (PFO, p. 282). Uma suspensão de bolhas minúsculas de ar é injetada IV, enquanto um eco é realizado. Normalmente as bolhas preenchem o coração direito, local que são claramente visíveis no eco (Fig. 9.1), mas elas serão filtradas assim que passarem pelos pulmões – portanto, nenhuma bolha poderá ser observada no coração esquerdo. Caso as bolhas sejam observadas no interior do coração esquerdo, elas indicam que o contraste com bolhas de solução salina agitada (e, consequentemente, o sangue) cruzou o coração direito para o esquerdo através de um *shunt* da direita para a esquerda, contornando os pulmões.

Normalmente, a presença de um *shunt* intracardíaco permitirá que o sangue flua da esquerda para a direita (pressão alta para baixa), mas durante a manobra de Valsalva o fluxo sanguíneo será, momentaneamente, revertido da direita para a esquerda. Para demonstrar o *shunt* temporário da direita para a esquerda pode-se utilizar a solução salina "agitada":

- Prepare 8,5 mL de solução salina normal e 0,5 mL de ar no interior de uma seringa *Luer lock*.
- Usando uma torneira de três vias, conecte-a a outra seringa (vazia) *Luer lock* de 10 mL e, então, fixe-a a uma cânula intravenosa posicionada na veia anticubital do paciente.
- Retire 1 mL de sangue do paciente com a seringa contendo a mistura de salina/ar.
- Com a torneira de três vias desligada do paciente, repetidamente esguiche a mistura de salina/sangue/ar para trás e para frente entre as duas seringas por poucos segundos até que uma suspensão de mínimas bolhas de ar seja criada na mistura.
- Obtenha uma boa imagem apical de 4 câmaras com a sonda de eco.
- Com o paciente realizando uma manobra de Valsalva garanta que as imagens de eco sejam registradas e rapidamente injete 10 mL da mistura. Quando as bolhas aparecerem no átrio direito, solicite ao paciente que interrompa a manobra de Valsalva.
- Assista cuidadosamente as bolhas de ar cruzarem o átrio esquerdo à medida que o paciente interrompe a Valsalva – alguns ultrassonografistas consideram que o cruzamento de uma única bolha é indicativo de um *shunt*, outros aguardam por três ou mais bolhas antes de realizarem o diagnóstico.

Um contraste de solução salina agitada pode ser utilizado durante o eco transtorácico (TTE) ou transesofágico (TOE). Embora a qualidade da imagem seja melhor

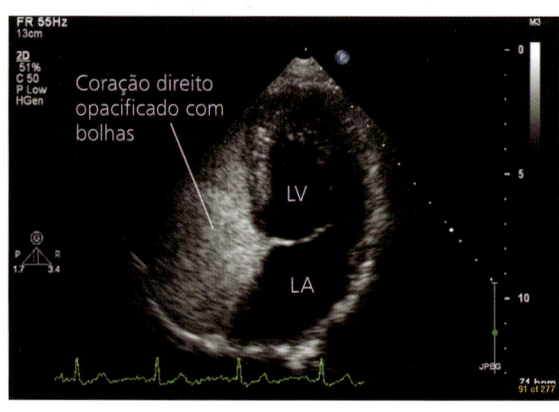

Figura 9.1 Estudo de contraste com bolhas de solução salina agitada (LA = átrio esquerdo; LV = ventrículo esquerdo).

Imagem	Apical de 4 câmaras
Modalidade	2D (com contraste de salina agitada)

no TOE, os pacientes geralmente realizam uma manobra de Valsalva melhor durante o TTE.

Uma utilização adicional do contraste com bolhas de solução salina agitada é assistir com um guia de eco durante a pericardiocentese. Caso haja dúvida sobre se a agulha de periocentese está na cavidade pericárdica, uma pequena quantidade de salina agitada pode ser injetada pela agulha de pericardiocentese.

Caso a agulha esteja no local correto, as bolhas aparecerão no interior da efusão pericárdica. Se a agulha de pericardiocentese inadvertidamente puncionar o coração, as bolhas serão observadas no interior de uma das câmaras cardíacas.

MEIOS DE CONTRASTE DO ECO

Uma das limitações do TTE é a qualidade da imagem, que pode ser abaixo do ideal em pacientes com janelas de eco insatisfatórias. Uma boa qualidade de imagem é particularmente importante para obter uma definição clara da borda do endocárdio para a avaliação precisa da função do ventrículo esquerdo (LV), por exemplo, durante a ecocardiografia de estresse, e também para auxiliar na identificação de massas e anormalidades morfológicas do LV. A utilização dos meios de contraste de eco é uma das formas de melhorar a qualidade da imagem.

Como dito anteriormente, o contraste com bolhas de solução salina agitada normalmente não passa através dos pulmões e, portanto, é pouco importante na opacificação do LV. Os meios de contraste do eco são diferentes – eles são especificamente designados para passar através dos pulmões ("transpulmonar") e alcançar o coração esquerdo. Para isto, as bolhas dentro desses meios de contraste do eco devem ser muito pequenas, geralmente medindo em torno de 1-10 μm em diâmetro. A composição exata das bolhas varia entre os fabricantes, mas elas normalmente consistem em um reservatório (p. ex., lipídio, fosfolipídio e albumina humana) envolvendo uma cavidade preenchida por gás (p. ex., ar, perfluoropropano, hexafluoreto de enxofre). Os meios de contraste do eco incluem Sonovue®, Optison® e Luminity® (conhecidos na América do Norte como Definity®). A licença e disponibilidade desses meios podem variar entre os países.

As microbolhas do contraste do eco não são apenas indicadores passivos do ultrassom. Ao contrário, quando elas são atingidas por um feixe incidental de ultrassom, as microbolhas ressoam emitindo um sinal de ultrassom característico em harmonia mais elevada que o feixe incidental. A utilização de ambientes apropriados ao equipamento de eco (p. ex., imagem harmônica, imagem intermitente) otimiza a detecção de um sinal ressonante gerado pelas microbolhas enquanto simultaneamente suprimem o sinal usual do ultrassom que retornou dos tecidos subjacentes.

As microbolhas do meio de contraste do eco são relativamente "frágeis" e tendem a ser rompidas pela intensidade do ultrassom convencional – o uso de um índice mecânico baixo (imagem de baixo MI) reduz esse fato, embora em algumas situações um alto MI possa ser utilizado para deliberadamente conter as microbolhas (p. ex., avaliar a perfusão do miocárdio pela ruptura das microbolhas no miocárdio com um breve pulso de alto MI e, então, observar como as microbolhas rapidamente são reconstituídas – ver "Eco de contraste do miocárdio" adiante).

Aplicações clínicas

Os meios de contraste do eco fornecem opacificação das câmaras cardíacas e aumentam a delimitação da borda do endocárdio do LV, tornando-os úteis nos casos em que a qualidade de imagem está abaixo da ideal e quando dois ou mais segmentos contínuos não podem ser observados com a imagem convencional. Isto melhora a precisão das medidas da fração de ejeção e volume do LV, além de ser especialmente importante na avaliação da movimentação regional da parede durante os estudos de eco de estresse (Capítulo 8).

As imagens melhoradas do endocárdio do LV também podem auxiliar na identificação de anormalidades morfológicas, incluindo não compactação ventricular isolada, cardiomiopatia hipertrófica apical, massas intracardíacas como tumores e trombos e aneurisma de LV.

A imagem do LV melhorada, obtida com os meios de contraste do eco, pode ser particularmente útil na realização de estudos portáteis na unidade de cuidado intensivo, em que a incapacidade de posicionar o paciente de forma ideal significa que a qualidade da imagem frequentemente está aquém do desejado. Os meios de contraste do eco também podem melhorar os sinais do Doppler espectral, auxiliando na avaliação de doença valvular e função diastólica do LV. O aprimoramento de um sinal de Doppler espectral de uma fraca regurgitação de tricúspide pode ser importante em auxiliar a avaliação da pressão sistólica da artéria pulmonar (p. 212).

Para o detalhamento completo sobre segurança e uso apropriado dos meios de contraste do eco, consulte a folha de dados do produto em questão.

ECO DE CONTRASTE DO MIOCÁRDIO

Uma utilização não licenciada dos meios de contraste do eco é o eco de contraste do miocárdio (MCE) para avaliar a perfusão desse músculo. O princípio do MCE é que a presença de microbolhas no interior dos capilares do miocárdio aumenta a intensidade de sinal no eco. Após uma administração de contraste do eco, as microbolhas penetram os capilares do miocárdio e podem, então, ser destruídas usando uma série de pulsos de ultrassom de alta energia. O ultrassonografista observa o reabastecimento das microbolhas à medida que mais sangue (conduzindo microbolhas intactas) flui no interior dos capilares do miocárdio. A intensidade do sinal do miocárdio e também a velocidade em que as microbolhas são reestabelecidas podem ser avaliadas e são indicadoras do fluxo sanguíneo tecidual. Normalmente, as microbolhas são completamente reabastecidas dentro de cinco ciclos cardíacos (ou apenas dois ciclos durante o estresse). Um atraso no reabastecimento e uma intensidade de sinal reduzida indicam diminuição do fluxo sanguíneo no miocárdio, como observada na presença de doença arterial coronariana.

Leitura complementar

Davidson BP, Lindner JR. Future applications of contrast echocardiography. *Heart* 2012;**98**:246–53.

Mulvagh SL, Rakowski H, Vannan MA, et al. American Society of Echocardiography consensus statement on the clinical applications of ultrasonic contrast agents in echocardiography. *J Am Soc Echocardiogr* 2008;**21**:1179–201.

Olszewski R, Timperley J, Cezary S, et al. 2007. The clinical applications of contrast echocardiography. *Eur J Echocardiogr* 2007;**8**:S13–23.

Senior R, Becher H, Monaghan M, et al. Contrast echocardiography: evidence-based recommendations by European Association of Echocardiography. *Eur J Echo* 2009;**10**:194–212.

CAPÍTULO 10

Imagem de Doppler tecidual

Como dito no Capítulo 4, os princípios da imagem com Doppler podem ser utilizados não apenas para avaliar o fluxo sanguíneo, mas também a movimentação do miocárdio. Isto é conhecido como imagem de Doppler tecidual (TDI). Os sinais do Doppler tecidual que retornam do miocárdio são diferentes dos do sangue (a movimentação do miocárdio gera um sinal mais forte, mas de menor velocidade) e, então, podem ser escolhidos com a filtragem apropriada. Os sinais resultantes podem ser exibidos como imagens de Doppler colorido para mostrarem a movimentação do miocárdio ou como traçados de Doppler espectral de onda pulsada para avaliação da movimentação em regiões específicas do miocárdio.

A TDI oferece informações importantes nos mecanismos do miocárdio. Entretanto, este exame apresenta certas limitações. Como todas as técnicas de Doppler, a TDI depende muito do ângulo em que pode mensurar apenas a movimentação paralela à direção do feixe de ultrassom. Além disso, a TDI é incapaz de distinguir movimentação ativa (*i. e.*, contração/relaxamento do miocárdio) de passiva (em que a região do miocárdio é "puxada" por um segmento adjacente). A técnica alternativa de rastreamento de pontos (*speckle tracking*) supera essas limitações e é discutida em detalhes no Capítulo 11.

TDI DE ONDA PULSADA

A TDI de onda pulsada permite a mensuração da velocidade do miocárdio em uma região específica. Para realizar este exame, o ultrassonografista coloca um volume de amostragem na região de interesse. Na avaliação da contração longitudinal ventricular esquerda (LV), o volume de amostragem é colocado no miocárdio 1 cm do ânulo da válvula mitral, medial (septal) ou lateralmente, na imagem apical de 4 câmaras (Fig. 10.1). Em cada localização uma TDI de onda pulsada registrada é feita usando uma configuração de baixo ganho e uma velocidade de distorção de 15-20 cm/s.

O registro da TDI de onda pulsada resultante (Fig. 10.2) mostra uma velocidade anular mitral em direção ao transdutor que corresponde ao movimento anular do miocárdio em relação ao ápice, à medida que o LV se contrai longitudinalmente durante a sístole (S_m ou S'). Isto é seguido por uma velocidade precoce do miocárdio (E_m ou E') que corresponde ao relaxamento diastólico prematuro, sendo que o miocárdio se movimenta afastando-se do transdutor e, finalmente, por um movimento ainda mais longe do transdutor, correspondendo à contração atrial (A_m ou A').

TDI COLORIDA

Como no Doppler colorido "padrão", a TDI colorida é fundamentada no princípio do Doppler de onda pulsada. Em vez de utilizar a TDI de onda pulsada para mensurar a velocidade do miocárdio em um único volume de amostragem, a TDI colorida avalia a velocidade do miocárdio em pontos múltiplos dentro da área pré-selecionada. A informação é exibida na tela com códigos coloridos da velocidade do miocárdio de acordo com sua direção e a velocidade *média* de cada volume de amostragem.

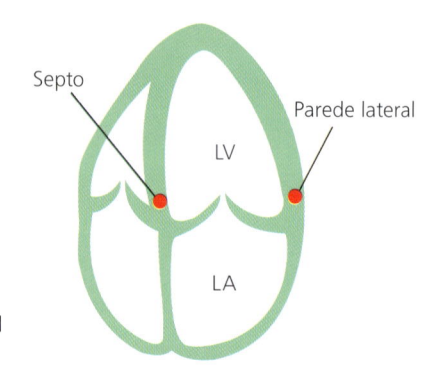

Figura 10.1 Posicionamento do volume de amostragem para a imagem de Doppler tecidual (TDI) de onda pulsada do ânulo mitral (LA = átrio esquerdo; LV = ventrículo esquerdo).

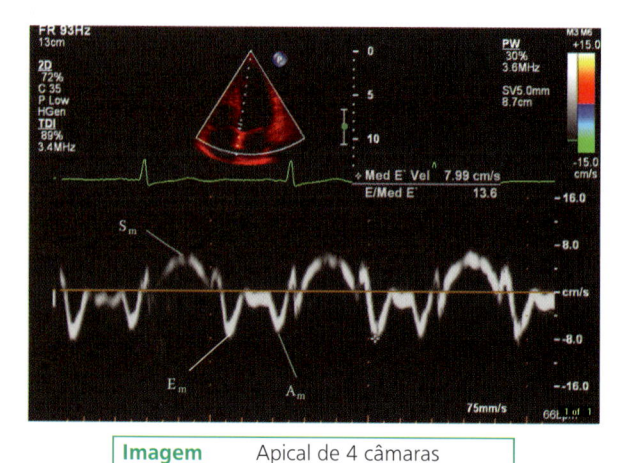

Figura 10.2 Traçado de onda pulsada do ânulo mitral medial (parede septal) obtido com a imagem de Doppler tecidual (TDI) (Med E'Vel = velocidade média precoce do miocárdio).

Imagem	Apical de 4 câmaras
Modalidade	TDI de onda pulsada

O movimento distante do transdutor é mostrado em azul, e, em direção ao transdutor, em vermelho (Fig. 10.3).

APLICAÇÕES CLÍNICAS DA TDI

A TDI está mais comumente associada à avaliação da **função diastólica do LV** e é discutida em detalhes no Capítulo 17. Entretanto, a TDI também apresenta aplicações na avaliação:

- Função sistólica do LV.
- Função ventricular direita (RV).
- Dissincronia cardíaca (p. 131).
- Hipertrofia do LV e "coração de atleta" (p. 245).
- Pericardite constritiva e cardiomiopatia restritiva (p. 257).

A medida da velocidade anular mitral lateral (S_m, Fig. 10.2) oferece uma avaliação da contração longitudinal do LV durante a sístole e foi mostrado que se correlaciona bem com a fração de ejeção do LV. $S_m > 6$ cm/s geralmente indica uma fração de ejeção normal.

Além de oferecer informação sobre a função sistólica global do LV, a TDI pode ser utilizada para avaliar a função sistólica regional pela mensuração das velocidades do miocárdio no interior de cada segmento do RV. Uma queda na S_m é um indicador sensível de isquemia ou infarto do miocárdio.

Técnicas de imagem cardíaca

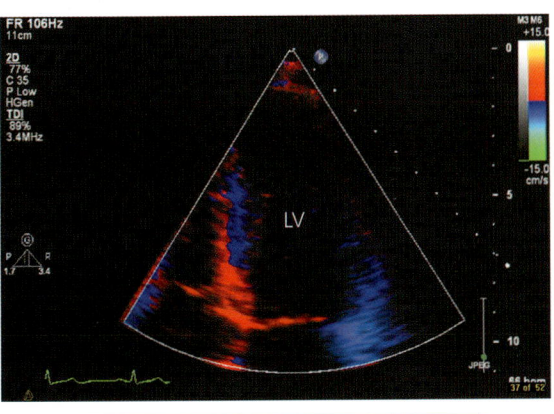

Imagem	Apical de 4 câmaras
Modalidade	Imagem de Doppler tecidual

Figura 10.3 Imagem de Doppler tecidual colorido (LV = ventrículo esquerdo).

Como no LV, também é possível usar a TDI para avaliar as funções sistólica e diastólica do RV. As medidas de velocidade do pico sistólico no ânulo da válvula tricúspide fornecem uma mensuração da função sistólica do RV, com um valor < 11,5 cm/s proporcionando uma sensibilidade e especificidade relativamente altas na indicação de funcionamento comprometido.

MECÂNICA DO MIOCÁRDIO E TDI

A TDI mede a velocidade do miocárdio e, quando as velocidades em dois pontos no miocárdio são conhecidas, então a diferença entre essas velocidades fornece uma medida de **taxa de deformação** (*i. e.*, a taxa em que essas duas regiões são movidas mais próximas ou mais afastadas). Integrar a taxa de deformação ao longo do tempo fornece o valor de **deformação**. Quando mensurar a velocidade do miocárdio, usando a TDI, é importante lembrar que a TDI de onda pulsada mede a velocidade de **pico**, enquanto a TDI colorida mensura a velocidade **média**. Assim, os valores de velocidade gerados pelo Doppler colorido geralmente são ao redor de 25% menores que os do Doppler de onda pulsada.
A deformação e a taxa de deformação também podem ser mensuradas usando o *speckle tracking*, e isto é discutido com maiores detalhes no Capítulo 11. Embora a TDI tenha a vantagem de estar mais amplamente disponível que o *speckle tracking*, a dependência do ângulo da TDI torna esse método menos útil na avaliação da mecânica do miocárdio.

Leitura complementar

Abraham TP, Dimaano VL, Liang HY. Role of tissue Doppler and strain echocardiography in current clinical practice. *Circulation* 2007;**116**:2597–609.

Edvardsen T, Haugaa KH. Imaging assessment of ventricular mechanics. *Heart* 2011;**97**:1349–56.

Ho CY, Solomon SD. A clinician's guide to tissue Doppler imaging. *Circulation* 2006;**113**:e396–98.

Mor-Avi V, Lang RM, Badano LP, et al. Current and evolving echocardiographic techniques for the quantitative evaluation of cardiac mechanics: ASE/EAE consensus statement on methodology and indications endorsed by the Japanese Society of Echocardiography. *Eur J Echocardiogr* 2011;**12**:167–205.

Van de Veire NR, De Sutter J Bax JJ, et al. technological advances in tissue Doppler imaging echocardiography. *Heart* 2008;**94**:1065–74.

CAPÍTULO 11

Mecânica do miocárdio e rastreamento por pontos

Dr. Grant Heatlie
University Hospital of North Staffordshire, Stoke on Trent, UK

Uma grande parte da avaliação da função ventricular é destinada a avaliar qualitativa ou quantitativamente a função ventricular global (Capítulo 15). A avaliação qualitativa da função regional (Capítulo 16) é bem descrita e forma uma parte integral de todo eco. Entretanto, a ecocardiografia também pode oferecer uma ideia sobre a função local do miocárdio de forma detalhada e fornecer a quantificação da função regional.

Para avaliar a função regional de um segmento do miocárdio, a medida ideal seria a **contratilidade** – a capacidade de um segmento de músculo cardíaco de desenvolver força. A força desenvolvida tem dois efeitos – causa a **deformação** (*i. e.*, encurtamento ou alongamento) e o **movimento** do músculo. Em consequência, a deformação e o movimento (velocidade) devem ser expressos ao descrever os efeitos da força gerada pelo músculo.

Todavia, a própria força em si não pode ser diretamente medida. É como observar um levantador de peso – é difícil medir a força gerada pelo bíceps do levantador, mas é mais fácil avaliar os efeitos desta força – a rapidez com que os halteres são deslocados para cima (velocidade) e a alteração do formato dos braços dele (deformação). Também é importante reconhecer que, se o levantador de peso usasse halteres muito leves, seria possível vê-los se deslocando de modo bastante diferente dos halteres pesados, apesar de a força do levantador de peso continuar a mesma. As quantidades que medimos como substitutas da força do levantador de peso (a velocidade do levantamento e a alteração do formato de seus braços) dependem, portanto, do peso que está sendo levantado.

No coração, se as medidas de velocidade e deformação de um segmento de músculo forem usadas como substitutas da contratilidade, então também serão medidas dependente da carga – especificamente, da **pré-carga** (quantidade de volume) e da **pós-carga** (pressão arterial, estenose aórtica etc.). Desta forma, em comum com todas as outras medidas de eco, a quantificação da mecânica miocárdica regional ou global será **dependente da carga**.

O significado e a medida da velocidade são intuitivos e bem conhecidos. Um método de medir a velocidade foi descrito em um capítulo anterior – "imagem por Doppler tecidual" (TDI). Em comum com o Doppler de *pool* de sangue, a TDI é altamente ângulo-dependente, e isto impõe desafios técnicos significativos. Por outro lado, o Doppler tecidual espectral é uma técnica amplamente praticada, e todo operador de ultrassonografia está familiarizado com a necessidade de alinhar a sonda cuidadosamente ao longo da direção do fluxo sanguíneo, para garantir a obtenção de medidas precisas.

O conceito de distensão é menos familiar. O princípio de uma força (**estresse**) causadora de deformação (**distensão**) está bem estabelecido na matemática da engenharia. Considere, por exemplo, a alteração da altura do Empire State Building (distensão) com o King Kong sentado no topo do edifício (estresse). É este conceito bem descrito e bem conhecido de distensão que é aplicado na mecânica do miocárdio. A deformação (distensão) pode ser usada como substituta da força (estresse) desenvolvida.

O conhecimento da distensão é direto – é simplesmente a alteração do percentual do comprimento. Considere uma tira de miocárdio que inicialmente mede 3 cm e, em seguida, é alongada a 12 cm. A alteração do comprimento é:

$$12 - 3 = 9 \text{ cm}$$

A **distensão** é definida como alteração do comprimento dividida pelo comprimento original, expressa como percentual:

$$\text{Distensão} = \frac{\text{alteração do comprimento}}{\text{comprimento original}} \times 100$$

$$\text{Distensão} = \frac{12 - 3}{3} \times 100$$

$$\text{Distensão} = \frac{9}{3} \times 100$$

$$\text{Distensão} = 3 \times 100$$

$$\text{Distensão} = 300\%$$

A distensão não tem unidades e é expressa como percentual, representando a alteração do comprimento (Fig. 11.1).

Se o miocárdio, então, se contrair até atingir o comprimento de 6 cm, a alteração de comprimento (a partir de um comprimento inicial de 12 cm) será –6 cm. A distensão, portanto, será:

$$\text{Distensão} = \frac{\text{alteração do comprimento}}{\text{comprimento original}} \times 100$$

$$\text{Distensão} = \frac{6 - 12}{12} \times 100$$

$$\text{Distensão} = \frac{-6}{12} \times 100$$

$$\text{Distensão} = -0,5 \times 100$$

$$\text{Distensão} = -50\%$$

Uma **distensão positiva**, portanto, representa expansão (alongamento). Uma **distensão negativa** representa contração (encurtamento).

A **velocidade de distensão** é a rapidez com que a distensão ocorre. A velocidade de distensão média é calculada dividindo a distensão pelo seu tempo de duração. Se, por exemplo, a distensão de –50% durasse 2 segundos, então a velocidade de distensão (média) seria:

Tempo = 0 s

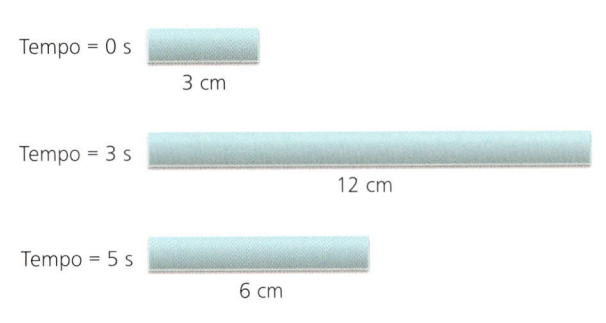

3 cm

Tempo = 3 s

12 cm

Tempo = 5 s

6 cm

Figura 11.1 O comprimento da barra muda em dois estágios. No primeiro estágio (0-3 s), a distensão é de 300%. No segundo estágio (3-5 s), a distensão é -50%.

$$\text{Velocidade de distensão média} = \frac{\text{distensão}}{\text{tempo de duração}}$$

$$\text{Velocidade de distensão média} = \frac{-50}{2}$$

$$\text{Velocidade de distensão média} = -25\% \text{ por segundo}$$

Contrastando com a distensão, a velocidade de distensão não é adimensional, e suas unidades são dadas por segundo.

Em princípio, estes conceitos podem ser aplicados a qualquer segmento miocárdico escolhido, e sua distensão e velocidades de distensão podem ser calculadas. Isto, então, permite uma análise detalhada da mecânica miocárdica regional junto ao coração. Estes descritores podem ser derivados a partir das técnicas de TDI ou de rastreamento por pontos

RASTREAMENTO POR PONTOS

O rastreamento por pontos dispensa a aquisição de imagens extras durante um exame de eco padrão, mas se baseia no pós-processamento de imagens em escala de cinza de boa qualidade. Esta é uma vantagem importante em relação à TDI, em que a dependência da técnica de um ângulo pode tornar a aquisição de imagem tecnicamente difícil.

A observação de que existe um padrão fixo de pontos junto ao miocárdio está bem estabelecida. Isto pode ser acentuado expondo o ganho tecidual. Estes pontos são mais pronunciados na doença infiltrativa do miocárdio, como o amiloide. As áreas luminosas e escuras do miocárdio surgem a partir da interação do ultrassom com a ultraestrutura do tecido. O feixe de ultrassom é disperso em todas as direções, a partir de muitos dispersores pequenos presentes junto à matriz miocárdica. Os feixes dispersos, então, interferem uns com os outros, produzindo áreas de interferência construtiva (*i. e.*, um pico encontrando um pico de outra onda e se somando a outro pico maior, ou uma depressão encontrando outra produzindo uma depressão maior). Isto gera os pontilhados brilhantes. As áreas de interferência destrutiva (pico encontrando depressão produzindo áreas de amplitude zero) produzem as áreas escuras entre os pontilhados.

Como o padrão de pontos é determinado pelos dispersores presentes na matriz do tecido subjacente, o padrão de pontilhados é fixo para um segmento de tecido em particular. É fácil demonstrar isto comparando o modo como os pontos se movem ao movimento do ânulo em modo M tomado ao longo do eixo longo de uma parede (Fig. 11.2). Os pontilhados, portanto, podem ser considerados marcadores acústicos ligados ao miocárdio. Rastreá-los permite seguir efetivamente o movimento miocárdico.

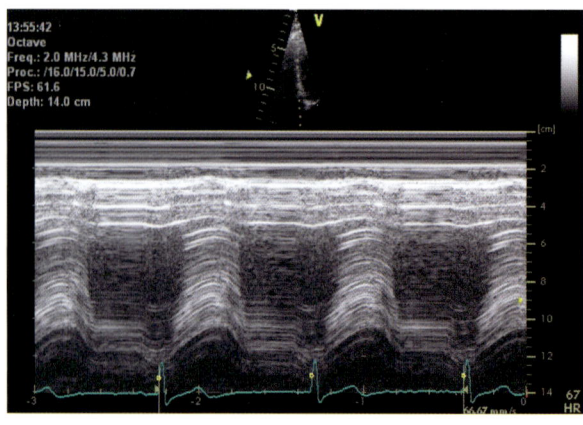

Figura 11.2 Modo M ao longo do comprimento do septo. Note que os pontos atuam como marcadores miocárdicos e seguem o movimento do ânulo.

Vista	Apical de 4 câmaras
Modalidade	Modo M

Entretanto, é impossível rastrear um único ponto ao longo de todo o ciclo cardíaco. Conforme o miocárdio contrai e relaxa, ocorrem alterações mínimas nas estruturas da matriz subjacente. Isto leva a alterações menores na intensidade e posição dos salpicados. Para superar isto, a máquina de eco começa com o primeiro quadro da alça do filme, e uma pequena área é definida na posição de interesse contendo alguns pontos. Esta área é chamada **núcleo** (*kernel*). O computador grava a posição de todos os pontos junto ao núcleo acima de uma intensidade definida.

O próximo quadro na alça de filme é, então, analisado. O núcleo começa na mesma posição do último quadro. Uma área de busca é definida em torno desta posição. A busca pelo mesmo padrão de pontos acima de um dado limiar começa na posição original e, então, o núcleo se move pela área de busca. Um algoritmo matemático é usado para identificar qual posição tem o padrão de pontilhado mais próximo do original, e esta é identificada como sendo a posição do núcleo (e, portanto, do segmento de músculo) no segundo quadro do filme. Isto é repetido para cada quadro do filme, de modo que então se torna possível rastrear o movimento de um dado núcleo no decorrer de um ciclo cardíaco inteiro. O tamanho de um núcleo é pequeno – tipicamente, três núcleos se ajustarão na largura de uma parede de miocárdio (Fig. 11.3).

Para cada quadro a alça de filme deve estar suficientemente próxima no tempo do quadro anterior, de modo que o núcleo não se mova para fora da área de busca. Na prática, isto requer uma velocidade de quadro mínima de 40 ciclos/s, para garantir que o núcleo possa ser identificado em cada quadro e, assim, garantir um rastreamento uniforme.

Este processo como um todo pode, então, ser repetido para outros núcleos quaisquer definidos junto ao miocárdio, sendo que múltiplos núcleos podem ser rastreados ao mesmo tempo. O *software* comercial é projetado para permitir o rastreamento de todo o miocárdio visível em uma dada vista como uma série de núcleos. Tipicamente, haverá três núcleos na direção radial e 30-50 na direção longitudinal. O *software*, então, reúne todos os núcleos em cada segmento miocárdico do modelo padrão de 17 segmentos (por código de cor). A média da informação quantitativa geralmente é calculada sobre cada segmento, para manter a quantidade de dados numéricos administrável, embora isto possa ser interrogado de forma mais detalhada.

Este processo transforma a imagem em escala de cinza do miocárdio em movimento em uma matriz de núcleos que rastreia o movimento do miocárdio. O rastrea-

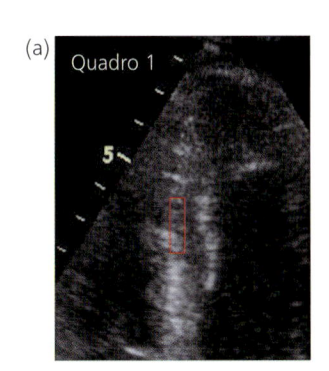

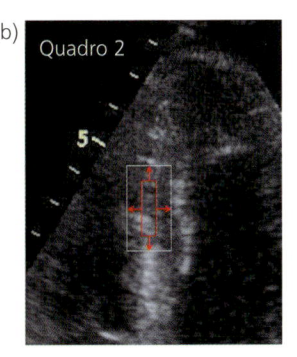

Figura 11.3 (a) No quadro 1, o núcleo (retângulo vermelho) identifica o padrão de pontilhado de interesse. (b) No segundo quadro do filme, o *software* então procura a melhor correspondência junto à área de busca (retângulo branco).

mento por pontos, sobreposto à imagem em escala de cinza, ajuda o olho a seguir o movimento de pequenas partes do miocárdio. Estas imagens de combinação são úteis para a interpretação qualitativa da função, e a combinação de escala de cinza e pontos muitas vezes permite a identificação de anormalidades de contração sutis sem quantificação. Como alternativa, as imagens em escala de cinza agora podem ser descartadas, e o modelo matemático pode ser adicionalmente analisado.

Considere um núcleo isolado. Sua posição e o momento em que foi examinado são conhecidos (a partir do número do quadro). Em consequência, comparando quadros vizinhos, é possível estabelecer o quanto o núcleo se move e também o tempo necessário para o núcleo se mover. Desta forma, o rastreamento por pontos fornece primariamente informação sobre a distância (deslocamento) e o tempo. A partir destes dados, é possível calcular a velocidade do núcleo. Isto significa que o deslocamento e a velocidade podem ocorrer em qualquer direção junto ao plano das imagens em escala de cinza originais. Em particular, diferente de TDI, a técnica não se restringe simplesmente ao movimento em aproximação ou afastamento da sonda.

A quantificação complexa além do deslocamento e da velocidade pode ser gerada considerando dois núcleos. Com suas posições sendo conhecidas, a distância entre ambos é definida. Isto pode ser considerado como uma barra de músculo com um núcleo em cada extremidade. O comprimento da barra mudará conforme os núcleos se moverem – o comprimento é a distância entre os núcleos. A alteração do comprimento da barra (dividido pelo comprimento original) é a distensão, conforme definido anteriormente. Como o tempo entre os quadros é conhecido (a partir da velocidade de quadro), a velocidade de distensão pode ser calculada do seguinte modo:

$$\text{Velocidade de distensão} = \frac{\text{distensão}}{\text{tempo}}$$

O deslocamento (ou velocidade ou distensão) pode ser medido em suas partes componentes *vs.* determinado sistema de coordenada. Exemplificando, para viajar de Londres a Oxford, você poderá ter que viajar cerca de 160 km diretamente ou, se a direção do compasso fosse escolhida como um sistema de eixo de coordenadas, a jornada poderia ser descrita como seguir 96 km ao Norte e 129 km ao Oeste para chegar ao mesmo ponto. Similarmente, as velocidades componentes nestas direções podem ser calculadas e juntas formam a velocidade original.

O sistema de coordenada de interesse é o do coração. Este sistema permite descrever facilmente o movimento do coração. os eixos são **longitudinal** (ao longo do eixo longo do ventrículo), **radial** (ao longo do diâmetro do músculo) e **circunferencial** (Fig. 11.4). Os modernos sistemas de eco atribuirão automaticamente estas direções e

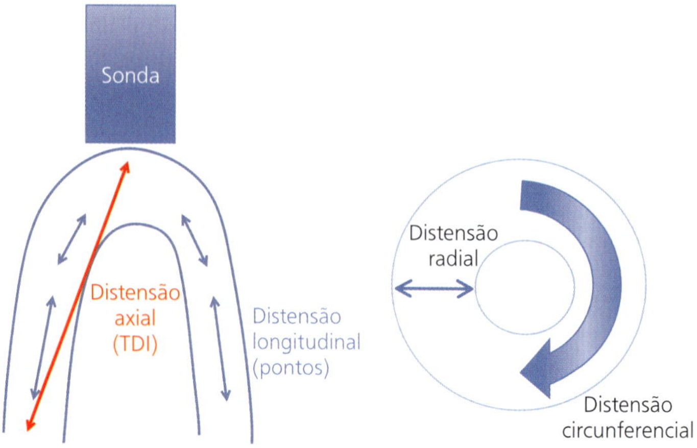

Figura 11.4 Sistema de coordenada do coração é mostrado em azul. A linha vermelha mostra a direção da distensão axial (de encontro à sonda) que pode ser vista como sendo similar (e não idêntica) à distensão longitudinal.

resolverão o deslocamento/velocidade/distensão nestes componentes. Isto então pode ser exibido como representação gráfica e, na maioria dos sistemas, o pós-processamento permite facilmente a extração dos dados regionais de interesse ou gera de modo automático valores de média de deslocamento/velocidade/distensão para cada segmento miocárdico.

O coração também oscila durante a contração, em razão do arranjo helicoidal das fibras miocárdicas junto ao ventrículo esquerdo. O ápice gira no sentido horário, enquanto a base gira no sentido anti-horário, como se observa do ápice. A parte média do coração permanece relativamente estacionária. A adição destas rotações em direções opostas juntas imprime oscilação ao coração, que é medida em graus. Por meio da aquisição de fatias de eixos curtos apical e basal durante o exame, estes podem ser analisados mais tarde usando rastreamento por pontos, permitindo que a oscilação ventricular esquerda seja medida.

É preciso notar que quantidades similares podem ser derivadas por TDI. A principal diferença é que a TDI é uma técnica unidimensional, e todas as medidas são tomadas em aproximação e afastamento da sonda. A medida primária é a velocidade (contrastando com o deslocamento com rastreamento por pontos). Multiplicar a velocidade pelo tempo permite calcular o deslocamento na direção (em aproximação) da sonda.

A comparação da velocidade de dois pontos em cada extremidade de uma tira de músculo permite calcular a rapidez com que o músculo se expande ou contrai (ou mantém o mesmo comprimento, se as velocidades forem as mesmas). Isto está relacionado com a velocidade de distensão. Ao multiplicá-la pelo tempo é possível calcular a distensão. Sendo assim, dados bastante similares podem ser derivados por TDI e por pontos. As quantidades não são exatamente as mesmas, porque a TDI depende do ângulo. O pontilhado tipicamente fornece a distensão longitudinal (orientada ao longo do eixo do miocárdio), enquanto a TDI fornece a distensão em aproximação (na direção) da sonda. Como estas direções não são coincidentes, então as quantidades medidas não são idênticas.

CURVAS NORMAIS

Os dados analisados são dados miocárdicos regionais, mas é importante ser capaz de comparar estes dados aos eventos compassados globais, como o abrir e fechar de valvas. Isto permite separar os eventos miocárdicos locais em eventos sistólicos e diastólicos. Esta separação é facilmente realizada nos sistemas comercializados disponíveis, marcando estes tempos nas imagens onde as valvas (ou seus fluxos) são vistas com alta resolução temporal (imagens em modo M ou de *pool* de sangue com Doppler), e os compassos são então importados para todas as alças para análise.

É possível medir o deslocamento longitudinal máximo do miocárdio durante a sístole. Isto frequentemente é codificado com cores e sobreposto na imagem em escala de cinza do miocárdio na sístole terminal. Conforme a base do coração se move além dos segmentos médios que, por sua vez, se movem além do ápice (que está essencialmente fixo contra a parede torácica), diferentes cores são atribuídas a diferentes partes do coração. No coração normal, isto produz faixas simétricas de cor em cada parede. A ausência de simetria é uma indicação visual útil de anormalidade.

As curvas de velocidade longitudinais têm a mesma forma de suas contrapartes da TDI. O miocárdio acelera na direção do ápice, atinge o pico e então desacelera de volta a zero durante o período sistólico, conforme o coração termina a contração. Esta é a onda S da curva de velocidade miocárdica. Durante a diástole inicial, o coração começa a relaxar e se move na outra direção, aparecendo então como uma velocidade negativa (onda E'). Há uma pausa (diástase), correspondendo ao hiato entre as ondas A e E de enchimento mitral, e então um segundo movimento de volta rumo à posição de partida, na diástole tardia (onda A'). A representação gráfica fornece informação sobre velocidades (p. ex., magnitude da velocidade máxima) e compassos (p. ex., tempo decorrido até a velocidade máxima a partir da onda R no ECG) a serem analisados (Fig. 11.5).

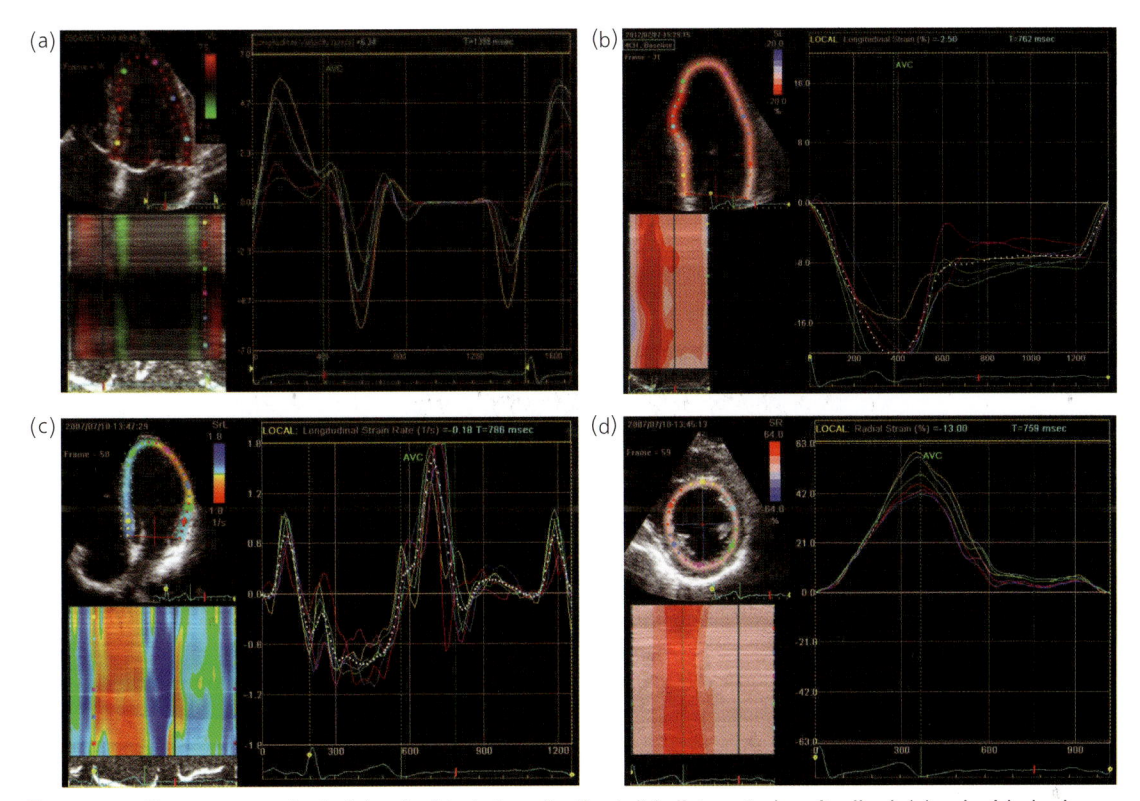

Figura 11.5 Curvas normais de (a) velocidade longitudinal, (b) distensão longitudinal, (c) velocidade de distensão longitudinal e (d) distensão radial. Note que as curvas de velocidade longitudinal e velocidade de distensão são quase sempre imagens espelhadas, assim como a distensão longitudinal e a distensão radial quase sempre também são imagens espelhadas uma da outra.

As curvas de distensão miocárdica comumente são geradas nas direções longitudinal, radial e circunferencial. A distensão sistólica longitudinal é negativa no coração normal, uma vez que o coração diminua nesta direção. O coração é menor na sístole final, de modo que a distensão é mais negativa neste momento. Conforme o coração retoma o comprimento normal durante a diástole, a distensão volta a ser nula. Em contraste, o miocárdio se torna mais comprido durante a sístole na direção radial, de modo que a distensão radial é positiva. A curva é como uma imagem espelhada da curva de distensão longitudinal.

As curvas de velocidade de distensão têm mais ruído do que as curvas de distensão. Representam a rapidez com que a distensão ocorre, atingindo picos durante a sístole, se tornando nulas ao final da sístole (quando o comprimento do coração permanece inalterado) e, então, formam dois picos durante a diástole, conforme o comprimento do coração volta ao normal. A curva de velocidade de distensão, portanto, é semelhante a uma curva de velocidade invertida.

APLICAÇÕES DO RASTREAMENTO POR PONTOS

O rastreamento por pontos é amplamente usado como ferramenta de pesquisa. O papel clínico do rastreamento por pontos ainda está pouco definido e em processo de desenvolvimento. A técnica tem-se mostrado bastante promissora na avaliação regional detalhada da função ventricular esquerda em estados patológicos.

O rastreamento por pontos pode desenvolver um papel importante na avaliação da cardiopatia isquêmica. No miocárdio isquêmico, há diminuição da distensão derivada por pontos e desenvolvimento de encurtamento que ocorre após o fechamento da valva aórtica. Trata-se de encurtamento pós-sistólico, que é demonstrado pelo aumento da distensão após o fechamento AV. Foram propostos valores de limiar para distensões crônica e aguda em segmentos isquêmicos, com excelente sensibilidade para infarto agudo do miocárdio.

O rastreamento por pontos é útil como auxiliar da ecocardiografia de estresse, em particular quando a qualidade da imagem é problemática, mas seu papel ainda não está completamente estabelecido. Uma razão > 0,35 de encurtamento pós-sistólico (distensão):distensão sistólica de pico durante o estresse é útil como marcador de isquemia.

O rastreamento por pontos tem papel emergente na avaliação de cardiomiopatias. Proporciona uma quantificação regional detalhada adicional do estado patológico. Também fornece quantificação mecânica detalhada adicional em casos de pacientes com função ventricular aparentemente normal, com base em medidas funcionais padrão, mas que apresentam alto risco de desenvolvimento de doença. Fornece um conjunto de medidas idealmente convenientes para o seguimento longitudinal de pacientes com e sem fenótipo típico de cardiomiopatia.

CONCLUSÃO

O rastreamento por pontos proporciona um método rápido, confiável e relativamente independente do usuário para quantificar a mecânica miocárdica local (Fig. 11.6). Este método tem algumas vantagens em relação à TDI, principalmente quanto a sua independência de ângulo e capacidade de medir velocidades e distensão em qualquer direção, no plano de varredura. O papel clínico do rastreamento por pontos ainda está em desenvolvimento, mas é provável que o rastreamento por pontos venha a emergir como parte importante da ecocardiografia clínica.

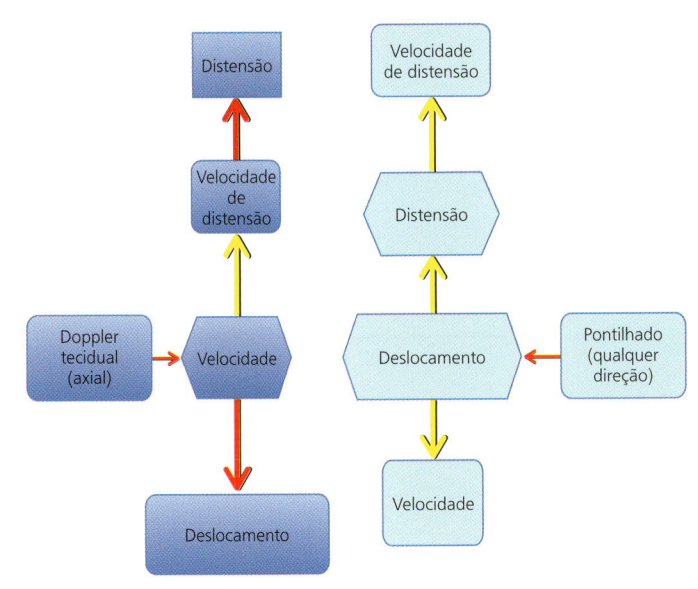

Figura 11.6 Derivação das quantidades usadas para descrever a mecânica miocárdica a partir da imagem de tecido com Doppler e do rastreamento por pontos. Note que a quantidade primária a partir da TDI é uma velocidade, enquanto a quantidade derivada do pontilhado é um deslocamento.

Leitura complementar

Becker M, Hoffmann R, Kuhl HP, et al. Analysis of myocardial deformation based on ultrasonic pixel tracking to determine transmurality in chronic myocardial infarction. *Eur Heart J* 2006;**27**:2560–66.

Blessberger H, Binder T. Two dimensional speckle tracking echocardiography: basic principles. *Heart* 2010;**96**:716–22.

Blessberger H, Binder T. Two dimensional speckle tracking echocardiography: clinical applications. *Heart* 2010;**96**:2032–40.

Edvardsen T, Haugaa KH. Imaging assessment of ventricular mechanics. *Heart* 2011;**97**:1349–56.

Geyer H, Caracciolo G, Abe H, et al. Assessment of myocardial mechanics using speckle tracking echocardiography: fundamentals and clinical applications. *J Am Soc Echocardiogr* 2010;**23**:351–69.

Gjesdal O, Helle-Valle T, Hopp E, et al. Noninvasive separation of large, medium, and small myocardial infarcts in survivors of reperfused ST-elevation myocardial infarction: a comprehensive tissue Doppler and speckle-tracking echocardiography study. *Circ Cardiovasc Imaging* 2008;**1**:189–96.

Grenne B, Eek C, Sjoli B, et al. Acute coronary occlusion in non-St-elevation acute coronary syndrome: outcome and early identification by strain echocardiography. *Heart* 2010;**96**:1550–56.

Marwick TH. Measurement of strain and strain rate by echocardiography: ready for prime time? *J Am Coll Cardiol* 2006;**47**:1313–27.

Mor-Avi V, Lang RM, Badano LP, et al. Current and evolving echocardiographic techniques for the quantitative evaluation of cardiac mechanics: ASE/EAE consensus statement on methodology and indications endorsed by the Japanese Society of Echocardiography. *Eur J Echocardiogr* 2011;**12**:167–205.

Sengupta PP, Tajik AJ, Chandrasekaran K, et al. twist mechanics of the left ventricle: principles and application. *JACC Cardiovasc Imaging* 2008;**1**:366–76.

Stanton T, Leano R, Marwick TH. Prediction of all-cause mortality from global longitudinal speckle strain: comparison with ejection fraction and wall motion scoring. *Circ Cardiovasc Imaging* 2009;**2**:356–64.

CAPÍTULO 12

Eco 3D
Dr. Thomas Mathew
Trent Cardiac Centre, Nottingham, UK

O coração é uma estrutura tridimensional (3D) e, por isso, a exibição da anatomia em 3D facilita e torna mais precisa a sua avaliação. Usando eco bidimensional (2D), isto geralmente é conseguido pelo examinado que reconstrói mentalmente uma imagem 3D a partir da informação obtida de múltiplos planos de imagem 2D. A eco 3D permite a aquisição de conjuntos de dados de volume 3D e a exibição em tempo real instantânea do coração batendo em três dimensões. Trata-se de um dos principais avanços ocorridos no campo da ecocardiografia.

TECNOLOGIA 3D

O esqueleto da tecnologia 3D é o transdutor. Os sistemas atuais usam transdutores de arranjo de matriz totalmente amostrada. Um transdutor 2D típico contém 128 elementos em disposição linear. O feixe de ultrassom é guiado ao longo de um plano (eixo y, plano de azimute) criando uma fatia tomográfica do coração. Em contraste, os transdutores de arranjo matricial contêm cerca de 3.000 elementos dispostos em forma de grade retangular e são capazes de processamento paralelo. O feixe de ultrassom pode ser guiado em dois planos diferentes – o eixo y (similar à imagem 2D) e, em adição, o eixo z (plano de elevação) – para produzir um conjunto de dados de volume piramidal (Fig. 12.1).

Em decorrência do amplo número de elementos, alguma forma de processamento (p. ex., formação de feixe) tem que ser feita junto ao próprio transdutor. Isto serve para evitar a necessidade de conectar cada elemento ao aparelho de ultrassom, que tornaria o cabeamento impossivelmente pesado. Para tanto, placas de circuito miniaturizadas são incorporadas ao transdutor. Como consequência, os transdutores 3D em geral são maiores e mais pesados do que os transdutores 2D convencionais. Todavia, os refinamentos na tecnologia da transdução permitiram que a última geração de transdutores de arranjo de matriz (p. ex., X5-1, da Philips Medical Systems) tivesse tamanho significativamente reduzido.

Além do *design* do transdutor, os avanços ocorridos na potência de processamento computacional e a disponibilização de pacotes de *softwares* para análise *off-line* e *on-line* permitiram que a eco 3D se tornasse uma ferramenta clínica prática. Atualmente, as imagens 3D são disponibilizadas para exames transtorácicos e transesofágicos.

Física da eco 3D

De modo similar às imagens 2D, existe uma relação inversa entre velocidade de quadro (resolução temporal), amplitude de setor e resolução espacial (linhas de varredura) na eco 3D. O aumento de um destes fatores causará diminuição dos outros dois. Os fabricantes desenvolveram várias técnicas, como processamento paralelo e imagem multibatimentos, para superar este desafio. Na prática, porém, isto geralmente é conseguido selecionando um modo de aquisição adequado ou usando um conjunto de dados de volume pequeno. Neste sentido, é possível obter uma imagem diagnóstica de qualidade com resolução espacial suficiente e resolução temporal.

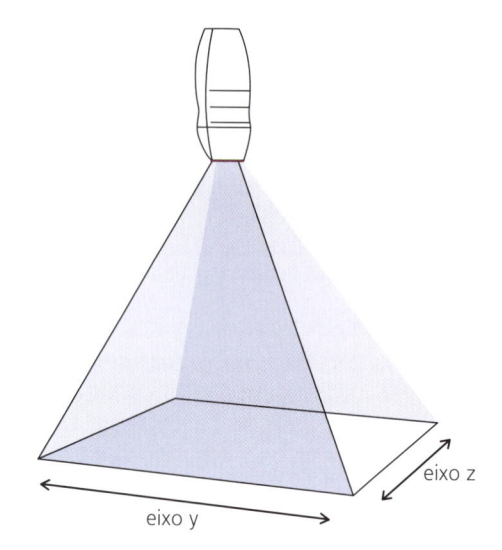

Figura 12.1 Feixe de ultrassom de um transdutor de arranjo matricial 3D dirigido em dois planos distintos para criar um conjunto de dados de volume piramidal.

Modos de aquisição

Existem dois métodos de aquisição de dados em eco 3D:

- Imagem 3D em tempo real ou ao vivo.
- Imagem multibatimentos.

A **imagem 3D em tempo real (ao vivo)** faz a aquisição de um conjunto de dados de volume piramidal a partir de um ciclo cardíaco e projeta a imagem como uma exibição em tempo real *on-line*. Conforme a informação é atualizada em tempo real, a orientação e o plano da imagem podem ser mudados girando o transdutor. A análise pode ser feita com pós-processamento mínimo, e a exibição da imagem pode ser rotacionada (independentemente da posição do transdutor) para ver o coração a partir de diferentes orientações. Embora este método seja útil para acessar o movimento em tempo real de uma estrutura cardíaca, é limitado pelas resoluções espacial e temporal. A imagem em tempo real é disponibilizada nos seguintes modos:

- **Ao vivo em 3D:** qualquer imagem 2D pode ser convertida em imagem 3D pela ativação de um único botão neste modo. Para proporcionar resoluções espacial e temporal suficientes, o *software*, automaticamente, padroniza para um volume piramidal de largura de setor estreita de cerca de 300 × 600 (Fig. 12.2). A largura do

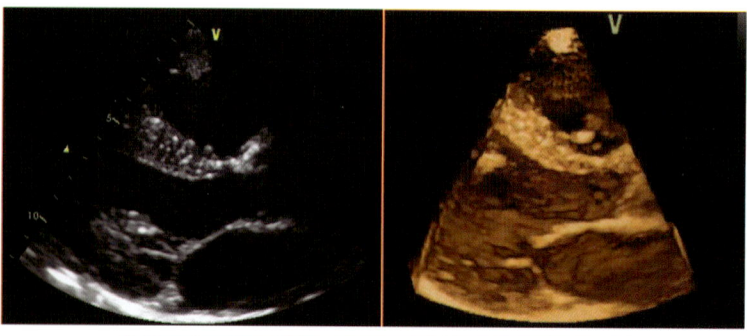

Figura 12.2 Imagem 3D ao vivo (painel da direita) de uma vista paraesternal de eixo longo obtida de um único batimento.

Vista	Eixo longo paraesternal
Modalidade	2D (à esquerda) e 3D ao vivo (à direita)

setor pode ser ampliada para visualização de uma estrutura maior, porém a densidade da varredura (resolução espacial) e a velocidade do quadro (resolução temporal) diminuirão.

- **Ao vivo em 3D colorido:** o fluxo colorido pode ser sobreposto em uma imagem ao vivo em 3D, para avaliar o fluxo sanguíneo em tempo real. Esta facilidade somente é disponibilizada por alguns fabricantes e com a atualização de *software* mais recente.
- ***Zoom* 3D:** trata-se de uma extensão do modo ao vivo em 3D que proporciona uma imagem em tempo real focada de uma estrutura de interesse. Por meio do ajuste de lateral e amplitude da elevação, usando uma *crop box* (caixa de corte) colocada sobre uma imagem de pré-aquisição, o sistema automaticamente corta as estruturas adjacentes para fornecer uma exibição em tempo real da estrutura de interesse (Fig. 12.3).
- **Imagem multiplanar:** uma característica exclusiva do transdutor de arranjo matricial é a exibição de imagens 2D em múltiplos planos. Exemplificando, a aquisição de uma vista de 4 câmaras a partir da janela apical exibirá simultaneamente vistas de 2 e 3 câmaras (Fig. 12.4). A primeira imagem muitas vezes é a imagem de

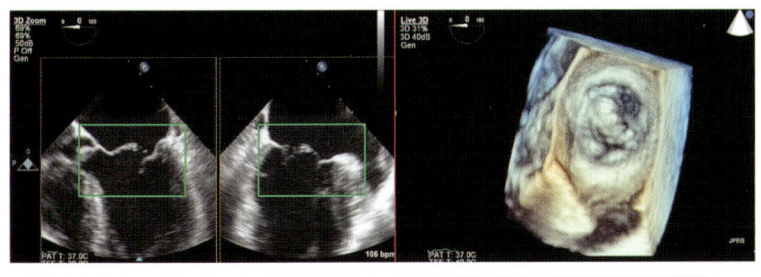

Vista	Valva mitral TOE
Modalidade	TOE 2D (à esquerda) e zoom de TOE 3D ao vivo (à direita)

Figura 12.3 Vista de *zoom* 3D ao vivo. O painel da esquerda mostra a caixa de corte posicionada sobre a estrutura de interesse (valva mitral) em uma imagem pré-adquirida. O painel da direita mostra a vista em *zoom* 3D ao vivo da valva mitral a partir do átrio esquerdo.

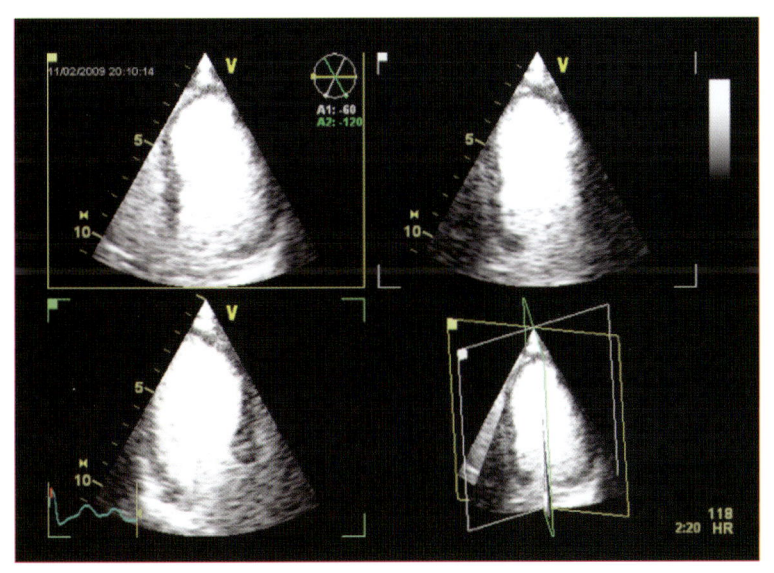

Vista	Eixo longo apical
Modalidade	Multiplanar (4, 2 e 3 câmaras)

Figura 12.4 Imagem multiplanar. Exibição simultânea de vistas de 4, 2 e 3 câmaras (eixo longo apical) a partir de uma única aquisição do ápice. Contraste foi administrado para melhorar a definição endocárdica.

referência, e as outras podem ser modificadas, dependendo do ângulo escolhido pelo operador. Embora não seja estritamente uma imagem 3D, esta característica é útil em situações em que a avaliação de múltiplos planos de imagem do mesmo ciclo cardíaco tem utilidade (p. ex., eco por esforço, imagem de sincronização tecidual).

A **imagem multibatimentos**, em contraste com a imagem em tempo real/ao vivo em 3D, adquire em tempo real vários conjuntos de dados de pequeno volume a partir de quatro a seis ciclos cardíacos e, então, os "costura" juntos para criar uma exibição instantânea de volume integral. Como as imagens são adquiridas ao longo de vários ciclos cardíacos, são mais "próximas de imagens em tempo real" do propriamente imagens em tempo real. Uma vez adquiridas, as imagens não podem ser alteradas por manipulação da sonda, como nas imagens ao vivo em 3D. A análise frequentemente requer pós-processamento detalhado. Este método supera o problema das resoluções temporal e espacial, podendo ser usado para avaliar uma estrutura maior (ou o coração inteiro), mas tem a desvantagem dos artefatos de movimento e *gating* de ECG. As imagens multibatimentos podem ser usadas com e sem mapeamento de fluxo colorido.

A seleção do modo de aquisição apropriado depende do contexto clínico. Em geral, as imagens ao vivo em 3D são usadas para avaliar uma estrutura pequena (p. ex., valvas cardíacas, apêndice atrial esquerdo, septo interatrial, localização da origem de um jato regurgitante usando fluxo colorido) ou quando há necessidade de obter informação em tempo real (p. ex., ao guiar um procedimento intervencionista). A imagem multibatimentos é usada quando um setor maior ou uma alta resolução temporal ou espacial é necessária, sendo também o método de escolha para quantificação de câmara e de valva.

EXAME 3D

Não há nenhum protocolo formal para o exame 3D. Na prática clínica, este exame costuma ser usado como um estudo focado para complementação das imagens 2D. Primeiramente, é identificada uma imagem 2D de boa qualidade da região de interesse. Em seguida, conjuntos de dados 3D de pequeno volume são adquiridos usando *zoom* 3D ou ao vivo em 3D, garantindo que a estrutura seja totalmente incluída no volume. Ao final, é realizada a aquisição multibatimentos de volume total para realização de análises avançadas em modo *off-line*. Embora um conjunto de dados 3D possa ser adquirido a partir de qualquer janela de eco convencional, há vistas recomendadas para avaliação de estruturas cardíacas específicas (Tabela 12.1).

Tabela 12.1 Vistas recomendadas para avaliação de estruturas cardíacas na eco 3D

Estrutura	Vista recomendada
Ventrículo esquerdo	Vista apical de 4 câmaras
Ventrículo direito	Vista apical de 4 câmaras
Valva mitral	Vistas apical de 4 câmaras e paraesternal de eixo longo
Valva aórtica	Vista paraesternal de eixo longo
Valva pulmonar	Vista de fluxo de saída ventricular direita
Valva tricúspide	Vista apical de 4 câmaras
Septo interatrial	Vista apical de 4 câmaras

PÓS-PROCESSAMENTO

Uma vez adquirida a imagem, o conjunto de dados deve ser processado para análise. Novamente, isto depende do modo de aquisição. As imagens ao vivo em 3D podem ser analisadas com pós-processamento mínimo, enquanto a aquisição multibatimentos requer pós-processamento detalhado. Alguns aspectos do pós-processamento são feitos pelo aparelho de ultrassom, porém o restante é realizado pelo operador.

Tão logo a imagem seja adquirida, as estruturas intracardíacas são reconstruídas junto à memória do computador, por meio de um processo chamado **rendimento de volume**. Um exemplo de imagem por rendimento de volume adquirida pelo modo de imagem multibatimentos é mostrado na Figura 12.5a. Em oposição a uma imagem ao vivo em 3D (Fig. 12.2), a região de interesse não é facilmente observada. Isto é análogo a um cirurgião olhando o coração de fora e sem conseguir visualizar as estruturas intracardíacas sem a remoção das paredes. É possível identificar a região de interesse por meio da segmentação e secção eletrônica do conjunto de dados (seja de modo automático, com o uso de pré-conjuntos, ou manualmente, usando caixa de corte/plano de corte). Este processo é denominado *cropping* e é exclusivo à eco 3D. A imagem processada pode então ser exibida a partir de qualquer plano anatômico (Fig. 12.5b) ou rotacionada ao longo do ponto central, para visualização a partir de diferentes ângulos (Fig. 12.5c).

EXIBIÇÃO DA IMAGEM

Depois que o banco de dados é adquirido e processado, as imagens podem ser exibidas em três formatos distintos:

- Cortes tomográficos 2D.
- Rendimento de volume.
- Rendimento de superfície.

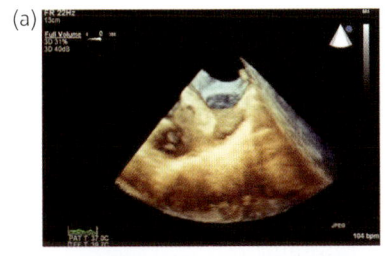

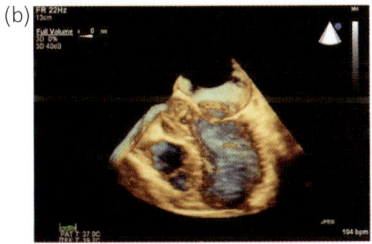

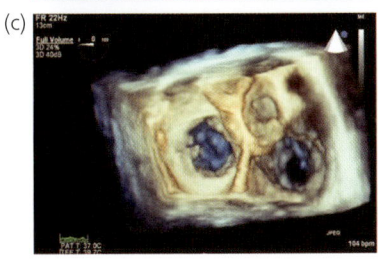

Figura 12.5 (a) Imagem de volume integral por rendimento de volume adquirida ao longo de quatro ciclos cardíacos. Sem o pós-processamento é difícil visualizar as estruturas junto ao conjunto de dados de volume. (b) O conjunto de dados foi cortado para visualização de uma vista de 5 câmaras. (c) O conjunto de dados foi cortado e rotacionado para mostrar as valvas mitral, tricúspide e aórtica.

Cortes tomográficos 2D

O conjunto de dados de volume integral em 3D pode ser fatiado ou cortado para obter múltiplas vistas 2D. Isto pode ser conseguido usando botões preestabelecidos ou um plano arbitrário selecionado pelo operador. As imagens podem ser exibidas em qualquer plano de imagem convencional (4 câmaras, 2 câmaras ou eixo curto) ou em um único plano de corte que não costuma ser possível via manipulação do transdutor usando imagem 2D. A vantagem deste modo é a exibição simultânea de imagens 2D em múltiplos planos a partir do mesmo conjunto de dados, permitindo uma melhor avaliação de estrutura e função. Um exemplo típico é a exibição de múltiplas vistas de eixo curto do ventrículo esquerdo (Fig. 12.6) obtidas a partir de fatias tomográficas paralelas durante o mesmo ciclo cardíaco, tornando a avaliação das funções regional e global mais precisa.

Rendimento de volume

O rendimento de volume é o método de exibição mais comum. Esta técnica emprega múltiplos algoritmos (específicos de cada fabricante) para exibir uma imagem 3D em uma tela 2D (Fig. 12.7). Isto pode ser usado para imagens obtidas de imagens 3D ao vivo e de imagens multibatimentos. As imagens podem ser cortadas para ver uma estrutura específica de interesse e também podem ser rotacionadas para serem vistas a partir de orientações diferentes. As imagens por rendimento de volume geralmente são usadas para estudar relações espaciais complexas de anatomia cardíaca e são mais úteis para avaliar patologias valvares e cardiopatias congênitas.

Rendimento de superfície

O rendimento de superfície é uma técnica que permite a visualização de uma estrutura ou órgão em uma aparência sólida. Para usar esta técnica, a imagem adquirida é aberta em um pacote de *software* específico, e a superfície da estrutura é rastreada manualmente ou usando um algoritmo de detecção de margem semiautomática. Existem vários pacotes de *software on-line* e *off-line* que proporcionam esta facilidade, os quais são específicos de cada fabricante. Este método de exibição comumente é usado para acessar volumes e funções ventriculares. Para a análise do ventrículo esquerdo, o usuário identifica certos referenciais (como os ânulos mitrais medial e lateral, e o ápice). O *software*, então, rastreia automaticamente o endocárdio usando os referenciais para criar um "molde" do ventrículo, produzindo uma curva de tempo-volume a partir da qual é possível avaliar as funções regional e global (Fig. 12.8).

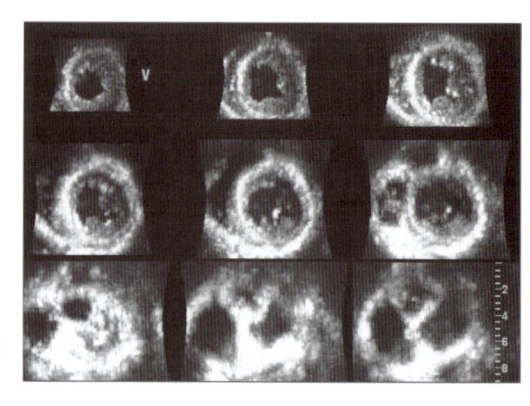

Figura 12.6 Múltiplas vistas de eixo curto obtidas por transecção de um conjunto de dados de volume integral do ventrículo esquerdo.

Técnicas de imagem cardíaca 103

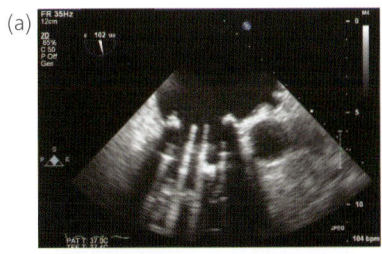

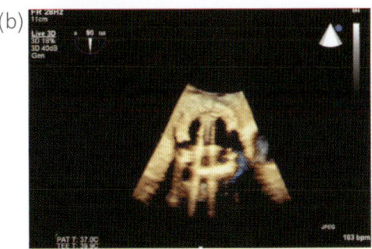

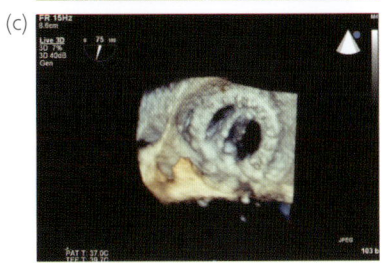

Figura 12.7 Exibições de vistas por rendimento de volume. (a) Corte tomográfico 2D de uma valva mitral protética. (b) Imagem 3D ao vivo de ângulo similar. (c) Vista em *zoom* 3D ao vivo (recortada e rotacionada para mostrar a vista cirúrgica).

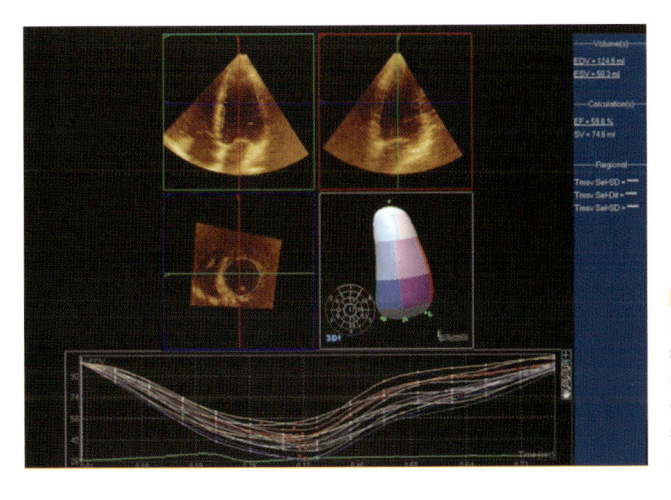

Figura 12.8 Exibição de vista por rendimento de superfície. Rastreio semiautomático do endocárdio usando *software* dedicado à criação de um molde do ventrículo esquerdo. Os volumes sistólico e diastólico são calculados pelo *software*.

ARTEFATOS DE ECO 3D

A eco 3D está sujeita aos artefatos usuais das imagens 2D, como artefatos de atenuação e lobo lateral (p. 21). Contudo, há dois tipos de artefatos específicos desta técnica que, geralmente, são encontrados na prática:
- Artefato de costura.
- Artefato de *drop-out*.

Artefato de costura

Para produzir uma exibição de volume total uniforme, os subvolumes adquiridos a partir de cada ciclo cardíaco devem estar no mesmo tempo e espaço. O *gating* de

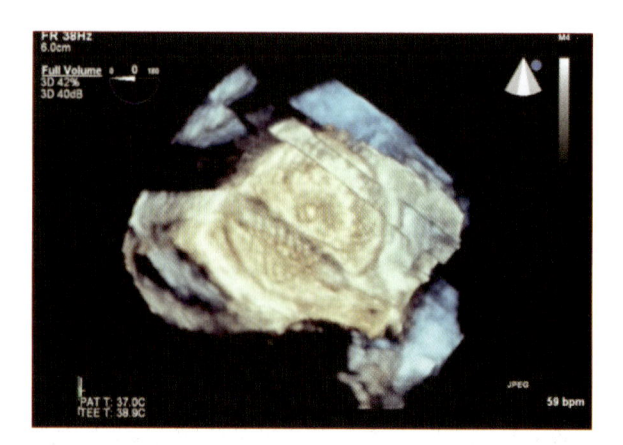

Figura 12.9 Artefatos de costura causados pelo movimento respiratório em paciente em ventilação artificial.

ECG inadequado, ou o movimento relacionado com a respiração ou o movimento do transdutor, resultará em artefatos quando os volumes forem costurados juntos (Fig. 12.9). Isto ocorre com a aquisição de imagem multibatimentos e é comum em pacientes com ritmo cardíaco irregular ou sob ventilação mecânica. Em pacientes com ritmo cardíaco regular, isto pode ser minimizado pela deflagração apropriada do ECG e por uma combinação de respiração presa com posicionamento estável do transdutor. Em pacientes com ritmo cardíaco irregular, isto continua sendo um desafio e, nestas situações, deve ser obtido o máximo de informação usando imagem em tempo real.

Artefato de *drop-out*

Os artefatos de *drop-out* são decorrentes dos parâmetros de baixo ganho e aparecem como "buracos falsos" em estruturas delgadas em consequência da fraca intensidade do sinal de eco. A evitação dos artefatos de *drop-out* requer parâmetros de ganho apropriados, em especial de compensação de tempo-ganho (que não pode ser recuperado durante o pós-processamento). A interpretação de um artefato de *drop-out* requer vasta experiência e informação adicional a partir das imagens 2D.

APLICAÇÕES CLÍNICAS DA ECO 3D

Existem três usos principais da eco 3D na prática clínica atual:

- Avaliação do tamanho e função ventricular.
- Avaliação da morfologia e função.
- Orientação de procedimentos intervencionistas.

Avaliação do tamanho e função ventricular

Embora seja usada de forma rotineira para avaliar a função ventricular (Capítulo 15), a eco 2D se baseia, fortemente, em considerações geométricas e rastreamento manual da margem endocárdica. Em adição, o escorçamento do ápice é comum nas imagens 2D que levam à subestimação de volumes. Estes fatores limitam a reprodutibilidade desta técnica.

Usando a eco 3D, o volume do ventrículo esquerdo é calculado a partir de toda a superfície endocárdica sem necessidade de considerações acerca de seu formato. O comprimento verdadeiro do ventrículo pode ser ajustado para evitar escorçamento, e o rastreio do endocárdio é feito por meio de algoritmos de detecção semiautomática de margem. Vários estudos demonstraram uma precisão melhorada da quantificação do volume ventricular esquerdo por eco 3D, em comparação à eco 2D, sendo que a eco 3D tem estreita proximidade com outras modalidades, como a imagem de ressonância magnética (p. 110). Atualmente, a avaliação 3D transtorácica e transesofágica do volume ventricular esquerdo e da fração de ejeção é recomendada, em vez do uso da eco 2D.

A avaliação do volume ventricular direito (RV) e de sua função também é possível e tem sido validada em um grupo seleto de pacientes. Entretanto, a incapacidade de obter um volume integral do RV a partir de um ângulo de setor, bem como a dificuldade de rastrear o fino endocárdio RV limita seu uso em todos os pacientes. Atualmente, seu uso rotineiro não é recomendado.

Avaliação da morfologia e função

A habilidade de visualizar uma imagem em 3D e a facilidade para cortar e ver uma estrutura a partir de qualquer plano anatômico faz da eco 3D uma ferramenta valiosa na avaliação da morfologia e da função. Sua utilidade está principalmente na avaliação das cardiopatias valvar e congênita. Seu uso já exerce impacto significativo no diagnóstico e tratamento da doença da valva mitral, sendo recomendado de forma rotineira para avaliação desta condição. De modo similar, a eco 3D forneceu hipóteses adicionais acerca do conhecimento de várias cardiopatias congênitas, como a anomalia de Ebstein e os defeitos septais atrioventriculares (Capítulo 28).

Orientação de procedimentos intervencionistas

A imagem perioperatória da valva mitral é obtida de forma rotineira durante a cirurgia de valva mitral. Adicionalmente, a eco 3D está se tornando uma modalidade de imagem popular para intervenções percutâneas de cardiopatia estrutural. A habilidade de reproduzir uma vista anatômica em tempo real usando imagens 3D ao vivo fornece orientação efetiva e precisa ao operador. Atualmente, o fechamento percutâneo de defeitos septais atriais e ventriculares em crianças é feito quase totalmente sob orientação de eco transesofágico 3D e muitos outros procedimentos, como implantação percutânea por cateter de valva aórtica, clipe mitral, oclusão por dispositivo do apêndice atrial esquerdo, fechamento de vazamento paravalvar e ablação por cateter, usam orientação de eco transesofágico 3D em adição à fluoroscopia.

LIMITAÇÕES E PERSPECTIVAS FUTURAS

Embora a eco 3D seja um dos principais avanços ocorridos no campo da ecocardiografia, a captação desta técnica na prática rotineira tem sido limitada por alguns fatores. Até recentemente, eram necessários transdutores separados para obtenção de imagens 2D e 3D. Isto acontecia porque a antiga geração de transdutores 3D não fornecia imagens de Doppler e 2D de alta qualidade. A última geração de transdutores transtorácicos e transesofágicos superou este problema, permitindo o uso de um único transdutor para o exame inteiro de eco.

Atualmente, uma imagem 3D ao vivo de boa qualidade somente pode ser obtida a partir de uma largura de setor estreita, por causa das limitações de poder de processamento computacional. Portanto, as imagens multibatimentos são usadas para avaliar estruturas maiores. Isto, porém, requer pós-processamento detalhado e se limita aos pacientes com ritmo cardíaco regular. Avanços adicionais no poder de processamento permitirão obter imagens em tempo real de qualidade diagnósticas a partir de um único ciclo cardíaco, usando um ângulo de setor maior.

É impossível fazer medição direta em uma imagem 3D. Todas as medidas e análises atualmente são feitas usando pacotes de *software* especiais e são específicas do fabricante. Isto é demorado e caro. A disponibilização de pacotes de *software* genéricos capazes de realizar análises *online* e *off-line* tornará a técnica mais acessível aos usuários e possibilitará o armazenamento e recuperação de imagens usando qualquer tipo de arquivamento de imagens e sistema de comunicação.

Embora o uso da eco 3D por um operador experiente melhore a precisão e a confiança diagnóstica, as evidências clínicas que sustentam sua superioridade em relação à eco 2D ainda são limitadas. Mais estudos que confirmem seu valor na tomada de decisão clínica permitirão que esta técnica seja integrada à prática rotineira.

Leitura complementar

Johri AM, Passeri JJ, Picard MH. Three dimensional echocardiography: approaches and clinical utility. *Heart* 2010;**96**:390–97.

Lang RM, Badano LP, Tsang W, et al. EAE/ASE recommendations for image acquisition and display using three-dimensional echocardiography. *Eur Heart J* 2012;**13**:1–46.

Marsan NA, Tops LF, Nihoyannopoulos P, et al. Real-time three dimensional echocardiography: current and future clinical applications. *Heart* 2009;**95**:1881–90.

Perk G, Lang RM, Garcia-Fernandez MA, et al. Use of real time three-dimensional transesophageal echocardiography in intracardiac catheter based interventions. *J Am Soc Echocardiogr* 2009;**22**:865–82.

Tsang W, Lang RM, Kronzon I. Role of real-time three dimensional echocardiography in cardiovascular interventions. *Heart* 2011;**97**:850–57.

Vettukattil JJ. Three dimensional echocardiography in congenital heart disease. *Heart* 2012;**98**:79–88.

CAPÍTULO 13

Ultrassom intravascular e eco epicárdico

ULTRASSOM INTRAVASCULAR

O ultrassom intravascular (IVUS) fornece imagens diretas das artérias coronárias, usando uma sonda miniaturizada de ultrassom que pode ser passada ao longo destas artérias através de um cateter. As sondas de IVUS usam ultrassom de frequência muito alta (tipicamente, 20-50 MHz) para formar a imagem da parede da artéria, revelando não só o diâmetro do lúmen, como também as características de quaisquer placas ateroscleróticas (Fig. 13.1).

A angiografia coronariana (p. 113) comumente subestima a gravidade da aterosclerose coronariana, em particular quando o ateroma está difusamente distribuído. O IVUS exerce papel importante no esclarecimento da extensão do ateroma coronariano e pode ajudar a identificar a doença obstrutiva que poderia ser negligenciada pela angiografia isolada. O IVUS também dá uma noção sobre o fenômeno de remodelamento arterial coronariano, em que o diâmetro arterial pode aumentar à medida que a placa se acumula, preservando o diâmetro do lúmen (de modo que o vaso parece estar desobstruído à angiografia) mesmo que um ateroma significativo esteja presente (revelado pelo IVUS).

O IVUS também pode ser útil para guiar a colocação de *stent* arterial coronariano em procedimento de intervenção coronariana percutânea. Realizar um exame de IVUS imediatamente após a disposição do *stent* permite avaliar o quão adequadamente este *stent* está disposto, ou seja, se está totalmente expandido e bem aposto às paredes da artéria.

ECO EPICÁRDICO

O uso de eco transesofágico (TOE) durante procedimentos cirúrgicos tem aumentado nos últimos anos, não só na avaliação da cardiopatia estrutural durante a cirurgia cardíaca, como também no monitoramento do desempenho cardíaco de uma forma mais geral. Entretanto, nem todos os pacientes podem ser submetidos ao exame de TOE intraoperatório e, nestes casos, o eco epicárdico (EEP) constitui uma alternativa útil (Tabela 13.1).

O EEP envolve a colocação de uma sonda de eco diretamente na superfície do coração, enquanto este é exposto durante uma esternostomia. A sonda certamente deve ser mantida estéril e, por isso, é colocada junto a uma bainha estéril com um pouco de gel acústico. Como não há estruturas intervenientes durante o eco epicárdico, uma sonda de eco com frequência maior que o normal pode ser usada, e isto melhorará a qualidade da imagem. A American Society of Echocardiography e a Society of Cardiovascular Anesthesiologists recomendam sete vistas padrão (Tabela 13.2).

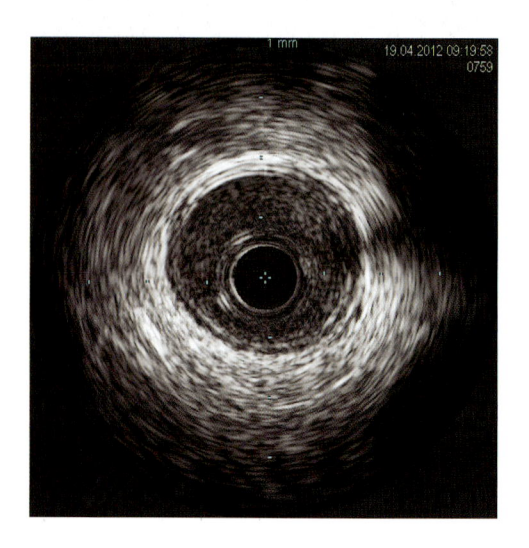

Figura 13.1 Ultrassom intravascular.

Tabela 13.1 Indicações para eco epicárdico

O ultrassom epicárdico pode ser usado como alternativa ao TOE intraoperatório em pacientes em que:
- Existam anormalidades esofagianas que contraindiquem a passagem de uma sonda de TOE
- Tentativas anteriores de passar uma sonda de TOE tenham fracassado
- Existam áreas precisando de inspeção que não podem ser nitidamente visualizadas por TOE intraoperatório.

TOE = eco transesofágico

Tabela 13.2 Vistas de eco epicárdico (e equivalentes de eco transtorácico [TTE])

Vista de eco epicárdico	Vista equivalente de TTE
Eixo curto da valva aórtica	Paraesternal de eixo curto da valva aórtica
Eixo longo de valva aórtica	Supraesternal de eixo longo da valva aórtica
Eixo curto basal ventricular esquerdo	Paraesternal basal de eixo curto da valva mitral modificado
Eixo curto médio ventricular esquerdo	Paraesternal de eixo curto ventricular esquerdo médio
Eixo longo ventricular esquerdo	Paraesternal de eixo longo
Duas câmaras	Paraesternal de eixo longo modificado
Trato de saída ventricular direito	Paraes

Leitura complementada

Mintz GS, Nissen SE, Anderson WD, et al. American College of Cardiology clinical expert consensus document on standards for acquisition, measurement and reporting of intravascular ultrasound studies (IVUS). *Eur J Echocardiogr* 2001;**2**:299–313.

Reeves ST, Glas KE, Eltzschig H, et al. Guidelines for performing a comprehensive epicardial echocardiography examination: recommendations of the American Society of Echocardiography and the Society of Cardiovascular Anesthesiologists. *Anesth Analg* 2007;**105**:2–28.

Schoenhagen P, Nissen S. Understanding coronary artery disease: tomographic imaging with intravascular ultrasound. *Heart* 2002;**88**:91–96.

Tuzcu EM, Bayturan O, Kapadia S. Coronary intravascular ultrasound: a closer view. *Heart* 2010;**96**:1318–24.

CAPÍTULO 14

Técnicas alternativas de imagem cardíaca

O eco não é a única técnica para obtenção de informação diagnóstica sobre o coração. Existem várias técnicas de imagem cardíaca disponíveis, algumas das quais fornecem informação similar àquelas fornecidas pelo eco (p. ex., avaliação da função ventricular esquerda [LV] com imagem de ressonância magnética [MRI]) e outras que fornecem informação adicional sobre o coração que o uso isolado do eco não permite obter (p. ex., visualização de estenoses arteriais coronarianas com angiografia coronariana). O conhecimento destas técnicas de imagem alternativas pode ajudar você a decidir quando outro exame poderia substituir ou suplementar um exame de eco.

CARDIOLOGIA NUCLEAR

A cardiologia nuclear usa isótopos radioativos, administrados por via intravenosa, para fornecer imagens do coração, bem como informação sobre perfusão miocárdica (imagem de perfusão miocárdica) e função ventricular (ventriculografia com radionuclídeo).

Usos da cardiologia nuclear

A **imagem de perfusão miocárdica** usa radiofármacos (p. ex., tálio-201 ou um radiofármaco marcado com tecnécio-99 m) para avaliar o fluxo sanguíneo, fornecendo informação valiosa sobre arteriopatia coronariana com alto grau de sensibilidade e especificidade (Fig. 14.1).

Após a administração intravenosa do radiofármaco, sua distribuição no miocárdio pode ser avaliada por imagem de tomografia computadorizada com emissão única de fótons (SPECT). O exame de imagem é realizado em repouso e, novamente, após o esforço (exercício ou farmacológico). A comparação das imagens obtidas em repouso e durante o esforço possibilita a identificação de áreas de perfusão normal, isquemia reversível (perfusão normal em repouso e perfusão diminuída após o esforço) e isquemia fixa (perfusão reduzida em repouso e após o esforço). O uso de *gating* de ECG também permite a avaliação da função miocárdica com o cálculo de uma fração de ejeção LV.

A **ventriculografia com radionuclídeo** proporciona uma avaliação precisa da função ventricular. É mais comumente realizada usando hemácias marcadas com tecnécio-99 m, que são administradas por via intravenosa. A taxa de contagem de radioatividade pode ser medida usando uma câmera γ ao longo de numerosos ciclos cardíacos, enquanto o uso de *gating* de ECG permite calcular a taxa de contagem média em diferentes estágios do ciclo cardíaco. A partir disto, é possível derivar uma medida precisa da fração de ejeção.

DESVANTAGENS DA CARDIOLOGIA NUCLEAR

A principal desvantagem da cardiologia nuclear é a exposição do paciente à radiação ionizante. A dose de radiação efetiva típica de uma varredura cardíaca dinâmica de ^{99m}Tc

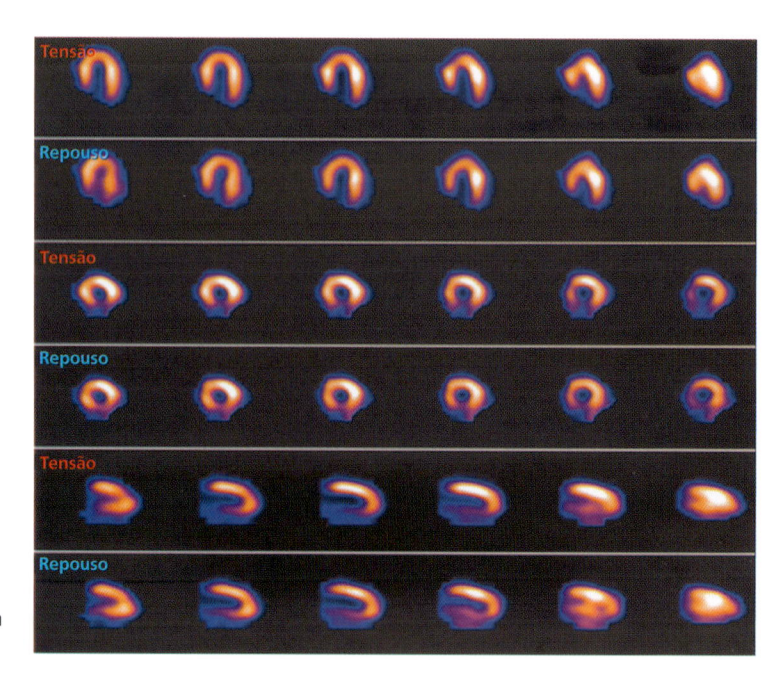

Figura 14.1 Imagem de perfusão miocárdica (mostrando defeito na parede inferior).

é 6 mSv, equivalente a 2,7 anos de exposição à radiação de fundo natural. Para uma varredura de perfusão miocárdica com ^{201}Tl, a dose típica é 18 mSv, equivalente a 8 anos de exposição à radiação de fundo (para comparação, a dose típica de uma única radiografia torácica é 0,02 mSv ou 3 dias de radiação de fundo). Informação adicional sobre doses de radiação e risco adicional de câncer fatal ao longo da vida pode ser encontrada no *website* da Health Protection Agency (www.hpa.org.uk).

IMAGEM DE RESSONÂNCIA MAGNÉTICA CARDÍACA

A MRI é uma técnica altamente versátil de obtenção de imagem cardíaca, que fornece informação anatômica e funcional. A MRI cardíaca é realizada com um escaneador contendo um grande ímã supercondutor. As ondas de rádio são transmitidas para dentro do coração, alinhando núcleos de hidrogênio e, quando os núcleos, subsequentemente, "relaxam", emitem ondas de rádio de si próprios que podem ser detectadas pelo escaneador. O sinal detectado pode, então, ser usado para reconstruir uma imagem do coração (Fig. 14.2).

Usos da MRI cardíaca

Uma das maiores vantagens da MRI cardíaca em relação a muitas outras técnicas de imagem cardíaca é a ampla gama de informação que pode ser fornecida – além da informação anatômica (geralmente com excelente qualidade de imagem), a MRI cardíaca também pode medir as velocidades de fluxo sanguíneo, e isto a torna conveniente para a avaliação de anormalidades valvares e desvios. Seu uso inclui a avaliação de:

- Dimensão e função de câmara cardíaca.
- Cardiopatia valvar.
- Cardiomiopatias.
- Massas cardíacas.
- Cardiopatia congênita.

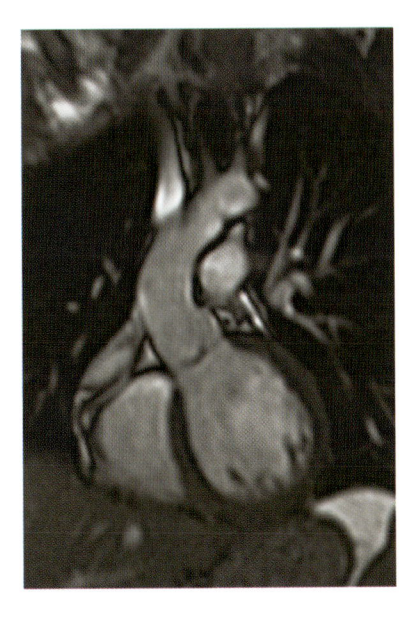

Figura 14.2 Varredura de imagem de ressonância magnética (MRI) cardíaca.

- Doença pericárdica.
- Anormalidades aórticas.

A MRI cardíaca não tem resolução espacial para fornecer imagens muito boas das artérias coronarianas, mas mesmo assim pode auxiliar na avaliação da arteriopatia coronariana. Uma varredura de MRI cardíaca pode ser combinada com estresse farmacológico, como para o eco de esforço, para identificar a isquemia miocárdica, necrose e viabilidade. O uso de um agente de contraste à base de gadolínio pode fornecer informação valiosa sobre a perfusão miocárdica.

Desvantagens da MRI cardíaca

Embora não envolva exposição à radiação ionizante, a MRI cardíaca expõe o paciente a um campo magnético potente e, portanto, é contraindicada para pacientes com certos tipos de implantes metálicos (p. ex., a maioria dos marca-passos e desfibriladores implantáveis). Alguns pacientes com claustrofobia são incapazes de tolerar as condições fechadas encontradas em muitos escaneadores de MRI. Para alguns exames de MRI cardíaca, os pacientes devem receber uma injeção intravenosa de agente de contraste à base de gadolínio, e isto pode impor risco de desenvolvimento de fibrose nefrogênica sistêmica aos pacientes com comprometimento renal.

TOMOGRAFIA COMPUTADORIZADA CARDÍACA

O desenvolvimento da tomografia computadorizada *multislices* (MSCT) levou ao uso da varredura de CT para obtenção de imagens do coração. os escaneadores de MSCT contêm uma torre que carrega uma fonte de raios X e alguns detectores que giram ao redor do paciente. Múltiplas imagens de "cortes" são obtidas conforme o paciente passa pela torre durante a varredura, e o ECG também é registrado. Os cortes são, então, processados pelo *software* apropriado, e os dados de ECG podem ser usados para o "*gate*" das imagens, de modo que o coração pode ser examinado em diferentes pontos no ciclo cardíaco. O processamento dos dados de imagem permite que o coração seja visto em qualquer plano e a partir de qualquer ângulo, seja como imagem tridimensional (3D) dada pelo volume ou como cortes de secção transversal (Fig. 14.3).

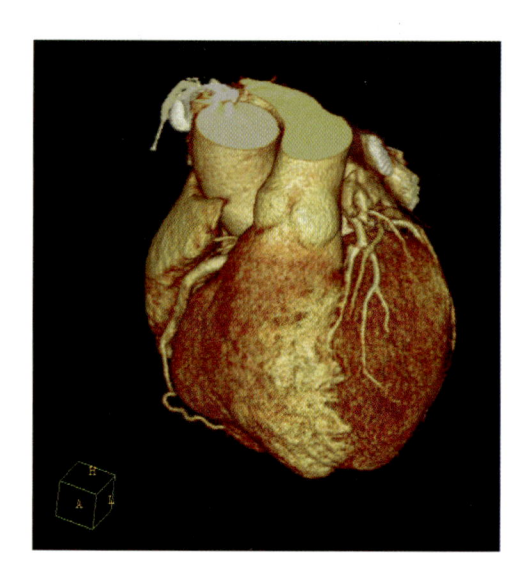

Figura 14.3 Tomografia computadorizada (CT) cardíaca (imagem por volume).

Os escaneadores de MSCT modernos comumente produzem 16 ou 64 cortes, mas novos modelos que oferecem um número ainda maior de cortes (256 e 320 cortes) estão sendo disponibilizados. A varredura de CT cardíaca é muito rápida, com a aquisição das imagens tipicamente demorando menos de 15 segundos. Entretanto, é necessário certo grau de preparação do paciente, uma vez que os exames cardíacos requeiram injeção de contraste intravascular, e muitos pacientes também requerem um β-bloqueador para retardar a frequência cardíaca. O exame e descrição das imagens geralmente demoram 10-30 minutos, dependendo da complexidade do caso.

Usos da CT cardíaca

O principal uso da MSCT é na avaliação das artérias coronárias. É possível obter um escore de cálcio que reflete a quantidade de calcificação presente nas artérias coronarianas. Esta informação pode então ser usada para estimar o risco do paciente de futuros eventos cardiovasculares. As próprias artérias coronárias podem ser submetidas à obtenção de imagens usando contraste (angiografia coronariana por CT [CTCA]), e quaisquer estenoses podem ser identificadas (embora seja mais difícil avaliar com precisão a gravidade de estenoses).

A MSCT também pode ser usada para obter imagens das câmaras cardíacas, possibilitando a realização de medidas, e as imagens de filme mostram a função ventricular. É possível examinar massas cardíacas, assim como as anormalidades congênitas. Infelizmente, a CT cardíaca não fornece informação sobre o fluxo sanguíneo, mas permite avaliar a morfologia valvar.

Desvantagens da CT cardíaca

A CT cardíaca envolve exposição à radiação ionizante, e os pacientes de fato precisam estar com a pulsação relativamente baixa (e regular) e serem capazes de prender a respiração durante a varredura. Para a avaliação das valvas e câmaras cardíacas, o eco geralmente é a modalidade preferida. Entretanto, para a obtenção de imagens arteriais coronarianas (que não podem ser feita com eco), a CT cardíaca oferece uma alternativa útil não invasiva ao cateterismo cardíaco.

CATETERISMO CARDÍACO

O cateterismo cardíaco permite obter imagens das artérias coronárias e das câmaras cardíacas (usando agente de contraste) e também possibilita medir as pressões intracardíacas e saturações de oxigênio. Trata-se de uma técnica invasiva, que requer a passagem de um cateter para o coração através de um vaso periférico.

No caso do exame do coração esquerdo, o cateter é passado sob anestesia local para dentro da artéria radial ou da artéria femoral e, em seguida, guiado até o coração por triagem fluoroscópica. Uma vez posicionado o cateter, um agente de contraste é injetado para visualizar as artérias coronárias esquerda e direita (angiografia coronariana, Fig. 14.4). Volumes maiores de contraste podem ser usados para visualizar o LV e a aorta. É possível realizar medidas de pressão intracardíaca e coletar amostras de sangue da ponta do cateter para avaliar a saturação de oxigênio. Para o exame do coração direito, um cateter é passado através da veia femoral e, novamente, permite medir a pressão intracardíaca e a saturação de oxigênio. O débito cardíaco também pode ser calculado.

Usos do cateterismo cardíaco

O cateterismo cardíaco é mais comumente usado para avaliar as artérias coronárias em casos com suspeita de arteriopatia coronariana. Embora o eco possa fornecer informação sobre isquemia miocárdica (p. ex., anormalidades da movimentação da parede do LV), não permite a visualização das artérias coronarianas em si. O cateterismo cardíaco também tem papel na suplementação da avaliação de eco valvar, LV e de anormalidades cardíacas congênitas.

Desvantagens do cateterismo cardíaco

O cateterismo cardíaco é um procedimento invasivo, que oferece risco de traumatismo nos vasos onde os cateteres são inseridos, bem como risco de arritmias, infarto do miocárdio, acidente vascular encefálico e morte. Há, também, exposição à radiação e a um agente de contraste intravascular.

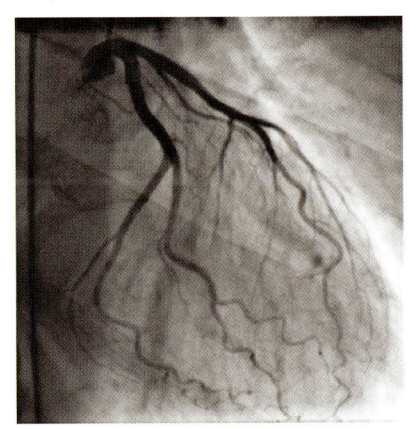

Figura 14.4 Angiograma coronariano (mostrando a artéria coronária esquerda).

> **DOR TORÁCICA RECENTE**
>
> O National Institute for Health and Clinical Excellence (NICE) produziu orientações sobre a seleção apropriada de exames de imagem cardíaca em pacientes com dor torácica cardíaca recente suspeita. Após uma avaliação clínica inicial, é possível estimar a probabilidade de arteriopatia coronariana (CAD) e esta probabilidade pode então ser usada para selecionar um exame de imagem diagnóstico apropriado (quando necessário). O exame de imagem cardíaca funcional para isquemia do miocárdio (como eco de esforço, imagem nuclear de perfusão miocárdica ou MRI de esforço cardíaca) é a investigação diagnóstica de primeira linha mais apropriada para pacientes com estimativas de probabilidade de CAD da ordem de 30-60%. Os escores de cálcio de CT são a investigação de primeira linha mais apropriada, em que a probabilidade de CAD é de 10-29%. A angiografia coronariana invasiva é mais apropriada em casos com probabilidade de CAD de 61-90%. As orientações do NICE na íntegra são disponibilizadas em http://guidance.nice.org.uk/CG95, onde há informações detalhadas adicionais.

Leitura complementar

Desai MY. Cardiac CT beyond coronary angiography: current and emerging non-coronary cardiac applications. *Heart* 2011;**97**:417–24.

Mitchell ARJ, West NEJ, Leeson P, et al. *Cardiac catheterization and coronary intervention*. Oxford University Press, Oxford, 2008.

Myerson S, Francis JM, Neubauer S. *Cardiovascular magnetic resonance*. Oxford University Press, Oxford, 2010.

Sabharwal N, Loong CY, Kelion A. *Nuclear cardiology*. Oxford University Press, Oxford, 2008.

Schuijf JD, Achenbach S, de Feyter PJ, et al. Current applications and limitations of coronary computed tomography angiography in stable coronary artery disease. *Heart* 2011;**97**:330–37.

PARTE 3

Casos clínicos

CAPÍTULO 15

Ventrículo esquerdo e sua função sistólica

AVALIAÇÃO DE ECO DO VENTRÍCULO ESQUERDO

Em muitos departamentos, a avaliação da função do ventrículo esquerdo (LV) é a solicitação mais comum de exame de eco. Um motivo para isto é o fato de os sinais e sintomas que podem indicar insuficiência cardíaca serem comuns e a eco ser uma técnica não invasiva, direta e relativamente econômica para confirmar se há disfunção LV. Este capítulo abordará a avaliação das dimensões LV e a função sistólica geral do LV. Avaliação da função sistólica regional, no contexto da arteriopatia coronariana, é discutida no Capítulo 16. A função LV será abordada no Capítulo 17.

O principal desafio em usar a eco para avaliar o LV está em resumir o sinal e a função de uma complexa estrutura 3D usando apenas alguns parâmetros. A tentativa de representar o LV no contexto de um número limitado de medidas está repleta de armadilhas, notavelmente ao usar medidas volumétricas com base em considerações acerca do formato geométrico do LV, que não é necessariamente correto, em particular se o formato do LV estiver distorcido ou as anormalidades estiverem limitadas a apenas uma ou duas áreas da parede ventricular. A chave é usar o senso comum – se houver uma discrepância nítida entre a sua avaliação "a olho" do LV e as figuras fornecidas pelos seus cálculos, destaque isto no seu relatório.

Uma avaliação abrangente de eco do LV inclui a avaliação de:

- Dimensões LV:
    - Formato do LV.
    - Espessura da parede.
    - Tamanho da cavidade.
- Massa LV.
- Função sistólica LV.
    - Função global.
    - Função regional (Capítulo 16).
- Função diastólica LV (Capítulo 17).
- Morfologia do trato de saída LV (LVOT) (Capítulo 24, Cardiomiopatia hipertrófica).
- Trombo ou massas LV (Capítulo 27).

Se você ainda não leu, talvez conclua que é útil ler os capítulos sobre exames de imagem com Doppler tecidual (Capítulo 10), bem como sobre mecânica do miocárdio e rastreamento por pontos (Capítulo 11).

DIMENSÕES DO VENTRÍCULO ESQUERDO

Ao medir as dimensões do LV, é importante não deixar escapar nada – uma vez que as medidas do LV somente forneçam um retrato seletivo do LV nas regiões onde as medidas são feitas, é preciso garantir que o seu relatório inclua também uma descrição de quaisquer anormalidades que não estejam refletidas nas imagens. Dedique um tempo para observar atentamente o LV como um todo em diversas vistas (ao menos parte do LV é visível em quase todas as vistas padrão do coração) e, se o formato geral estiver anormal, certifique-se de descrever isto (Fig. 15.1). Um bom exemplo disto é a presença de um aneurisma LV, cuja localização deve ser descrita e que requer identificar se é um caso de aneurisma verdadeiro ou de pseudoaneurisma (Capítulo 16), ou ainda a presença de uma área localizada de hipertrofia na cardiomiopatia hipertrófica.

Medidas lineares do LV

Em seguida, devem ser obtidas medidas das dimensões da cavidade e da parede LV em sístole e em diástole. É possível obter medidas lineares do LV diretamente a partir de uma imagem de eco 2D (Fig. 15.2) ou usando eco em modo M, caso você prefira (Fig. 15.3), seja na vista paraesternal de eixo longo, seja na paraesternal de eixo curto

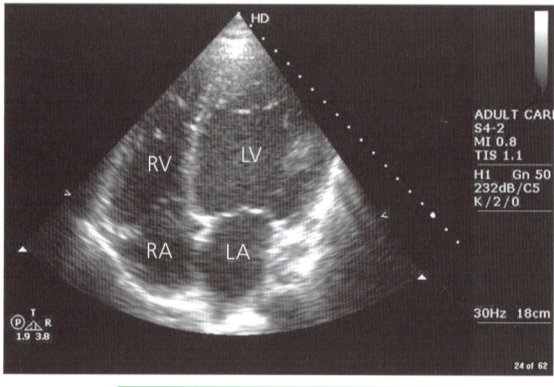

Figura 15.1 Ventrículo esquerdo dilatado (LA = átrio esquerdo; LV = ventrículo esquerdo; RA = átrio direito; RV = ventrículo direito).

Vista	Apical de 4 câmaras
Modalidade	2D

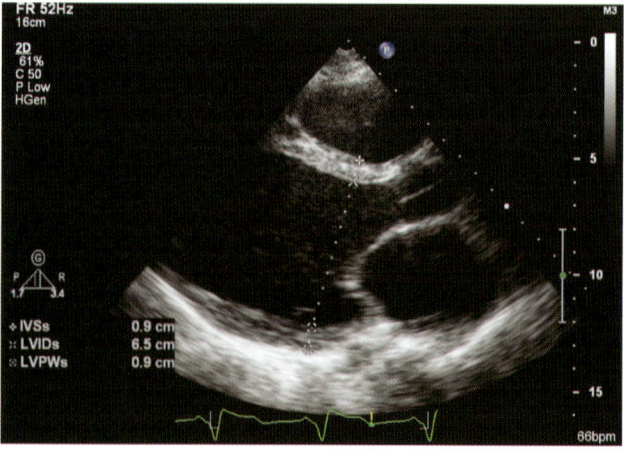

Figura 15.2 Medidas lineares do LV usando eco 2D (IVSs = dimensão da parede septal interventricular – sístole; LVIDs = dimensão interna ventricular esquerda – sístole; LVPWs = dimensão da parede posterior ventricular esquerda – sístole).

Vista	Paraesternal de eixo longo
Modalidade	2D

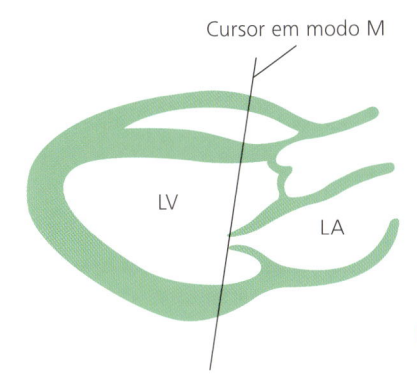

Figura 15.3 Posicionamento do cursor em modo M para medida das dimensões LV (LA = átrio esquerdo; LV = ventrículo esquerdo).

ao nível das pontas do folheto da valva mitral. Embora o modo M proporcione a vantagem de uma alta resolução temporal, facilitando a visualização do movimento do endocárdio, continua sendo ainda mais fácil garantir o correto alinhamento das suas medidas (*i. e.*, 90° em relação ao eixo longo da cavidade LV), se estas forem obtidas diretamente a partir da imagem 2D. Seja qual for a técnica de sua preferência, certifique-se de identificar corretamente a diástole final e a sístole final (ver quadro), bem como as bordas endocárdica/epicárdica.

> **DIÁSTOLE FINAL E SÍSTOLE FINAL**
>
> **Medidas de diástole final** são medidas frequentemente obtidas no início do complexo QRS no traçado do ECG. Entretanto, a American Society of Echocardiography (ASE) recomenda que a diástole final seja tomada como *frame* subsequente ao fechamento da valva mitral ou como *frame* no ciclo cardíaco em que a dimensão LV interna é a maior.
>
> **Medidas de sístole final** são medidas frequentemente tomadas no ponto em que a dimensão LV interna é a menor, contudo a ASE também sugere usar como alternativa o *frame* anterior à abertura da valva mitral. A vista apical de 2 câmaras não mostra muito bem a abertura da valva mitral, assim como as medidas basais tomadas nesta vista no momento da abertura da valva mitral.

Começando na borda ventricular direita (RV) do septo interventricular, use compassos para medir as seguintes dimensões LV diastólicas:

- IVSd (septal interventricular – diástole).
- LVIDd (dimensão interna LV – diástole).
- LVPWd (dimensão da parede posterior LV – diástole).

Em seguida, repita o processo para as dimensões LV sistólicas:

- IVSs (dimensão da parede septal interventricular – sístole).
- LVIDs (dimensão interna LV – sístole).
- LVPWs (dimensão da parede posterior LV – sístole).

No passado, recomendava-se que estas medidas em modo M fossem obtidas de uma borda principal a outra, contudo resolução aprimorada dos aparelhos de eco modernos implica na tomada de medidas diretamente a partir da interface tecido-sangue. O aparelho de eco exibirá as medidas à medida que forem sendo tomadas, e muitas vezes também exibe certo número de parâmetros calculados (p. ex., fração de ejeção, encurtamento fracionário) com base nestas medições (Fig. 15.2).

Uma boa ideia é obter várias medidas em diferentes ciclos cardíacos e, então, calcular a média. Outra possibilidade é ajustar as dimensões internas LV de acordo com a área de superfície corporal (BSA) do paciente, medida em m². A fórmula de Mosteller é comumente usada para calcular a BSA:

$$\text{BSA (m}^2\text{)} = \sqrt{\frac{\text{altura(cm)} \times \text{peso(kg)}}{3.600}}$$

A Tabela 15.1 mostra as faixas de referência para homens e mulheres.

Tabela 15.1 Faixas de referência para homens e mulheres

	Normal	Leve	Moderada	Grave
Homens				
IVSd (cm)	0,6-1,2	1,3-1,5	1,6-1,9	≥ 2,0
LVIDd (cm)	4,2-5,9	6,0-6,3	6,4-6,8	≥ 6,9
LVIDd/BSA (cm/m²)	2,2-3,1	3,2-3,4	3,5-3,6	≥ 3,7
LVPWd (cm)	0,6-1,2	1,3-1,5	1,6-1,9	≥ 2,0
Mulheres				
IVSd (cm)	0,6-1,2	1,3-1,5	1,6-1,9	≥ 2,0
LVIDd (cm)	3,9-5,3	5,4-5,7	5,8-6,1	≥ 6,2
LVIDd/BSA (cm/m²)	2,4-3,2	3,3-3,4	3,5-3,7	≥ 3,8
LVPWd (cm)	0,6-1,2	1,3-1,5	1,6-1,9	≥ 2,0

BSA = área de superfície corporal; IVSd = dimensão da parede septal interventricular – diástole; LVIDd = dimensão interna ventricular esquerda – diástole; LVPWd = dimensão da parede posterior ventricular esquerda – diástole.

Faixas de referência reproduzidas com permissão da British Society of Echocardiography e British Heart Foundation.

ARMADILHAS COMUNS

Ao avaliar as dimensões LV, as seguintes armadilhas são encontradas:
- Falha em obter medidas nos pontos temporais corretos (sístole final e diástole final).
- Falha em obter medidas perpendiculares ao eixo longo do LV.
- Falha em identificar corretamente o endocárdio – é preciso ser particularmente cauteloso para evitar confundir as cordas tendíneas com o endocárdio da parede posterior do LV.

Medidas volumétricas do ventrículo esquerdo

As medidas volumétricas são baseadas no princípio de que os volumes LV podem ser calculados a partir de medidas 2D do LV, desde que sejam aplicadas certas considerações acerca do formato do LV. Quanto maior for a distorção LV (p. ex., como resultado de aneurisma), menos confiáveis serão estas medidas volumétricas.

Método da regra de Simpson modificado

O método da regra de Simpson modificado é a melhor (e mais comumente usada) forma de calcular os volumes LV. Também é conhecido como método biplanar de discos, com base no princípio de que a cavidade LV pode ser considerada uma pilha de discos elípticos com tamanhos que diferem no sentido da base para o ápice. Se o

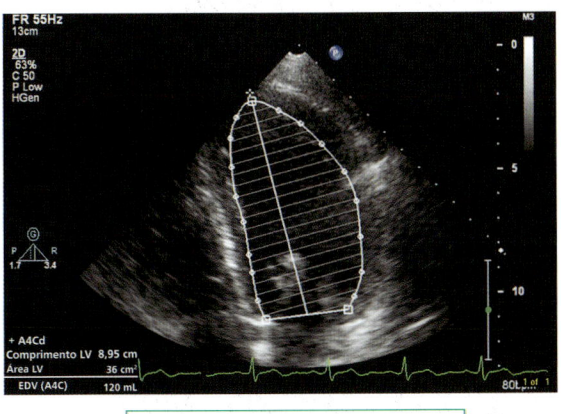

Figura 15.4 Medida do volume ventricular esquerdo (LV) usando o método da regra de Simpson modificada (EDV = volume diastólico final).

Vista	Apical de 4 câmaras
Modalidade	2D

volume de cada disco for conhecido (a partir de sua área e espessura), então o volume LV geral será igual à soma dos volumes de todos os discos.

Os aparelhos de eco automatizam grande parte do processo e requerem que o operador apenas tome a medida do comprimento do LV (eixo longo) e trace o contorno do endocárdio LV em um (ou de preferência dois) dos planos. Para tanto:

1. Na vista apical de 4 câmaras, obtenha a melhor vista possível do LV, prestando atenção particularmente à definição da borda endocárdica e evitando escorçamento. O uso de um agente de contraste de eco (Capítulo 9) pode ajudar a delinear o endocárdio, se a qualidade da imagem não for ideal.
2. Congele uma alça e encontre uma imagem de diástole final. Então, trace a borda endocárdica a partir do ânulo da valva mitral descendo até o ápice e, em seguida, volte para cima até o ânulo, no lado oposto. Ignore qualquer músculo papilar que possa estar visível. O aparelho normalmente unirá os pontos do início e do fim traçando uma reta através da valva mitral, de modo a incluir toda a cavidade LV na área traçada. O aparelho, então, dividirá, automaticamente, a área traçada em uma pilha de discos (em geral, 20 discos).
3. Obtenha a medida do comprimento do eixo longo LV a partir do ápice até o ponto médio da valva mitral. O aparelho, então, usará esta medida para calcular o volume diastólico final LV (LVEDV, Fig. 15.4).
4. Faça a rolagem para o *frame* de sístole final e repita os passos 2 e 3 para obter o volume sistólico final LV (LVESV).
5. Embora uma medida obtida apenas em um único plano forneça um valor de LVEDV e de LVESV, isto não considera o fato de cada um dos discos ser circular. Repetir as medidas na vista de 2 câmaras apical fornecerá uma representação melhor do corte transversal elíptico do LV e de quaisquer anormalidades de movimento de parede regionais.

Método de área-comprimento

O método de área-comprimento pode ser útil para estimar volumes LV, quando o endocárdio não puder ser visto de forma clara o suficiente para permitir um traçado preciso. Entretanto, este método faz considerações (e simplificações) relevantes sobre o formato do LV:

1. Na vista paresternal de eixo curto, ao nível médio LV (músculo papilar), congele uma alça e encontre o *frame* diastólico final. Faça a planimetria traçando a borda endocárdica para calcular a área de corte transversal da cavidade LV neste nível, em cm². A presença dos músculos papilares deve ser ignorada ao traçar o endocárdio.
2. Na vista apical de 4 câmaras, no *frame* de diástole final, tome a medida do comprimento do eixo longo LV desde o ápice até o ponto médio da valva mitral, em cm.
3. O LVEDV, em mL, é dador por:

$$LVEDV = \frac{5 \times \text{área} \times \text{comprimento}}{6}$$

4. Faça a rolagem para o *frame* de sístole final e repita as etapas 1 a 3 pra obter o LVESV.

Ambos, LVEDV e LVESD, podem ser ajustados para a BSA ("índice de volume LV"). A Tabela 15.2 mostra as faixas de referência para homens e mulheres.

Tabela 15.2 Volumes de ventrículo esquerdo – faixas de referência

	Normal	Leve	Moderada	Grave
Homens				
LVEDV (mL)	67-155	156-178	179-201	≥ 202
LVESV (mL)	22-58	59-70	71-82	≥ 83
LVEDV/BSA (mL/m²)	35-75	76-86	87-96	≥ 97
LVESV/BSA (mL/m²)	12-30	31-36	37-42	≥ 43
Mulheres				
LVEDV (mL)	56-104	105-117	118-130	≥ 131
LVESV (mL)	19-49	50-59	60-69	≥ 70
LVEDV/BSA (mL/m²)	35-75	76-86	87-96	≥ 97
LVESV/BSA (mL/m²)	12-30	31-36	37-42	≥ 43

BSA = área de superfície corporal; LVEDV = volume diastólico final ventricular esquerdo; LVESV = volume sistólico final ventricular esquerdo.

Faixas de referência reproduzidas com permissão da British Society of Echocardiography e British Heart Foundation.

VOLUMES LV E ECO 3D

A eco 3D alcança muitos problemas inerentes à avaliação dos volumes LV usando 2D. Como a eco 3D permite visualizar o LV inteiro, os cálculos de volume dispensam quaisquer considerações sobre a geometria LV. A avaliação dos volumes (e massas) LV, usando eco 3D, foi devidamente validada e está comprovado que se trata de uma técnica mais precisa (e reprodutível) do que as técnicas 2D (Capítulo 12).

Massa ventricular esquerda

Uma massa LV normal tem 96-200 g (homens) e 66-150 g (mulheres). A massa LV aumenta com a hipertrofia LV (LVH, Fig. 15.5), que pode resultar de uma cardiomiopartia primária (p. ex., cardiomiopatia hipertrófica ou infiltrante) ou secundária ao

Figura 15.5 Hipertrofia ventricular esquerda (LA = átrio esquerdo; LV = ventrículo esquerdo; RVOT = trato de saída ventricular direito).

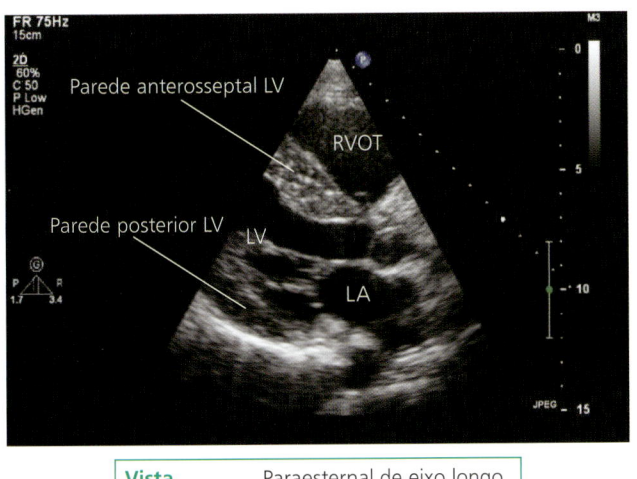

Vista	Paraesternal de eixo longo
Modalidade	2D

aumento da pós-carga LV (p. ex., hipertensão, estenose aórtica). A avaliação de eco da LVH inclui:

- Descrição da aparência geral do LV (hipertrofia concêntrica *versus* assimétrica).
- Medida das dimensões LV.
- Cálculo da massa LV.
- Avaliação da função LV (sistólica e diastólica).
- Procura por causas subjacentes, como estenose aórtica ou coarctação aórtica.

Determinação da massa LV, usando medidas lineares

Conforme descrito anteriormente, em "medidas lineares do LV", deve-se usar a eco 2D (ou modo M) para obter as seguintes medidas (em cm) na diástole final:

- IVSd.
- LVIDd.
- LVPWd.

A massa LV, em gramas, pode então ser calculada usando a seguinte fórmula:

$$\text{Massa LV} = \left\{ 0{,}8 \times \left[1{,}04 \times \left((\text{LVIDd} + \text{LVPWd} + \text{IVSd})^3 - (\text{LVIDd})^3 \right) \right] \right\} + 0{,}6$$

Determinação da massa LV usando medidas volumétricas

Os cálculos volumétricos da massa LV baseiam-se na medida do volume da cavidade LV, conforme destacado anteriormente, seguida da subtração deste valor do volume total do LV (encerrado junto ao epicárdio). Esta subtração resulta no volume de "casca", ou seja, o volume ocupado pelo miocárdio ventricular. A massa LV, então, é igual a este volume de "casca" multiplicado pela densidade miocárdica (1,05 g/mL). Há várias formas de chegar a isto.

A **fórmula de área-comprimento** se baseia no método usado para calcular o LVEDV, destacado anteriormente em "medidas volumétricas do LV":

1. Na vista paraesternal de eixo curto, ao nível LV médio (músculo papilar), congele uma alça e encontre o *frame* diastólico final. Faça a planimetria traçando a borda endocárdica para calcular a área de corte transversal endocárdica (A_2) do LV neste nível, em cm². Ignore a presença dos músculos papilares ao traçar o endocárdio.
2. Na mesma vista, faça a planimetria traçando a borda *epicárdica* para calcular a área de corte transversal epicárdica (A_1) do LV em cm².
3. Calcule a espessura média de parede (t), em cm, usando a fórmula:

$$t = \sqrt{\frac{A_1}{\pi}} - \sqrt{\frac{A_2}{\pi}}$$

4. A vista apical de 4 câmaras, no *frame* diastólico final, mede o comprimento (L) do eixo longo LV desde o ápice até o ponto médio da valva mitral, em cm.
5. Massa LV, em gramas, dada pela seguinte fórmula:

$$\text{Massa LV} = 1{,}05 \times \left\{ \left[(5/6) \times A_1 \times (L+t) \right] - \left[(5/6) \times A_2 \times L \right] \right\}$$

A **fórmula elipsoide truncada** é baseada em medidas similares, porém é mais complexa. Aqui, o comprimento (L) do eixo longo LV, medido a partir da vista apical de 4 câmaras, é dividido em dois pelo plano do eixo curto, em que foi realizada a planimetria das áreas de corte transversal LV. A distância do ápice até o plano do eixo curto é denotada por "a", e a partir deste plano até o plano do ânulo mitral é denotada por "b", que constitui o raio do eixo curto dado por:

$$b = \sqrt{\frac{A_2}{\pi}}$$

A massa do LV, em gramas, é dada pela seguinte fórmula:

$$\text{Massa LV} = 1{,}05 \times \pi \left\{ (b+t)^2 \left[\left\{ \frac{2}{3}(a+t) + d - \frac{d^3}{3(a+t)^2} \right\} - b^2 \left\{ \frac{2}{3}a + d - \frac{d^3}{3a^2} \right\} \right] \right\}$$

Também é possível usar uma técnica com base no **método da regra de Simpson modificada**. Entretanto, este método depende muito da habilidade de obter uma definição nítida das bordas endo e epicárdica. Para calcular a massa LV:

1. Usando as vistas apicais de 4 e 2 câmaras, calcule o LVEDV (*i. e.*, volume da cavidade), conforme descrito anteriormente.
2. Repita o processo, só que desta vez usando a planimetria para traçar a borda epicárdica do LV, para obter o volume LV total.
3. O volume miocárdico é igual ao volume LV total menos o LVEDV. Multiplique este valor pela densidade miocárdica (1,05 g/mL) para calcular a massa LV.
4. A massa LV pode ser ajustada para a BSA ("índice de massa LV").

A Tabela 15.3 mostra as faixas de referência para homens e mulheres.

Tabela 15.3 Massa de ventrículo esquerdo – faixas de referência

	Normal	Leve	Moderada	Grave
Homens				
Massa LV (g)	96-200	201-227	228-254	> 254
Massa LV/BSA (g/m^2)	50-102	103-116	117-130	> 130
Mulheres				
Massa LV (g)	66-150	151-171	172-182	> 182
Massa LV/BSA (g/m^2)	44-88	89-100	101-112	> 112

BSA = área de superfície corporal; LV = ventrículo esquerdo.

Faixas de referência reproduzidas com permissão da British Society of Echocardiography e British Heart Foundation.

ARMADILHAS COMUNS

Entre as armadilhas encontradas na avaliação da massa LV, estão:

- Medidas lineares:
  - Pequenos erros de medida podem-se tornar amplamente aumentados em consequência da dimensão cúbica do LV, na fórmula da massa LV linear.
  - Não use medidas lineares em casos de geometria LV distorcida (p. ex., áreas isoladas de hipertrofia).
- Medidas volumétricas:
  - Falha em traçar com precisão o endocárdio ou o epicárdio.

Função sistólica ventricular esquerda

A avaliação da função sistólica ventricular esquerda constitui um dos pilares de qualquer exame de eco e é parte essencial do manejo de pacientes com suspeita de insuficiência cardíaca sistólica, uma condição comum associada a taxas consideráveis de morbidade e mortalidade.

Insuficiência cardíaca

A insuficiência cardíaca afeta 1-2% da população adulta e é particularmente comum em idosos, afetando ≥ 10% dos indivíduos com idade > 70 anos. A insuficiência cardíaca é considerada uma síndrome clínica em que os pacientes têm sinais e sintomas de insuficiência cardíaca (Tabela 15.4) ao lado de evidências objetivas de anormalidade estrutural ou funcional em repouso. A insuficiência cardíaca pode ser classificada como:

- Sistólica e/ou diastólica.
- Aguda ou crônica.
- De lado esquerdo e/ou direito.
- De alto débito (p. ex., tireotoxicose) ou baixo débito.

Existem muitas causas de insuficiência cardíaca sistólica, incluindo:

- Arteriopatia coronariana.
- Hipertensão.

Tabela 15.4 Achados clínicos de insuficiência cardíaca

Sintomas	Sinais
Pode ser assintomática	Taquicardia, ritmo de galope
Falta de ar	Taquipneia
Fadiga	Pressão venosa jugular alta
Inchaço do tornozelo	Cardiomegalia
	Edema/congestão pulmonar
	Edema periférico
	Ascite
	Hepatomegalia

- Doença valvar.
- Miocardite viral.
- Cardiomiopatia (Capítulo 24).
- Fármacos cardiotóxicos (p. ex., antraciclinas).
- Álcool.

Avaliação de eco da função sistólica LV

Como a avaliação da função LV é baseada em muitas medidas lineares e/ou volumétricas já discutidas neste capítulo, as mesmas armadilhas se aplicam. Os cálculos partem do princípio que o LV tem formato geométrico regular, e a função de cada segmento do LV é a mesma. Portanto, é importante saber quais são as limitações de cada um dos métodos a seguir e usá-los de forma criteriosa. De fato, alguns centros não quantificam a função LV e adotam uma política que consiste no simples fornecimento de uma avaliação "a olho" da função geral, graduando a função LV em "normal" ou "levemente/moderadamente/gravemente comprometida", em vez de determiná-la. O ponto-chave é usar o senso-comum – se houver uma discrepância clara entre como a função LV lhe parece e aquilo que seus cálculos determinam, destaque isto em seu relatório.

> **ARMADILHAS COMUNS**
> Entre as armadilhas encontradas na avaliação da função sistólica LV, estão:
> - Falha em obter medidas precisas das dimensões da câmara.
> - Usar medidas que desconsideram a morfologia anormal do LV ou as anormalidades de movimento regional da parede.
> - Nas medidas relacionadas com Doppler, como o volume sistólico, falhar em alinhar o feixe do ultrassom à direção do fluxo sanguíneo.
> - Tentar medir dP/dt quando a regurgitação mitral for insuficiente para a obtenção de um traçado nítido de onda contínua (CW).

Encurtamento fracionário

O encurtamento fracionário (FS) é uma medida do percentual de alteração das dimensões LV ocorrido entre a diástole e a sístole. O FS normal está na faixa de 25-43%. O FS é calculado a partir do LVIDd e LVIDs:

$$FS = \frac{LVIDd - LVIDs}{LVIDd} \times 100\%$$

Fração de ejeção

A fração de ejeção (EF) é a medida mais amplamente citada de desempenho sistólico LV, que expressa (como percentual) a proporção de sangue bombeado para fora a cada batimento cardíaco. Uma EF normal é igual a 55%. A EF é calculada a partir do LVEDV e do LVESV:

$$EF = \frac{LVEDV - LVESV}{LVEDV} \times 100\%$$

Também é possível calcular a EF usando medidas lineares, em vez de medidas volumétricas (i. e., com base apenas em medidas obtidas em modo M), usando a fórmula:

$$FF = \frac{LVIDd^3 - LVIDs^3}{LVIDd^3} \times 100\%$$

Entretanto, este método não considera as variações do movimento regional da parede e é altamente propenso à falta de precisão. A EF muitas vezes é calculada de modo automático pelo aparelho de eco, assim que as medidas lineares de LVIDd e LVIDs são fornecidas pelo operador do sonógrafo (Fig. 15.2). Entretanto, em vez de aceitar este valor e sempre que possível, é preciso seguir com a avaliação da EF usando medidas volumétricas.

> **EF E TRASTUZUMABE (HERCEPTINA)**
> A medida precisa da EF é sempre desejável, mas há situações em que pode ser decisiva. Uma destas situações é no monitoramento dos pacientes com câncer de mama que recebem trastuzumabe (herceptina), um fármaco que pode afetar a função LV. O National Institute for Health and Clinical Excellence recomenda que a função cardíaca seja avaliada antes de iniciar o tratamento, e que este não seja oferecido a indivíduos com EF ≤ 55%. Pacientes sob tratamento devem ser submetidos a uma avaliação da função cardíaca a cada 3 meses e, se houver queda da EF de pelo menos 10 pontos percentuais (de ejeção) em relação ao basal e para menos de 50%, então o tratamento deve ser suspenso. A British Society of Echocardiography enfatiza a importância de medir a EF com precisão nestes pacientes, usando o método da regra de Simpson modificada (ou eco 3D) e com disponibilidade de contraste LV conforme apropriado, sendo que os departamentos de eco devem dispor de dados de auditoria recente para comprovar que são capazes de fornecer medidas de EF reprodutíveis, em conformidade com os requisitos destas diretrizes.

A Tabela 15.5 mostra as faixas de referência para encurtamento fracionário LV. Há várias técnicas para quantificar a função sistólica LV, que são discutidas adiante.

Distância de ejeção

A distância de ejeção (SD) é a distância média percorrida pelo sangue durante cada batimento cardíaco. Na vista apical de 5 câmaras, o Doppler com ondas pulsadas (Doppler de PW) é usado para medir a integral de tempo-velocidade (VTI) do fluxo de saída no LVOT e fornecer VTI_{LVOT} (em cm). A amostra de volume deve ser colo-

Tabela 15.5 Função sistólica ventricular esquerda (LV) – faixas de referência

	Normal	Leve	Moderada	Grave
Encurtamento fracionário LV (%)	25-43	20-24	15-19	< 15
Fração de ejeção LV (%)	≥ 55	45-54	36-44	≤ 35

Faixas de referência reproduzidas com permissão da British Society of Echocardiography e British Heart Foundation.

cada no nível do ânulo da valva aórtica, proximal às cúspides. A SD é igual a VTI_{LVOT}. Uma SD normal está na faixa de 18 a 22 cm.

Volume sistólico

É a quantidade de sangue ejetada dentro da aorta pelo LV a cada batimento cardíaco. Pode ser medido da seguinte forma:

1. Na vista paraesternal de eixo longo, o diâmetro de LVOT (em cm) é medido ao nível do ânulo da valva aórtica, proximal às cúspides (Fig. 15.6), e este valor é usado para calcular a área de corte transversal (CSA) de LVOT em cm²:

$$CSA_{LVOT} = 0{,}785 \times (\text{diâmetro de LVOT})^2$$

2. Na vista apical de 5 câmaras, o Doppler de PW é usado para medir a VTI do fluxo de saída em LVOT. O volume de amostragem deve ser colocado no nível do ânulo da valva aórtica, no mesmo ponto em que o diâmetro de LVOT foi medido (Fig. 15.7), e um traçado de Doppler de PW de fluxo em LVOT deve ser obtido para medir a VTI_{LVOT} (em cm) (Fig. 15.8).
3. O volume sistólico (SV) LV, em mL/batimento, pode então ser calculado de:

$$SV = CSA_{LVOT} \times VTI_{LVOT}$$

Um SV normal está na faixa de 60-100 mL/batimento. O cálculo de SV depende de um bom alinhamento do ângulo de interrogação do Doppler com a direção do fluxo, e considerando que o fluxo em LVOT seja laminar e o corte transversal em LVOT seja circular. É essencial medir o diâmetro de LVOT como maior grau de precisão possível. Em princípio, o SV pode ser medido em qualquer local no coração onde seja possível medir uma área de corte transversal e o VTI. Em termos práticos, contudo, a medida de LVOT é relativamente direta.

Índice de volume sistólico

O índice de volume sistólico (SVI) é o SV ajustado para a BSA e medido em mL/batimento/m²:

$$SVI = \frac{SV}{BSA}$$

Débito cardíaco

O débito cardíaco (CO) pode ser calculado a partir do SV e da frequência cardíaca (HR, em batimentos/min). Um débito cardíaco normal é igual a 4-8 L/min:

$$CO = \frac{SV \times HR}{1.000}$$

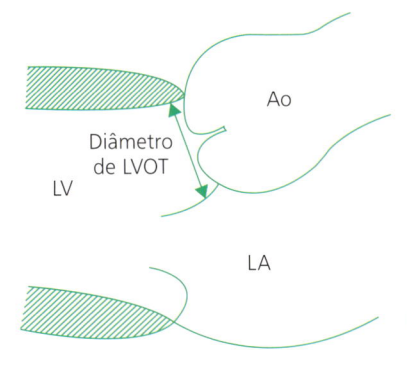

Figura 15.6 Medida do diâmetro do LVOT (Ao = aorta; LA = átrio esquerdo; LV = ventrículo esquerdo; LVOT = trato de saída ventricular esquerdo).

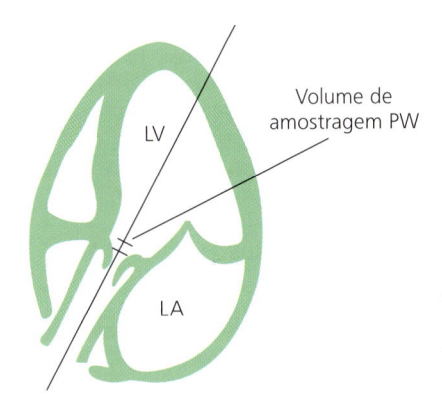

Figura 15.7 Posicionamento do volume de amostragem para análise com Doppler de onda pulsada (Doppler de PW) da integral tempo-velocidade (VTI) do trato de saída ventricular esquerdo (LA = átrio esquerdo; LV = ventrículo esquerdo).

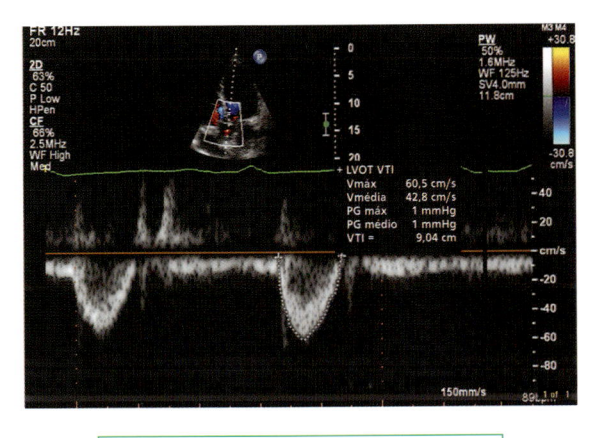

Vista	Apical de 5 câmaras
Modalidade	Doppler de PW

Figura 15.8 Doppler de onda pulsada (Doppler de PW) do trato de saída ventricular esquerdo (LVOT) (PG = gradiente de pressão; Vmáx = velocidade de pico; Vmédia = velocidade média; VTI = integral tempo-velocidade).

Índice cardíaco

O índice cardíaco (CI) é o CO ajustado para a BSA e medido em L/min/m^2:

$$CI = \frac{CO}{BSA}$$

Taxa de elevação da pressão ventricular (dP/dt)

Com a função sistólica LV normal, a velocidade da elevação da pressão ventricular (dP/dt) durante a sístole é rápida. Se a função sistólica estiver comprometida, a dP/dt começa a cair. A medida de dP/dt requer a presença de regurgitação mitral:

1. Na vista apical de 4 câmaras, o uso de Doppler de CW para obter um traçado espectral de regurgitação mitral, garantindo o alinhamento cuidadoso do feixe de ultrassom com o jato regurgitante. Estabeleça a velocidade de varredura o mais alto possível, para "espalhar" o traçado e facilitar a marcação de pontos temporais relevantes.
2. Usando o traçado, marque os pontos em que a velocidade do jato regurgitante chega a 1 m/s e também a 3 m/s. Determine o intervalo de tempo (dt) entre estes dois pontos, em segundos (Fig. 15.9).
3. A 1 m/s, o gradiente de pressão que dirige o jato regurgitante é igual a 4 mmHg (equação de Bernoulli). A 3 m/s, o gradiente vale 36 mmHg, alterando os gradientes de pressão (dP) entre as duas velocidades de 32 mmHg.
4. dP/dt, portanto, é calculada (em mmHg/s) dividindo o intervalo de tempo (dt) medido em 32. Quanto maior for a duração de dt e menor for o valor de dP/dt, pior será a condição da função sistólica LV. Um LV normal tem dP/dt > 1.200 mmHg/s (e uma dt < 0,027 s), enquanto o LV gravemente comprometido em geral tem dP/dt < 800 mmHg/s (e dt > 0,04 s).

dP/dt não deve ser usada se houver regurgitação mitral *aguda* ou se houver hipertensão ou estenose aórtica significativa.

Separação ponto E septal-valva mitral

A separação ponto E septal-valva mitral (EPSS, distância entre o ponto E ou movimento anterior máximo do folheto mitral anterior e o septo) é medida na vista paraesternal de eixo longo em modo M. A EPSS reflete o fluxo de entrada pela valva mitral e está correlacionada com o volume sistólico LV (enquanto não houver regurgitação mitral significativa). Normalmente, a EPSS da valva mitral não excede 6 mm, porém a distância aumenta com a piora da função LV.

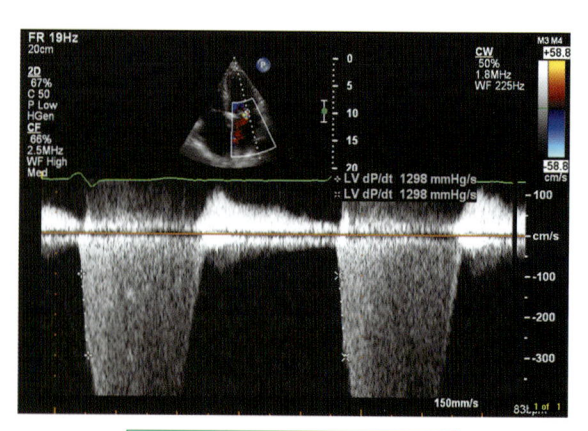

Figura 15.9 Medida da velocidade de elevação da pressão ventricular (dP/dt) (CW = onda contínua; VE = ventrículo esquerdo).

Vista	Apical de 4 câmaras
Modalidade	Doppler de CW

> **DESCRIÇÃO DE AMOSTRA**
>
> A espessura da parede LV é normal. O LV está moderadamente dilatado (LVIDd = 6,6 cm; LVEDV = 190 mL). A função sistólica LV é moderadamente comprometida, e o comprometimento é global, sem anormalidades específicas do movimento regional da parede. O encurtamento fracionário é de 17%, e a fração de ejeção é de 38%, usando o método da regra de Simpson modificado. O volume sistólico é de 40 mL/batimento, com débito cardíaco de 3 L/min. Os folhetos da valva mitral são estruturalmente normais, porém o ânulo está dilatado e há regurgitação mitral funcional moderada, com dP/dt = 986 mmHg/s. Os achados indicam comprometimento moderado da função sistólica LV.

Tratamento da função sistólica LV comprometida

Pacientes com disfunção sistólica LV são tratados com diuréticos para aliviar os sintomas, e quaisquer fatores contribuidores (p. ex., hipertensão, doença valvar, isquemia do miocárdio) são tratados conforme apropriado. As taxas de morbidade e mortalidade melhoram com o uso de inibidores de enzima conversora de angiotensina (ACE) (ou bloqueadores do receptor de angiotensina) e β-bloqueadores (p. ex., bisoprolol, carvedilol). Em alguns pacientes, os antagonistas de aldosterona (p. ex., espironolactona) e a digoxina também exercem algum papel.

Pacientes com insuficiência cardíaca moderada à grave mesmo sob tratamento médico ideal, LVEF ≤ 35% e complexos QRS amplos ao ECG (duração de QRS ≥ 120 ms) podem alcançar diminuição dos sintomas e da mortalidade com implantação de marca-passo biventricular (terapia de ressincronização cardíaca, CRT – ver adiante). Indivíduos com alto risco de arritmias ventriculares podem ser beneficiados pelo uso de cardioversor-desfibrilador implantável (ICD).

Terapia de ressincronização cardíaca

A CRT é comprovadamente efetiva como terapia com uso de dispositivo destinada aos pacientes com insuficiência cardíaca, apresentando dissincronismo cardíaco, mais comumente como consequência de bloqueio de ramo esquerdo (LBBB), embora possa haver dissincronismo até mesmo quando a duração de QRS é normal. O LBBB retarda a contração do VE, em comparação ao lado direito, e leva a uma contratilidade mecânica desordenada resultante do aumento das fases de contração isovolumétrica e relaxamento do ciclo cardíaco (p. 10). Isto diminui o tempo relativo de enchimento e ejeção ventricular, e em consequência há queda do volume sistólico e do débito cardíaco.

O LBBB produz movimento discinético ("paradoxal") do septo interventricular, que se contrai antes da parede lateral retardada. Uma consequência adicional do LBBB é uma queda da pressão sistólica de pico LV, levando ao comprometimento do fechamento da valva mitral e exacerbando a regurgitação mitral funcional (que pode ocorrer não só na sístole como também na diástole tardia, conhecida como "regurgitação mitral pré-sistólica").

A eco pode auxiliar na seleção de pacientes para CRT, demonstrando o comprometimento do sincronismo na contração entre LA e LV (dissincronismo atrioventricular), entre LV e RV (dissincronismo interventricular), e entre diferentes paredes junto ao RV (dissincronismo intraventricular). Existem muitas medidas distintas disponíveis, com frequência usando técnicas avançadas como imagem com Doppler tecidual (TDI) e eco 3D.

O **dissincronismo atrioventricular (AV)** pode ser avaliado medindo o tempo decorrido desde o início da onda E até o final da onda A do fluxo de entrada pela valva mitral (medido usando Doppler de PW na vista apical de 4 câmaras). Esta é uma medida do tempo de enchimento LV e, se este tempo de enchimento for inferior a 40% do ciclo cardíaco (medido a partir do intervalo R-R no ECG), indica dissincronismo AV.

O **dissincronismo interventricular ("VV")** pode ser avaliado medindo o tempo decorrido desde o início do complexo QRS no ECG até o início dos fluxos aórtico e pulmonar (medido com Doppler de PW nas vistas apical de 5 câmaras e paraesternal de eixo curto, respectivamente). Se a diferença entre o aparecimento do fluxo aórtico e pulmonar for ≥ 40 ms, um dissincronismo significativo está presente.

O **dissincronismo intraventricular ("LV")** pode ser avaliado medindo o tempo decorrido desde o início do complexo QRS no ECG até o início do fluxo pela valva aórtica (medido com Doppler de PW no LVOT, usando a vista apical de 5 câmaras). Este intervalo é o tempo de pré-ejeção aórtica e é considerado prolongado quando excede 140 ms.

O dissincronismo intraventricular também pode ser avaliado medindo o tempo decorrido desde o início do complexo QRS no ECG até o pico de contração da parede posterior e septal LV (medido em modo M na vista paraesternal de eixo longo). Se a diferença na contração de pico entre as duas paredes for ≥ 130 ms, há dissincronismo significativo.

Em seguida à CRT, uma eco de seguimento geralmente mostrará:

- Aumento do tempo de enchimento LV.
- Aumento da regurgitação mitral funcional (especialmente o componente pré-sistólico).
- Aumento do volume sistólico e da fração de ejeção.

A eco tem papel essencial na otimização dos parâmetros do dispositivo após o implante da CRT. Para otimizar o retardo AV, deve ser feito o ajuste gradual do retardo AV, em etapas de 20 ms, seguido de uma espera de 10 batimentos para que haja estabilização da hemodinâmica, antes de realizar o exame de Doppler de PW do fluxo de entrada pela valva mitral. O objetivo é maximizar o tempo de enchimento LV e a ITV do fluxo de entrada da valva mitral, bem como evitar o truncamento da onda A (*i. e.*, para fazer que o final do fluxo de entrada da onda A pela valva mitral ocorra ao mesmo tempo que o fechamento desta valva), e também para que não haja regurgitação mitral pré-sistólica. Uma abordagem alternativa consiste em medir a ITV do fluxo valvar aórtico e ajustar o retardo AV ideal no ponto em que a ITV é máxima. Há menos consenso quanto à otimização VV, com alguns centros dedicados a otimizar o volume sistólico, enquanto outros se dedicam a minimizar o dissincronismo interventricular.

Leitura complementar

Dickstein K, Cohen-Solal A, Filippatos G, et al. ESC guidelines for the diagnosis and treatment of acute and chronic heart failure. *Eur Heart J* 2008;**29**:2388–442.

Lane RE, Chow AWC, Chin D, et al. Selection and optimisation of biventricular pacing: the role of echocardiography. *Heart* 2004;**90**(Suppl VI):vi10–vi16.

Lang RM, Bierig M, Devereux RB, et al. recommendations for chamber quantification: a report from the American Society of Echocardiography's Guidelines and Standards Committee and the Chamber Quantification Writing

Group, developed in conjunction with the European Association of Echocardiography, a branch of the European Society of Cardiology. *J Am Soc Echocardiogr* 2005;**18**:1440–63.

Paulus WJ, Tschöpe C, Sanderson JE, et al. How to diagnose diastolic heart failure: a consensus statement on the diagnosis of heart failure with normal left ventricular ejection fraction by the Heart Failure and Echocardiography Associations of the European Society of Cardiology. *Eur Heart J* 2007;**28**:2539–50.

Senior R, Ashrafian H. Screening for isolated diastolic dysfunction – a bridge too far? *Eur J Echocardiogr* 2005;**6**:79–82.

CAPÍTULO 16

Arteriopatia coronariana e função ventricular esquerda regional

O Capítulo 15 abordou a avaliação global das dimensões do ventrículo esquerdo (LV). Entretanto, as anormalidades da função LV podem afetar pelo menos uma área específica da parede LV e, quando isto ocorre, diz-se que há uma anormalidade de movimento regional de parede (RWMA). A RWMA resulta de arteriopatia coronariana afetando a função miocárdica, seja em consequência da diminuição do suprimento sanguíneo (isquemia) para uma área em particular do miocárdio, seja porque este suprimento foi bloqueado e resultou na morte (necrose) dos miócitos. A identificação da RWMA por eco pode, então, revelar bastante informação sobre o estado da circulação coronariana.

ARTÉRIAS CORONÁRIAS

Anatomia da artéria coronária normal

Conforme discutido no Capítulo 2, a circulação coronariana normalmente surge como dois vasos separados a partir dos seios de Valsalva – a artéria coronária esquerda (LCA) do seio esquerdo, e a artéria coronária direita (RCA) do seio direito (Fig. 2.5, p. 9). A porção inicial da LCA é o ramo principal esquerdo que logo se divide nas artérias circunflexa (Cx) e descendente anterior esquerda (LAD). A LAD desce ao longo do sulco interventricular anterior, enquanto a Cx segue pelo sulco atrioventricular esquerdo. A RCA segue pelo sulco atrioventricular direito e, na maioria das pessoas, origina a artéria descendente posterior, que desce pelo sulco interventricular posterior.

Todas as artérias fornecem ramos para o miocárdio em seus respectivos territórios e, como existe certo grau de variação anatômica de uma pessoa para outra, pode haver pequena variabilidade quanto ao vaso responsável pelo suprimento sanguíneo de cada território. Mesmo assim, cada território de vaso é bastante definido e, deste modo, as anormalidades de movimento de parede em uma região em particular dão uma noção do(s) vaso(s) coronariano(s) provavelmente envolvidos.

Função ventricular esquerda regional

O LV, por convenção, é dividido em 16-17 regiões distintas ou "segmentos". No modelo de 16 segmentos, o LV é fatiado longitudinalmente em terços (basal, cavidades média e apical). As fatias basal e de cavidade média contêm, cada uma, seis segmentos. A fatia apical contém quatro segmentos. O modelo de 17 segmentos da American Heart Association contém todos estes segmentos e mais um – um "capuz" apical (Fig. 16.1). O modelo de 16 segmentos continua popular para fins de eco, mas se você for comparar os achados de eco aos de outras modalidades (p. ex., cardiologia nuclear) é melhor usar o modelo de 17 segmentos, mais amplamente aplicável. Seja qual for o modelo escolhido, é preciso garantir que esteja sendo usada uma nomenclatura consistente.

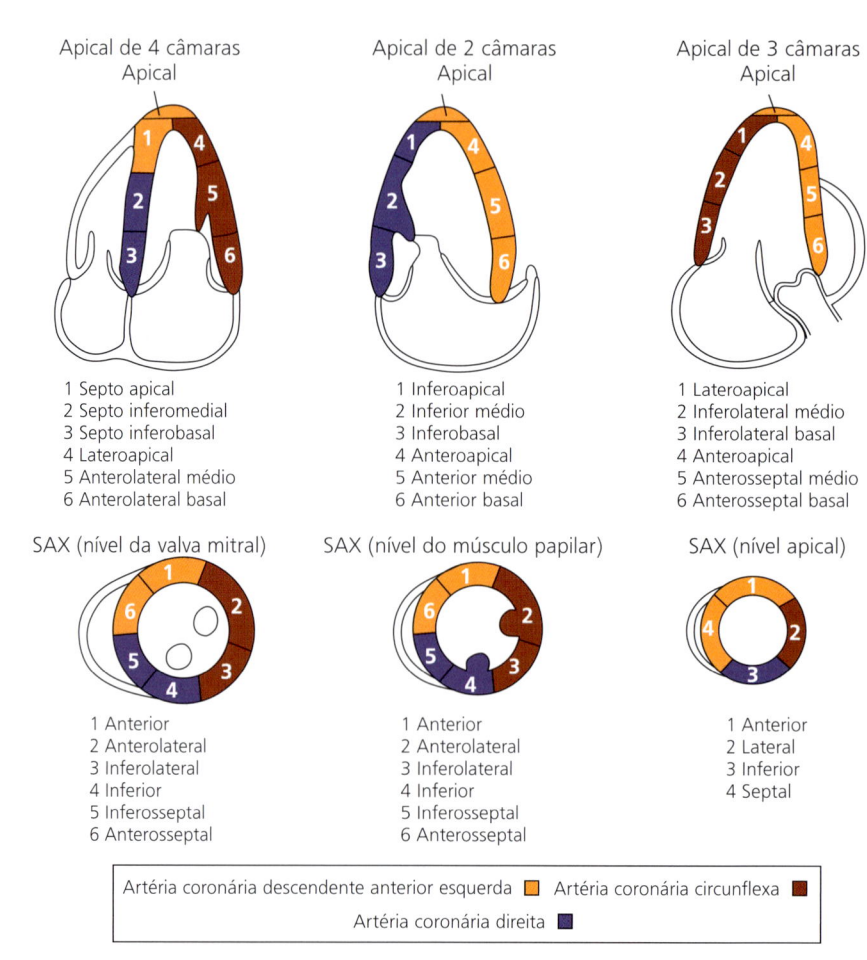

Figura 16.1 Modelo de 17 segmentos de segmentação LV (SAX = eixo curto).

Apical de 4 câmaras / Apical
1 Septo apical
2 Septo inferomedial
3 Septo inferobasal
4 Lateroapical
5 Anterolateral médio
6 Anterolateral basal

Apical de 2 câmaras / Apical
1 Inferoapical
2 Inferior médio
3 Inferobasal
4 Anteroapical
5 Anterior médio
6 Anterior basal

Apical de 3 câmaras / Apical
1 Lateroapical
2 Inferolateral médio
3 Inferolateral basal
4 Anteroapical
5 Anterosseptal médio
6 Anterosseptal basal

SAX (nível da valva mitral)
1 Anterior
2 Anterolateral
3 Inferolateral
4 Inferior
5 Inferosseptal
6 Anterosseptal

SAX (nível do músculo papilar)
1 Anterior
2 Anterolateral
3 Inferolateral
4 Inferior
5 Inferosseptal
6 Anterosseptal

SAX (nível apical)
1 Anterior
2 Lateral
3 Inferior
4 Septal

Artéria coronária descendente anterior esquerda ■ Artéria coronária circunflexa ■
Artéria coronária direita ■

No modelo de 17 segmentos, os seis segmentos em cada uma das fatias apical e de cavidade média são denominados anterior, anterosseptal, inferosseptal, inferior, inferolateral (às vezes, também chamado posterior) e anterolateral. Os limites do septo são definidos pelo ponto de fixação ventricular direito (RV), e cada um dos seis segmentos circunferenciais ocupa 60° na vista do eixo curto. Conforme o LV vai sendo estreitado na direção do ápice, há apenas quatro segmentos apicais denominados anterior, septal, inferior e lateral. O capuz apical está na ponta do ventrículo, onde não há cavidade LV.

Cada segmento é atribuído a uma das artérias coronárias (LAD, Cx ou RCA), como indicado pelo código de cores na Figura 16.1, embora possa haver alguma sobreposição, dependendo da anatomia coronariana de cada indivíduo. O movimento da parede normal durante a sístole é indicado por uma excursão endocárdica > 5 mm e por um espessamento de parede > 50%. Cada segmento deve ser inspecionado de cada vez, se possível em duas vistas separadas, e pontuado de acordo com seu movimento:

- X = incapaz de interpretar (qualidade de imagem subótima).
- 1 = normocinético.
- 2 = hipocinético.
- 3 = acinético.
- 4 = discinético.
- 5 = aneurismático.

ISQUEMIA E INFARTO DO MIOCÁRDIO

A isquemia do miocárdio resulta do desenvolvimento de uma placa aterosclerótica em uma ou mais artérias coronárias, limitando o posterior fluxo de sangue para o miocárdio. Isto normalmente não causa sintomas, até que o lúmen esteja obstruído em ≥ 70%, quando o paciente, então, desenvolve desconforto torácico e/ou falta de ar ao esforço. O desconforto torácico tipicamente tem localização central e é caracterizado por sensação de peso ou aperto, podendo irradiar para dentro do pescoço e mandíbula, descendo por um ou ambos os braços. Os sintomas são aliviados rapidamente com repouso e/ou nitratos.

Uma síndrome coronariana aguda ocorre quando há ruptura da placa aterosclerótica, com exposição do núcleo rico em lipídios à circulação sanguínea. Isto leva à rápida formação de um trombo causando obstrução aguda do fluxo que segue pela artéria coronária. Quando isto acarreta a necrose de uma parte do miocárdio, há liberação de marcadores cardíacos (p. ex., troponinas) na circulação e a detecção destes marcadores é um dos principais achados diagnósticos do infarto do miocárdio. A manifestação de sintomas instáveis sem elevação dos marcadores cardíacos é denominada angina instável.

Avaliação por eco da isquemia e infarto do miocárdio

As áreas de isquemia e infarto do miocárdio tipicamente levam ao aparecimento de segmentos miocárdicos hipocinético, acinético, discinético ou aneurismático. A avaliação do movimento da parede em cada segmento LV permite criar uma imagem abrangente do movimento da parede regional LV e identificar as prováveis anormalidades do suprimento arterial coronariano. A avaliação da função LV regional inclui uma avaliação das dimensões LV, da morfologia e das funções global e sistodiastólica LV (ver Capítulo 15).

A **isquemia do miocárdio** frequentemente é avaliada por eco de estresse (Capítulo 8), em que quaisquer alterações da movimentação da parede são avaliadas em resposta ao exercício ou ao estresse farmacológico. Na resposta isquêmica clássica, o miocárdio é normocinético em repouso, mas sua movimentação de parede piora com o esforço.

A eco de estresse também exerce papel importante após o **infarto do miocárdio**, na identificação de áreas onde o miocárdio continua viável. As áreas de necrose miocárdica são tipicamente acinéticas ou hipocinéticas em repouso e permanecem inalteradas com o estresse. Entretanto, às vezes a melhora do movimento da parede é vista com o estresse, indicando que o miocárdio continua viável, mas está atordoado ou hibernando. O miocárdio atordoado tende a melhorar de forma espontânea ao longo do tempo, enquanto o miocárdio em hibernação em geral somente melhora com a revascularização coronariana.

A eco pode auxiliar o diagnóstico diferencial de dor torácica aguda, que inclui não só as síndromes coronarianas agudas, como também condições como a dissecção aórtica (p. 262) e a embolia pulmonar. A eco é igualmente importante no diagnóstico de muitas complicações do infarto do miocárdio, discutidas adiante neste capítulo.

Tratamento da isquemia e infarto do miocárdio

Isquemia do miocárdio

A angina estável é controlada com fármacos para aliviar os sintomas e diminuir o risco de trombose coronariana. O alívio sintomático pode ser obtido usando trinitrato de gliceril, conforme a necessidade, aliado a um ou mais agentes anti-isquêmicos (betabloqueadores, bloqueadores de canais de cálcio, nitratos, nicorandil, ivabradina ou ranolazina). Os fármacos cardioprotetores incluem aspirina, estatinas e inibidores de enzima conversora de angiotensina (ACE).

A angina instável também é controlada com fármacos cardioprotetores e anti-isquêmicos, todavia com adição de agentes antitrombóticos, como heparina e antagonistas de glicoproteína IIb/IIIa.

A revascularização coronariana tem papel importante em casos de pacientes com sintomas de difícil controle ou que têm alto risco de eventos coronários. A revascularização pode ser conseguida por meio da intervenção coronariana percutânea (PCI) ou com enxerto de *bypass* arterial coronariano (CABG).

Infarto do miocárdio

Os infartos do miocárdio são subdivididos e tratados de acordo com as alterações de ECG que os acompanham: a presença de elevação do segmento ST define um infarto do miocárdio com elevação de ST (STEMI), em que há necessidade de restauração urgente do fluxo sanguíneo coronariano por PCI ou trombólise. Outras alterações de ECG (depressão do segmento ST, inversão da onda T) são vistas no infarto do miocárdio não STEMI (NSTEMI), cuja terapia tem como base o tratamento agressivo com fármacos antiplaquetários e antitrombóticos aliados à redução da demanda miocárdica de oxigênio, seguido de angiografia coronariana e revascularização coronariana (orientada pelos sintomas e pela estratificação de risco).

Assim como para a angina estável, os pacientes que sofrem infarto do miocárdio devem receber fármacos cardioprotetores apropriados, incluindo aspirina, betabloqueadores, estatinas e inibidores de ACE.

COMPLICAÇÕES DO INFARTO DO MIOCÁRDIO

Choque cardiogênico

O desenvolvimento de hipotensão após o infarto do miocárdio é mais comumente um indicador de dano extenso ao miocárdio e consequência de "falência da bomba". Isto está associado a uma alta mortalidade (em torno de 50%), até mesmo com a instituição de tratamento agressivo. Um exame de eco deve ser realizado com urgência para avaliar a função LV e excluir outras causas de hipotensão pós-infarto do miocárdio, como ruptura de músculo papilar, defeito septal ventricular (VSD) e ruptura cardíaca.

A eco também é importante para avaliar o RV em casos de suspeita de infarto RV (que pode ocorrer com um infarto do miocárdio inferior ou sozinho). O infarto RV causa hipotensão e elevação da pressão venosa jugular, porém na ausência de edema pulmonar.

Avaliação de eco

Deve ser feita a avaliação das dimensões e das funções global e regional de LV e RV. É necessário procurar evidências de ruptura de músculo papilar ou de ruptura cardíaca e avaliar o septo interventricular, com o intuito de excluir a hipótese de VSD (ver adiante).

Ruptura de músculo papilar

Pode ocorrer regurgitação mitral aguda grave após o infarto do miocárdio, como resultado de ruptura ou disfunção do músculo papilar. A disfunção do músculo papilar é mais comum no infarto do miocárdio inferior. Quando o músculo papilar sofre ruptura, isto frequentemente se deve à ruptura de músculo papilar posteromedial (cujo suprimento sanguíneo é único, geralmente oriundo da RCA ou da artéria Cx), e não do músculo papilar anterolateral (cujo suprimento sanguíneo é duplo). Os pacientes podem apresentar edema pulmonar agudo, choque cardiogênico e um novo sopro sistólico. Estes casos requerem intervenção cirúrgica urgente.

Avaliação de eco

Os exames de imagem 2D devem ser usados para avaliar a estrutura dos folhetos da valva mitral, ânulo, músculos papilares e cordas. Nos casos de ruptura de músculo papilar, é necessário procurar evidências de agitação de folheto mitral preso a uma peça de músculo papilar, bem como de seus pontos de fixação nas cordas, se projetando para dentro do átrio esquerdo (LA) durante a sístole.

A avaliação com Doppler deve ser usada para examinar a natureza e a extensão da regurgitação mitral, conforme destacado no Capítulo 20. As dimensões e a função LV devem ser avaliadas, bem como as dimensões LA (na regurgitação mitral aguda grave, o LA não tem tempo de se dilatar).

Outros diagnósticos alternativos devem ser considerados – a descompensação hemodinâmica com um novo sopro sistólico também pode ocorrer no VSD pós-infarto (descrito adiante).

Defeito septal ventricular pós-infarto

A ruptura do septo interventricular, em consequência de uma área focal de necrose miocárdica, causa VSD adquirida. Geralmente há deterioração súbita da condição do paciente e aparecimento de um novo sopro sistólico intenso. Está associado à alta mortalidade e requer intervenção cirúrgica urgente.

Avaliação de eco

O septo interventricular deve ser avaliado com exames de imagem 2D e com Doppler colorido, para identificar a localização e o tamanho do VSD – alguns VSDs pós-infarto são pequenos e podem ser difíceis de encontrar. Não podemos esquecer que os VSDs pós-infarto podem ser múltiplos, por isso é necessário verificar se há mais de um jato no Doppler colorido. Os infartos anteriores geralmente estão associados com VSDs apicais, enquanto os infartos inferiores tendem a causar VSDs no septo inferobasal (e têm prognóstico mais desfavorável).

Os VSDs pós-infarto podem ser "simples", com um canal direto entre os ventrículos (ou "complexo") seguindo pelo miocárdio, às vezes por vários centímetros (em particular, no caso dos infartos inferiores). Os exames de imagem com Doppler mostrarão um desvio da esquerda para a direita, com um jato de alta velocidade. As dimensões e funções LV e RV devem ser avaliadas. Os cirurgiões têm interesse particular pelo tamanho e função do RV, que ajudam a predizer o prognóstico.

Aneurisma ventricular esquerdo

A dilatação aneurismática do LV pode ocorrer em áreas onde o miocárdio infartado se tornou enfraquecido e delgado. Os pacientes podem exibir achados clínicos de comprometimento da função LV e elevação persistente do segmento ST ao ECG.

Avaliação de eco

Identificar a região afetada do LV, tendo como referência a nomenclatura segmentar usual. A característica discinética do movimento da parede junto ao segmento aneurismático deve ser procurada. Em contraste com os pseudoaneurismas (ver adiante), os aneurismas "verdadeiros" têm um "istmo" amplo, que consiste na última metade do diâmetro do aneurisma em si (Fig. 16.2), e são revestidos por miocárdio e não pericárdio.

Devem ser procuradas evidências de trombo mural, que se pode formar em consequência do movimento comprometido da parede. Uma avaliação completa das funções diastólica e sistólica LV deve ser conduzida.

Trombo mural

Pode haver formação de trombo mural onde houver estase do sangue, como, por exemplo, junto a um aneurisma LV ou em um segmento acinético (Fig. 27.3, p. 274). O risco embólico costuma ser baixo, todavia é maior com um trombo móvel ou protuberante do que com um trombo laminado. O trombo mural é visto mais comumente no ápice LV, após um infarto anterior. Também pode ser visto no RV, após um infarto RV. A avaliação de trombo intracardíaco é descrita na página 273.

Ruptura ventricular e tamponamento cardíaco

A ruptura de parede ventricular livre, apesar de incomum (ocorrendo em 2,7% dos infartos do miocárdio), geralmente é uma complicação devastadora que rapidamente causa hemorragia no interior do pericárdio e tamponamento cardíaco fatal em cerca de 75% dos casos. Entretanto, a ruptura ventricular às vezes pode ser contida por aderências ou trombose, originando uma situação mais estável (mesmo assim ainda extremamente perigosa) que pode, quando o tempo permite, ser reparada por cirurgia.

Uma ruptura ventricular crônica é chamada pseudoaneurisma. A distinção entre um aneurisma "verdadeiro" e um pseudoaneurisma está na parede, que é constituída por miocárdio no primeiro e revestida de pericárdio no segundo, em decorrência do rompimento do miocárdio.

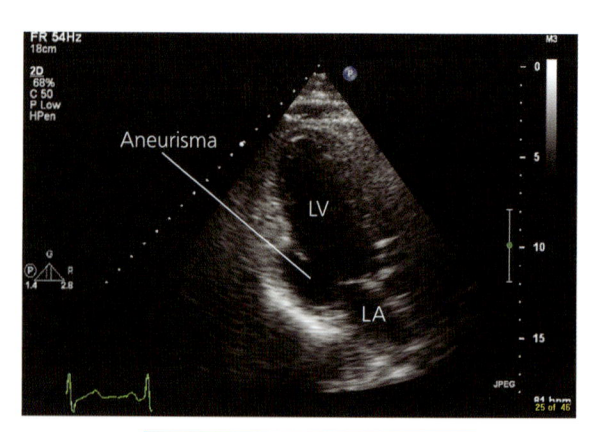

Figura 16.2 Aneurisma de parede inferolateral (posterior) ventricular esquerda (LV) (LA = átrio esquerdo).

Vista	Apical de 3 câmaras
Modalidade	2D

Avaliação por eco

Nesta avaliação, busca-se evidência de efusão pericárdica com trombo associado no espaço pericárdico, em particular uma efusão adjacente localizada a uma área de miocárdio acinético, além de evidências de fluxo entre o ventrículo e o pericárdio na imagem com Doppler colorido. Avalie a localização e as dimensões da ruptura (a maioria dos casos envolve a parede anterior), bem como a efusão pericárdica, e procure achados de tamponamento cardíaco. A presença de efusão pericárdica após o infarto do miocárdio por si só não confirma uma ruptura ventricular, mas deve levantar a suspeita de uma possível ocorrência de ruptura.

Um pseudoaneurisma é bem demarcado em relação ao miocárdio circundante e tem um "istmo" estreito que corresponde mais ou menos à metade do diâmetro do próprio aneurisma em si. O pseudoaneurisma mais comumente afeta a parede inferolateral (posterior). Pode haver trombo junto ao aneurisma.

> **SÍNDROME DE DRESSLER**
> Uma efusão pericárdica pode ser vista após um infarto do miocárdio e é avaliada conforme destacado no Capítulo 25. A efusão pericárdica que ocorre em 1-8 semanas após o infarto do miocárdio é provavelmente decorrente da síndrome de Dressler, uma forma de pericardite também conhecida como síndrome do pós-infarto do miocárdio. Os pacientes podem apresentar dor torácica pleurítica, febre e atrito pericárdico. A síndrome de Dressler é considerada uma resposta autoimune causada pela liberação de antígenos miocárdicos e também é observada em alguns pacientes após cirurgias cardíacas (síndrome pós-pericardiotomia).

Leitura complementar

Cerqueira MD, Weissman NJ, Dilsizian V, et al. Standardized myocardial segmentation and nomenclature for tomographic imaging of the heart. *Circulation* 2002;**105**:539–42.

Hamm CW, Bassand JP, Agewall S, et al. ESC guidelines for the management of acute coronary syndromes in patients presenting without persistent St-segment elevation. *Eur Heart J* 2011;**32**:2999–3054.

Lang RM, Bierig M, Devereux RB, et al. Recommendations for chamber quantification: a report from the American Society of Echocardiography's Guidelines and Standards Committee and the Chamber Quantification Writing Group, developed in conjunction with the European Association of Echocardiography, a branch of the European Society of Cardiology. *J Am Soc Echocardiogr* 2005;**18**:1440–63.

Van de Werf F, Bax J, Betriu A, et al. Management of acute myocardial infarction in patients presenting with persistent ST-segment elevation. *Eur Heart J* 2008;**29**:2909–45.

CAPÍTULO 17

Função diastólica ventricular esquerda

O diagnóstico e tratamento da insuficiência cardíaca diastólica sempre foi algo controverso, por ser mais difícil de caracterizar e porque as estratégias terapêuticas foram menos estudadas do que aquelas usadas para a insuficiência cardíaca sistólica. Clinicamente, um diagnóstico de insuficiência cardíaca diastólica em geral é considerado quando um paciente tem sinais e/ou sintomas típicos de insuficiência cardíaca (como para insuficiência cardíaca sistólica), mas sua função sistólica LV está normal ou quase normal (EF > 50%).

A insuficiência cardíaca diastólica também é conhecida como "insuficiência cardíaca com fração de ejeção preservada" (HFPEF), distinguindo-a da insuficiência cardíaca sistólica ("insuficiência cardíaca com fração de ejeção reduzida" [HFREF]). Entretanto, há evidências de que a disfunção diastólica também está presente em pacientes com disfunção sistólica, de modo que algumas autoridades consideram falsa a distinção entre insuficiências sistólica e diastólica, argumentando que as disfunções sistólica e diastólica integram um único espectro, e que a disfunção diastólica muitas vezes é precursora da disfunção sistólica. Certamente, parece haver uma sobreposição significativa entre as disfunções sistólica e diastólica, que não devem ser consideradas entidades mutuamente exclusivas.

> **INSUFICIÊNCIA CARDÍACA COM EF PRESERVADA**
> Muitas autoridades argumentam que a disfunção diastólica LV pode estar presente independentemente de a função sistólica estar normal ou não. Entretanto, para diagnosticar, especificamente, a insuficiência cardíaca com EF preservada, é preciso confirmar que a função sistólica de fato está praticamente normal. Os critérios da European Society of Cardiology para "função LV normal ou levemente anormal" são:
> - Fração de ejeção LV > 50%.
> - Índice de volume diastólico final LV < 97 mL/m².
> - Índice de volume sistólico final LV < 49 mL/m².

CAUSAS DE FUNÇÃO DIASTÓLICA DO LV COMPROMETIDA

Considera-se que a disfunção diastólica reflete a "rigidez" ou o relaxamento comprometido do LV e, portanto, ocorre em condições em que o LV se torna menos complacente:

- Envelhecimento.
- Hipertensão.
- LVH.
- Isquemia do miocárdio.
- Estenose aórtica.
- Cardiomiopatias infiltrantes.

O comprometimento do relaxamento LV aumenta a pressão diastólica final LV e isto, consequentemente, exerce impacto sobre a circulação pulmonar, levando à congestão pulmonar e à falta de ar.

AVALIAÇÃO DE ECO DA FUNÇÃO DIASTÓLICA LV

Toda avaliação da função diastólica LV também inclui uma avaliação completa das dimensões do LV, massa e função sistólica, conforme destacado no Capítulo 15. Lembre-se de procurar características indicativas da etiologia subjacente da disfunção diastólica (p. ex., estenose aórtica, cardiopatia isquêmica).

O tamanho atrial esquerdo (LA) deve ser avaliado, conforme destacado no Capítulo 18. Na disfunção diastólica, a dilatação LA reflete o efeito cumulativo de elevadas pressões de enchimento LV ao longo de um período prolongado. Entretanto, lembre-se que a dilatação LA também pode ser vista em outras condições, incluindo a regurgitação/estenose mitral e o *flutter* ou fibrilação atrial.

Existem muitos métodos disponíveis para caracterizar a função diastólica LV por eco, mas os mais amplamente usados são:

- Fluxo de entrada LV.
- Fluxo venoso pulmonar.
- Imagem de Doppler tecidual (TDI) logo abaixo do ânulo mitral.

Fluxo de entrada LV

Para avaliar o fluxo de entrada LV, deve ser realizado um Doppler de onda pulsada (PW) na vista apical de 4 câmaras, com um volume de amostragem de 1-3 mm posicionado nas pontas dos folhetos da valva mitral (Fig. 17.1). Obtenha um traçado de PW (Fig. 17.2) e determine:

- Velocidade de pico da onda E.
- Velocidade de pico da onda A.
- Razão E:A.
- Tempo de desaceleração da onda E (DT).
- Tempo de relaxamento isovolumétrico (IVRT).

Uma velocidade de varredura de 25 ou 50 mm/s é usada inicialmente para procurar variação respiratória nas velocidades de pico das ondas E e A. A velocidade de varredura é então aumentada para 100 mm/s antes de serem obtidos pelo menos três conjuntos de medidas com o paciente prendendo a respiração ao final da expiração.

A razão E:A é simplesmente a razão entre as velocidades de pico das ondas E e A:

$$\text{Razão E:A} = \frac{\text{Velocidade de pico da onda E}}{\text{Velocidade de pico da onda A}}$$

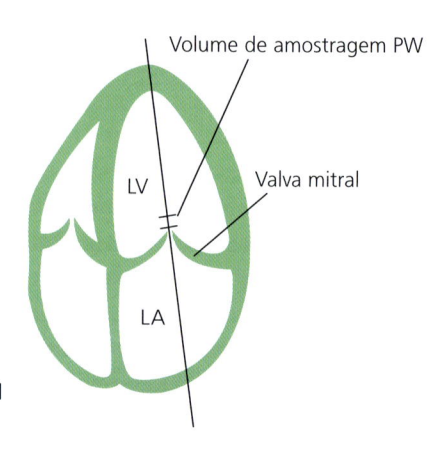

Figura 17.1 Posicionamento do volume de amostragem para Doppler de onda pulsada (PW) do fluxo de entrada da valva mitral (LA = átrio esquerdo; LV = ventrículo esquerdo).

Figura 17.2 Doppler de onda pulsada (PW) do fluxo de entrada da valva mitral (MV) (PG = gradiente de pressão; Vel = velocidade).

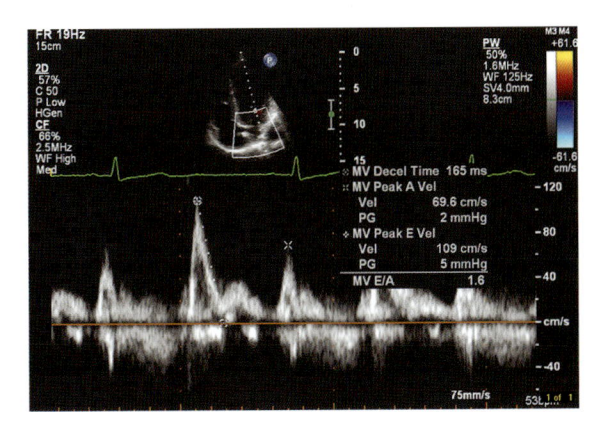

Vista	Apical de 4 câmaras
Modalidade	Doppler de PW

A onda E normalmente é mais alta do que a onda A, enquanto a razão E:A normalmente está na faixa de 1-2.

O tempo de desaceleração da onda E é o período de tempo decorrido entre o pico da onda E e o final da onda E (medido por extrapolação da curva de desaceleração da onda E até o basal), sendo normalmente igual a 150-200 ms.

O IVRT consiste no período de tempo decorrido entre o fechamento da valva aórtica e a abertura da valva mitral, em que a pressão LV cai sem que haja alteração no volume LV. Existem vários métodos de medição de IVRT. O método mais simples consiste em inclinar a sonda, obter uma vista de 5 câmaras e ajustar o volume de amostragem de PW para estar entre as valvas mitral e aórtica (de modo que os traçados de fluxo de entrada mitral e de fluxo de saída aórtico sejam vistos no mesmo traçado de PW). Congele o traçado e obtenha a medida do período de tempo decorrido entre o final do traçado do fluxo de saída aórtico e o início do traçado do fluxo de entrada mitral – este é o IVRT, que normalmente é igual a 50-100 ms.

Fluxo venoso pulmonar

Para avaliar o fluxo venoso pulmonar, deve ser realizado um Doppler de PW na vista apical de 4 câmaras com volume amostral de 2-3 mm posicionado 0,5 cm para dentro das veias pulmonares (geralmente é mais fácil localizar a veia pulmonar superior direita, Fig. 17.3).

O fluxo venoso pulmonar normalmente consiste em três componentes: a onda S representa o fluxo adiante para dentro do átrio esquerdo durante a sístole ventricular, enquanto a onda D menor representa o fluxo adiante que ocorre durante a diástole ventricular. Se o paciente estiver em ritmo sinusal, as ondas S e D são seguidas de uma onda "a", representando um fluxo reverso na veia pulmonar durante a sístole atrial.

Obter um traçado de PW (Fig. 17.4) e medir:

- Velocidade de pico sistólica (onda S) (PV_S).
- Velocidade de pico diastólica (onda D) (PV_D).
- Velocidade de pico atrial reversa (onda a) (PV_a).
- Duração da reversão atrial (a_{dur}).

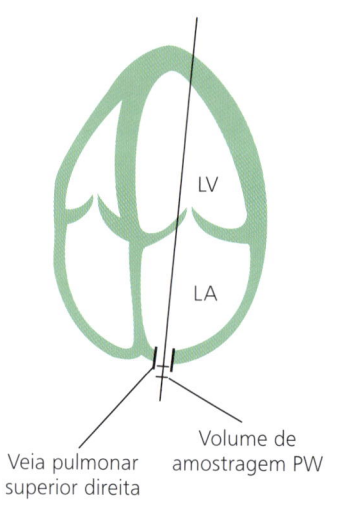

Figura 17.3 Posicionamento do volume de amostragem para Doppler de onda pulsada (PW) do fluxo venoso pulmonar (LA = átrio esquerdo; LV = ventrículo esquerdo).

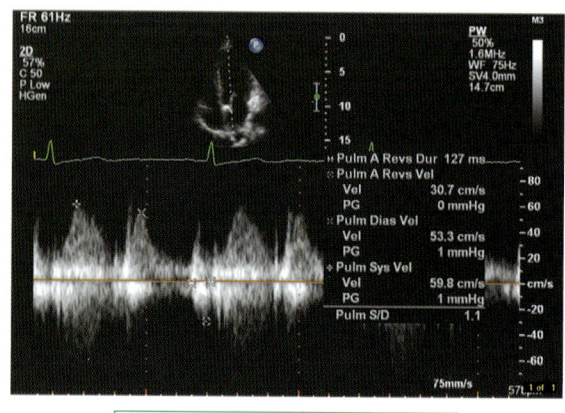

Figura 17.4 Doppler de onda pulsada (PW) do fluxo venoso pulmonar (Dur = duração; PG = gradiente de pressão; Revs = reversão; S/D = onda S [sistólica]/onda D [diastólica]; Vel = velocidade).

Vista	Apical de 4 câmaras
Modalidade	Doppler de PW

Normalmente, $PV_S > PV_D$ e $PV_a < 0{,}35$ m/s. A duração da reversão atrial (a_{dur}) medida na veia pulmonar normalmente é < 20 ms mais longa do que a duração da onda A (A_{dur}) medida no fluxo de entrada LV. Se a pressão diastólica final LV estiver alta, PV_a e a_{dur} estarão aumentadas.

TDI do ânulo mitral

A TDI do ânulo mitral é feita na vista apical de 4 câmaras, colocando o volume de amostragem (que deve ser pequeno, em geral 2-3 mm) no miocárdio do septo e, em seguida, na parede lateral. A localização ideal é 1 cm abaixo do ânulo mitral (Fig. 10.1). Em cada localização, deve ser feito um registro de PW tecidual (Fig. 10.2) usando parâmetros de baixo rendimento e uma velocidade *aliasing* de 15-20 cm/s. A velocidade de varredura deve ser estabelecida em 50-100 mm/s e pelo menos três conjuntos de medidas devem ser obtidos com o paciente prendendo a respiração ao final da expiração.

O registro de Doppler anular mitral mostra uma *velocidade miocárdica inicial* (E_m ou E') que corresponde ao relaxamento diastólico inicial, o afastamento do miocárdio em relação ao transdutor. A isto se segue um afastamento adicional em relação ao transdutor, que corresponde à *contração atrial* (A_m ou A'). Normalmente, $E_m > A_m$ com uma razão entre as duas velocidades na faixa de 1-2. Havendo disfunção diastólica, a razão $E_m:A_m$ é revertida. A razão entre a velocidade de pico de onda E de fluxo de entrada LV e E_m também deve ser calculada. Esta razão reflete a pressão LA. As razões E/E_m normais são < 8 no setor e < 10 na parede lateral.

> **ARMADILHAS DA RAZÃO E/E$_M$**
> A razão E/E_m não deve ser usada para avaliar as pressões de enchimento LV em indivíduos normais, porque E_m depende da pré-carga. A razão E/E_m também não deve ser usada em casos de pacientes com calcificação significativa do ânulo mitral, doença da valva mitral, próteses de valva mitral ou pericardite constritiva, porque não fornece medidas precisas das pressões de enchimento LV nestas situações.

Interpretação dos resultados

A avaliação da função diastólica LV combina cada uma das medidas discutidas anteriormente (Fig. 17.5). Usando estas medidas, a função diastólica LV pode ser classificada como:

- Normal.
- Levemente comprometida (relaxamento anormal).
- Moderadamente comprometida (pseudonormal).
- Gravemente comprometida (enchimento restritivo).

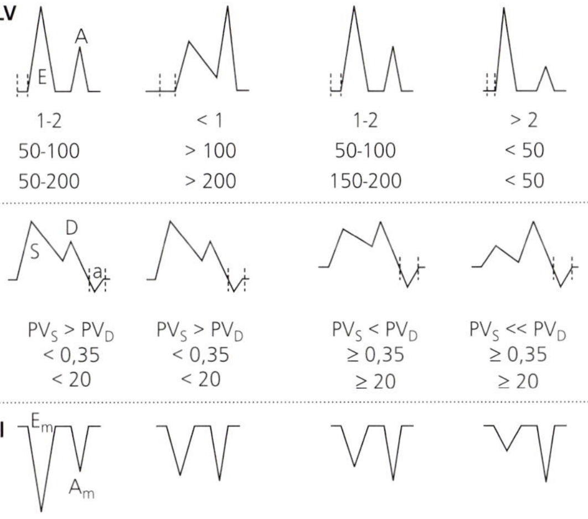

	Normal	Leve	Moderada	Grave
		↓ Relaxamento	↓ Relaxamento ↓ Complacência ↑ LVEDP	↓ Relaxamento ↓ Complacência ↑↑ LVEDP
		Relaxamento anormal	Pseudonormal	Enchimento restritivo
Doppler de fluxo de entrada LV				
Razão E/A	1-2	< 1	1-2	> 2
IVRT (ms)	50-100	> 100	50-100	< 50
DT (ms)	50-200	> 200	150-200	< 50
Doppler venoso pulmonar				
PV$_S$/PV$_D$	PV$_S$ > PV$_D$	PV$_S$ > PV$_D$	PV$_S$ < PV$_D$	PV$_S$ << PV$_D$
PV$_a$ (m/s)	< 0,35	< 0,35	≥ 0,35	≥ 0,35
a$_{dur}$–A$_{dur}$ (ms)	< 20	< 20	≥ 20	≥ 20
Doppler tecidual anular mitral				
E$_m$/A$_m$	1-2	< 1	< 1	<< 1
E/E$_m$ (septo)	< 8	–	> 15	–
E/E$_m$ (lateral)	< 10	–	> 10	–

Figura 17.5 Classificação da disfunção diastólica ventricular esquerda (LV) (A = velocidade de pico da onda A; A$_m$ = contração atrial; a$_{dur}$ = duração da reversão atrial; DT = tempo de desaceleração; E = velocidade de pico da onda E; E$_m$ = velocidade miocárdica inicial na imagem de Doppler tecidual do ânulo mitral [também chamada E']; IVRT = tempo de relaxamento isovolumétrico; LVEDP = pressão diastólica final ventricular esquerda; PV$_a$ = velocidade de pico de reversão atrial [onda a]; PV$_D$ = velocidade de pico diastólica [onda D]; PV$_S$ = velocidade de pico sistólica [onda S]). (Adaptada com permissão da British Society of Echocardiography e British Heart Foundation.)

O comprometimento leve da função diastólica causa reversão da razão E:A usual, bem como alongamento de IVRT e do DT da onda E. À medida que a função diastólica piora ainda mais, a razão E:A volta ao normal ("pseudonormalização"). Por este motivo, a razão E:A não deve ser usada como única medida da função diastólica. Embora a razão E:A sofra pseudonormalização com a disfunção moderada, o Doppler venoso pulmonar mostra reversão da razão normal entre PV_S e PV_D, de modo que $PV_S < PV_D$. Há também aumento em PV_a ($\geq 0{,}35$ m/s) e também na diferença a_{dur}-A_{dur}, que se torna ≥ 20 ms (normalmente é < 20 ms). O Doppler tecidual do ânulo mitral mostra reversão da razão E_m:A_m normal com disfunção diastólica leve, sendo que a magnitude do grau de reversão aumenta conforme a disfunção diastólica vai se tornando cada vez mais grave.

> **RELATO DE AMOSTRAGEM**
> O LA está moderadamente dilatado (volume = 70 mL). Há hipertrofia LV concêntrica moderada. A função sistólica LV está normal (LVEF = 64%; índice de LVEDV = 82 mL/m^2). Há reversão significativa da razão E:A (2,2) do fluxo de entrada LV com encurtamento do IVRT (42 ms) e do DT (138 ms). O Doppler da veia pulmonar mostra reversão marcante da razão PV_S:PV_D, com PV_a = 0,41 m/s e a_{dur}-A_{dur} de 25 ms. O Doppler tecidual anular mitral mostra reversão acentuada da razão E_m:A_m e uma razão E:E_m septal de 18. Estes achados indicam comprometimento grave da função diastólica LV.

TRATAMENTO DA FUNÇÃO DIASTÓLICA LV COMPROMETIDA

Pacientes com disfunção diastólica LV são tratados com diuréticos para aliviar a congestão hídrica e quaisquer fatores contribuidores (p. ex., hipertensão, isquemia do miocárdio) devem ser devidamente tratados. O valor dos inibidores de ACE ou bloqueadores do receptor de angiotensina é indeterminado.

Leitura complementar

Lang RM, Bierig M, Devereux RB, et al. Recommendations for chamber quantification: a report from the American Society of Echocardiography's Guidelines and Standards Committee and the Chamber Quantification Writing Group, developed in conjunction with the European Association of Echocardiography, a branch of the European Society of Cardiology. *J Am Soc Echocardiogr* 2005;**18**:1440–63.

McMurray JJV, Adamopoulos S, Anker SD, et al. ESC guidelines for the diagnosis and treatment of acute and chronic heart failure 2012. *Eur Heart J* 2012; in press.

Nagueh SF, Appleton CP, Gillebert TC, et al. recommendations for the evaluation of left ventricular diastolic function by echocardiography. *J Am Soc Echocardiogr* 2009;**22**:107–33.

Paulus WJ, Tschöpe C, Sanderson JE, et al. How to diagnose diastolic heart failure: a consensus statement on the diagnosis of heart failure with normal left ventricular ejection fraction by the Heart Failure and Echocardiography Associations of the European Society of Cardiology. *Eur Heart J* 2007;**28**:2539–50.

Senior R, Ashrafian H. Screening for isolated diastolic dysfunction – a bridge too far? *Eur J Echocardiogr* 2005;**6**:79–82.

CAPÍTULO 18

Átrio esquerdo

O átrio esquerdo (LA) pode ser considerado como tendo três funções hemodinâmicas essenciais. Durante a sístole ventricular esquerda e sua fase de relaxamento isovolumétrica subsequente, o LA atua como **reservatório** do sangue oxigenado que retorna ao coração vindo dos pulmões. Durante a diástole inicial, o LA atua então como um **conduto** passivo deste sangue até a entrada no ventrículo esquerdo. Na diástole tardia, a atividade de contração atrial **reforça** o enchimento ventricular esquerdo (a menos que o paciente esteja em fibrilação atrial).

AVALIAÇÃO DO ÁTRIO ESQUERDO POR ECO

O LA pode ser observado em diversas vistas:

- Janela paraesternal esquerda:
  - Vista do eixo longo paraesternal.
  - Vista do eixo curto paraesternal (nível da valva aórtica).
- Janela apical:
  - Vista apical de 4 câmaras.
  - Vista apical de 2 câmaras.
  - Vista apical de 3 câmaras (eixo longo).
- Janela subcostal:
  - Vista de eixo longo subcostal.

  Uma avaliação de eco do LA inclui avaliação de:
- Morfologia LA.
- Dimensões LA.
- Função LA.

MORFOLOGIA ATRIAL ESQUERDA

Inspecione o tamanho e o formato gerais do LA, e cheque quanto à presença de quaisquer massas (p. ex., tumor, trombo). Esteja alerta também à presença de contraste de eco espontâneo, em particular na presença de fibrilação atrial e/ou estenose mitral. Embora seja melhor visto no eco transesofágico, o contraste de eco espontâneo também pode ser evidente durante a obtenção de imagens transtorácicas. As massas LA e o contraste de eco espontâneo voltam a ser discutidos no Capítulo 27.

O apêndice LA não é facilmente visível ao eco transtorácico, mas pode estar visível na vista apical de 2 câmaras. Às vezes, também pode ser difícil apontar as veias pulmonares que, em geral, são mais bem visualizadas na vista apical de 4 câmaras (especialmente, a veia pulmonar superior direita, Fig. 17.3).

> **COR TRIATRIATUM**
>
> O *cor triatriatum* é uma rara anormalidade congênita em que o LA é dividido em duas câmaras por uma membrana, mais bem observada na vista apical de 4 câmaras. A membrana contém uma ou mais perfurações que permitem o fluxo do sangue entre as duas câmaras. Mesmo assim, há certo grau de obstrução ao fluxo de entrada no LV, que pode ser avaliada usando Doppler de PW. O nome *cor triatriatum* direito designa esta condição, quando sua ocorrência se dá no átrio direito.

DIMENSÕES ATRIAIS ESQUERDAS

As causas de dilatação LA (Fig. 18.1) incluem:
- Doença da valva mitral.
- Cardiomiopatia dilatada.
- Cardiomiopatia restritiva.
- Disfunção diastólica LV.
- *Flutter* ou fibrilação atrial.
- Estados de alto débito (p. ex., anemia).
- "Coração de atleta" (p. 245).

O diâmetro LA é medido na sístole final, na vista de eixo longo paraesternal, usando imagens 2D ou em modo M (Fig. 18.2).

O volume LA é medido usando o método da regra de Simpson modificado:

1. Na vista apical de 4 câmaras, obter a melhor vista possível do LA, prestando atenção particularmente para evitar escorçamento.
2. Congelar uma alça e encontrar a imagem sistólica final. Agora, trace a borda endocárdica em torno do LA, para obter uma medida de área em cm². Ignore quaisquer veias pulmonares que possam ser visíveis.
3. Medir o comprimento do eixo longo do LA, em cm, a partir do ponto médio do ânulo mitral até a borda superior (parede posterior) do LA.
4. Repetir as medidas na vista apical de 2 câmaras.

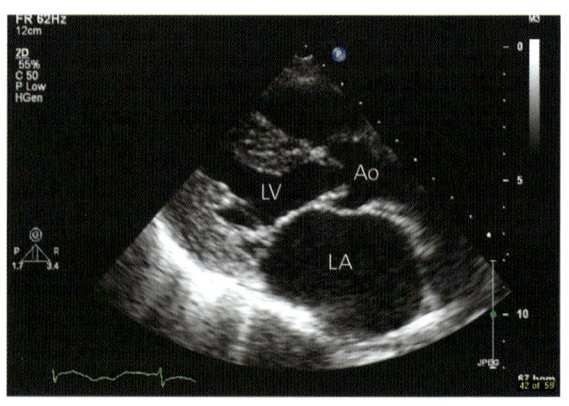

Figura 18.1 Átrio esquerdo (LA) dilatado (com hipertrofia ventricular esquerda (LV) (Ao = aorta).

Vista	Eixo longo paraesternal
Modalidade	2D

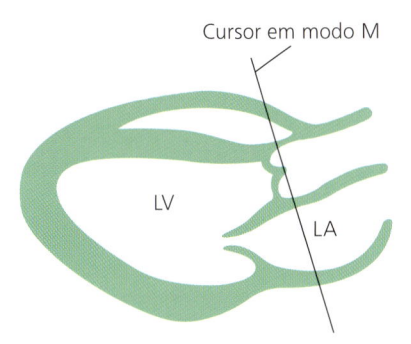

Figura 18.2 Posicionamento do cursor em modo M para medida do diâmetro atrial esquerdo (LA) (LV = ventrículo esquerdo).

5. Se o aparelho de eco não calcular o volume LA, é possível calculá-lo com a seguinte equação:

$$\text{Volume LA} = \frac{0{,}85 \times \text{área LA (4 – vista da câmara)} \times \text{área LA (2 – vista da câmara)}}{\text{comprimento LA}}$$

Esta fórmula fornece o volume LA em mL, e este valor pode ser indexado para área de superfície corporal. Os valores de referência para as dimensões LA são listados na Tabela 18.1.

Tabela 18.1 Dimensões do átrio esquerdo – faixas de referência

	Normal	Leve	Moderado	Grave
Homens				
Diâmetro LA (cm)	3,0-4,0	4,1-4,6	4,7-5,2	≥ 5,3
Volume LA (mL)	18-58	59-68	69-78	≥ 79
Diâmetro LA/BSA (cm/m^2)	1,5-2,3	2,4-2,6	2,7-2,9	≥ 3,0
Volume LA/BSA (mL/m^2)	16-28	29-33	34-39	≥ 40
Mulheres				
Diâmetro LA (cm)	2,7-3,8	3,9-4,2	4,3-4,6	≥ 4,7
Volume LA (mL)	22-52	53-62	63-72	≥ 73
Diâmetro LA/BSA (cm/m^2)	1,5-2,3	2,4-2,6	2,7-2,9	≥ 3,0
Volume LA/BSA (mL/m^2)	16-28	29-33	34-39	≥ 40

BSA = área de superfície corporal.

Faixas de referência reproduzidas com permissão de British Society of Echocardiography e British Heart Foundation.

> **PERIGO DA DILATAÇÃO ATRIAL ESQUERDA**
> Um índice de volume LA > 34 mL/m^2 (indicando dilatação moderada) é comprovadamente um fator de risco independente de morte, acidente vascular encefálico isquêmico, insuficiência cardíaca e aparecimento de fibrilação atrial.

FUNÇÃO ATRIAL ESQUERDA

A avaliação da função LA pode ser uma tarefa difícil e demorada, e não costuma ser realizada na prática clínica diária. O problema com parâmetros como velocidade de onda de pico A no fluxo de entrada mitral (Fig. 17.2) é a dependência das condições de carga, que dificulta sua interpretação.

A técnica mais amplamente usada para avaliar a função LA é o método volumétrico com base no volume LA medido em momentos diferentes. Três volumes precisam ser medidos:

- **LAVmáx,** que é o volume LA máximo medido ao final da sístole (imediatamente antes da abertura da valva mitral).
- **LAVmín,** que é o volume LA mínimo medido ao final da diástole (no momento do fechamento da valva mitral).
- **LAVpré-a,** que é o volume LA medido imediatamente antes da contração atrial (quando do aparecimento da onda P no ECG).

Usando estes volumes medidos, é possível calcular os seguintes parâmetros:

1. **Volume de reservatório LA,** refletindo o volume de expansão ou a função "reservatório" do LA:

$$\text{Volume de reservatório LA} = LAV_{máx} - LAV_{mín}$$

A partir disso é possível calcular o **índice de expansão LA:**

$$\text{Índice de expansão LA} = \frac{LAV_{máx} - LAV_{mín}}{LAV_{mín}} \times 100$$

E também o **índice de esvaziamento diastólico LA:**

$$\text{Índice de esvaziamento LA} = \frac{LAV_{máx} - LAV_{mín}}{LAV_{máx}} \times 100$$

2. **Volume de bombeamento ativo LA,** refletindo o volume sistólico ou a função "reforço" do LA:

$$\text{Volume de bombeamento ativo LA} = LAV_{pré-a} - LAV_{mín}$$

A partir disso é possível calcular o **índice de esvaziamento ativo LA:**

$$\text{Índice de esvaziamento ativo LA} = \frac{LAV_{pré-a} - LAV_{mín}}{LAV_{pré-a}} \times 100$$

E também o **percentual de esvaziamento ativo LA do esvaziamento total:**

$$\text{Percentual de esvaziamento ativo LA do esvaziamento total} = \frac{LAV_{pré-a} - LAV_{mín}}{LAV_{máx} - LAV_{mín}} \times 100$$

3. **Volume de conduto LA,** que reflete a função "conduto" do LA (*i. e.*, a proporção de sangue que flui "passivamente" pelo LA e entra no ventrículo esquerdo). Este parâmetro requer cálculo do volume sistólico LA (SV_{LA}, que é igual ao volume de bombeamento ativo LA) e do volume sistólico ventricular esquerdo (SV_{LV}, p. 128):

$$\text{Volume de conduto LA} = SV_{LV} - SV_{LA}$$

A partir disso é possível calcular o **índice de esvaziamento passivo LA:**

$$\text{Índice de esvaziamento passivo LA} = \frac{LAV_{máx} - LAV_{pré-a}}{LAV_{máx}} \times 100$$

E também o **percentual de esvaziamento passivo LA do esvaziamento total:**

$$\text{Percentual de esvaziamento passivo LA do esvaziamento total} = \frac{\text{LAV}_{\text{máx}} - \text{LAV}_{\text{pré-a}}}{\text{LAV}_{\text{máx}} - \text{LAV}_{\text{mín}}} \times 100$$

Leitura complementar

Lang RM, Bierig M, Devereux RB, et al. recommendations for chamber quantification: a report from the American Society of Echocardiography's Guidelines and Standards Committee and the Chamber Quantification Writing Group, developed in conjunction with the European Association of Echocardiography, a branch of the European Society of Cardiology. *J Am Soc Echocardiogr* 2005;**18**:1440–63.

Rosca M, Lancellotti P, Popescu BA, et al. Left atrial function: pathophysiology, echocardiographic assessment, and clinical applications. *Heart* 2011;**97**:1982–89.

CAPÍTULO 19

Valva aórtica

VISTAS DE ECO DA VALVA AÓRTICA

A valva aórtica geralmente é acessada nos seguintes locais:

- Janela paraesternal esquerda:
  - Vista de eixo longo paraesternal.
  - Vista de eixo curto paraesternal (nível da valva aórtica).
- Janela apical:
  - Vista apical de 5 câmaras.

A **vista de eixo longo paraesternal** (Fig. 6.2, p. 45) bissecciona a valva aórtica mostrando a cúspide coronariana direita anterior à cúspide não coronariana. As imagens 2D mostram a estrutura da valva aórtica e permitem avaliar a mobilidade da cúspide. Um exame em modo M da valva, ao nível das pontas da cúspide, mostra as cúspides se abrindo no início da sístole (Fig. 19.1). A raiz aórtica como um todo se move anteriormente durante a sístole, empurrada adiante pelo átrio esquerdo (LA) em expansão, à medida que vai se enchendo durante a diástole. As condições que aumentam o enchimento LA, como a regurgitação mitral, exageram este movimento anterior da raiz aórtica. As cúspides da valva aórtica se fecham ao final da sístole para fazer uma linha de fechamento delgada única. Este padrão em modo M de movimento de cúspide de valva aórtica normal é descrito como sendo de "formato quadrado". Nesta vista, deve ser usado Doppler colorido para avaliar o fluxo valvar.

A **vista de eixo curto paraesternal (nível da valva aórtica)** mostra a "face de cima" da valva, e todas as três cúspides podem ser vistas juntas, com as estruturas cardíacas circundantes (Fig. 6.5, p. 48). O Doppler colorido mostra a localização e a extensão de qualquer regurgitação valvar.

A **vista apical de 5 câmaras** permite a inspeção 2D adicional da valva (Fig. 6.9, p. 53) e uma avaliação com Doppler colorido de qualquer fluxo regurgitante.

Nesta vista, geralmente é possível obter um alinhamento satisfatório do Doppler de onda contínua (CW) com a valva, permitindo uma avaliação do fluxo que segue adiante (e de qualquer fluxo regurgitante). A valva aórtica normal tem uma velocidade de fluxo para frente de pico inferior a 1,7 m/s e uma área de valva > 2 cm^2.

Informação adicional também pode ser obtida a partir da:

- Janela paraesternal direita.
- Vista apical de 3 câmaras (eixo longo).
- Janela subcostal:
  - Janela subcostal.
- Janela supraesternal:
  - Vista da aorta.

A **janela paraesternal direita** fornece uma vista adicional a partir da qual a valva aórtica pode ser investigada com Doppler de CW (p. ex., usando uma sonda-lápis isolada). A **vista apical de 3 câmaras (eixo longo)** é de muitas formas similar à vista de eixo longo paraesternal, mas proporciona a vantagem de um ângulo conveniente

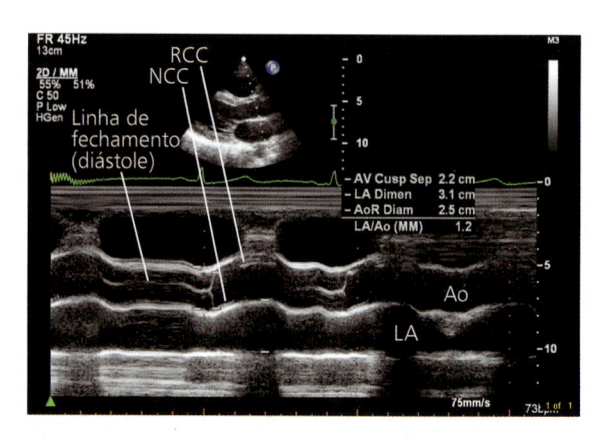

Figura 19.1 Modo M de valva aórtica normal (Ao = aorta; LA = átrio esquerdo; NCC = cúspide não coronariana; RCC = cúspide coronariana direita).

Vista	Eixo longo paraesternal
Modalidade	Modo M

para avaliação com Doppler de CW (Fig. 6.11, p. 55). A **vista de eixo curto subcostal** raramente é usada, mas permite visualizar a valva aórtica no eixo curto diante da impossibilidade de obter vistas satisfatórias a partir das localizações-padrão. A **janela supraesternal (vista aórtica)** permite avaliar com Doppler o fluxo na aorta torácica descendente, que é útil na regurgitação aórtica.

ESTENOSE AÓRTICA

A estenose aórtica consiste na obstrução do fluxo sanguíneo a partir do ventrículo esquerdo (LV), em razão do estreitamento da valva aórtica, ou em consequência de uma obstrução logo abaixo ou acima do nível da valva.

Causas de estenose aórtica

A **degeneração cálcica** da valva aórtica é uma das causas mais comuns de estenose aórtica. É caracterizada pela progressiva fibrose e calcificação da valva aórtica, começando na base das cúspides. O estágio inicial deste processo muitas vezes é referido como "esclerose aórtica", mas este termo é algo confuso – implica um processo benigno e, na verdade, a esclerose aórtica muitas vezes antecede o desenvolvimento uma estenose significativa mais tardia.

A **valva aórtica bicúspide** (p. 286) também é causa comum de estenose aórtica no Ocidente, e considerada responsável por cerca de metade dos casos de estenose aórtica grave em adultos. O processo estenótico é similar àquele observado na degeneração cálcica, mas ocorre em indivíduos mais jovens. A fibrose tipicamente surge na adolescência, com calcificação gradual a partir dos 30 anos. Pacientes que necessitam de cirurgia para tratamento da estenose de uma valva aórtica bicúspide em geral passam pelo procedimento com uma antecedência média de 5 anos em relação àqueles com degeneração **cálcica** de uma valva aórtica tricúspide.

A **estenose aórtica reumática** é menos comum do que a estenose mitral reumática, e ambas frequentemente coexistem no mesmo paciente. Há fusão das comissuras das cúspides da valva aórtica, e as próprias cúspides em si se tornam fibróticas e eventualmente calcificadas.

A **obstrução sub e supravalvar** causa uma forma de estenose aórtica em que a própria valva em si não é afetada, mas a obstrução se localiza abaixo ou acima da valva. A estenose aórtica subvalvar pode resultar de uma obstrução *fixa* no trato de saída LV (LVOT), em geral produzida por uma membrana ou crista fibromuscular, e pode estar associada a outros defeitos cardíacos congênitos em até metade dos casos. Também pode resultar de uma obstrução *dinâmica* do LVOT, causando obstrução predominantemente na sístole médio-tardia, como na cardiomiopatia obstrutiva hipertrófica (p. 241). Na estenose aórtica supravalvular, que é incomum, há uma obstrução fixa na aorta ascendente, logo acima dos seios de Valsalva, decorrente do estreitamento difuso ou da presença de uma membrana discreta.

Achados clínicos de estenose aórtica

Os achados clínicos de estenose aórtica são resumidos na Tabela 19.1 muitos casos de estenose aórtica são detectados de modo acidental, seja por causa de um sopro sistólico ouvido durante um exame de rotina, seja como achado acidental encontrado em um ecocardiograma realizado por outra indicação. A manifestação de sintomas tem implicações significativas para a perspectiva do paciente, em termos de expectativa média de vida: aqueles com angina resultante de estenose aórtica têm 5 anos, aqueles com síncope ao esforço têm 3 anos, e aqueles com insuficiência cardíaca têm apenas 1 ano.

Tabela 19.1 Achados clínicos de estenose aórtica

Sintomas	Sinais
Frequentemente assintomática	Elevação lenta da pulsação
Angina	Pressão arterial sistólica baixa e pressão de pulsação estreita
Síncope e tontura por esforço	Batimento contínuo de ápice (resultante de hipertrofia ventricular esquerda)
Falta de ar	Componente aórtico regular à segunda bulha cardíaca (A_2)
	Clique de ejeção
	Sopro sistólico de ejeção
	Sinais de insuficiência cardíaca em casos avançados

Avaliação da estenose aórtica por eco

2D e modo M

A eco 2D e em modo M é usada para fazer a avaliação estrutural da valva (Fig. 19.2):

- Trata-se de uma valva tri ou bi (ou pseudobicúspide), uni ou quadricúspide? Havendo fusão de cúspide, é preciso descrever quais cúspides estão envolvidas.

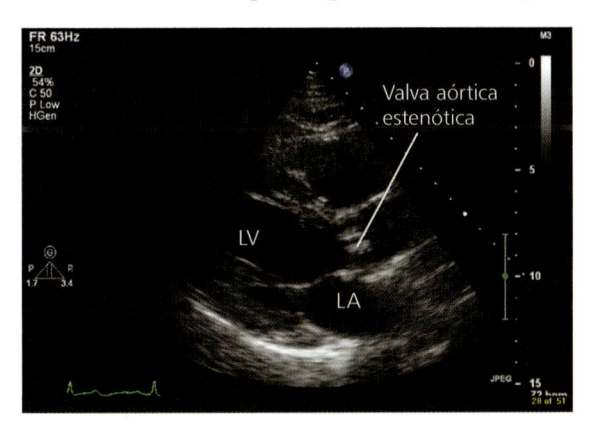

Vista	Eixo longo paraesternal
Modalidade	2D

Figura 19.2 Estenose aórtica moderada (LV = ventrículo esquerdo; LA = átrio esquerdo).

- As cúspides apresentam espessamento? Qual a gravidade?
- As cúspides apresentam calcificação? Qual a gravidade (leve = pontos isolados; moderada = pontos maiores; grave = extensiva)? É difusa ou focal? Se for focal, qual área da cúspide foi afetada? Há calcificação no LVOT ou na aorta?
- A mobilidade da cúspide está normal ou restringida? Classifique qualquer tipo de restrição da cúspide como sendo leve (restrita somente ao terço basal), moderada (afetando os terços basal e médio) ou grave (afetando a cúspide inteira).
- As cúspides apresentam formação de abóbada sistólica?
- Há alguma linha de fechamento assimétrica (sugestiva de valva bicúspide)?
- Há qualquer tipo de evidência de estenose sub ou supravalvar?

A planimetria da área do orifício da valva aórtica na vista de eixo curto paraesternal (nível da valva aórtica) pode ser desafiadora, em particular com cúspides intensamente calcificadas, e não é recomendada para avaliação de rotina. Entretanto, há casos em que esta técnica pode ser útil, diante da impossibilidade de obter uma estimativa confiável da área efetiva do orifício da valva aórtica (ver adiante) usando Doppler.

ESTENOSE SUB OU SUPRAVALVAR AÓRTICA

Esteja sempre alerta para esta possibilidade, se o gradiente de pressão transaórtico estiver inexplicavelmente alto em presença de uma valva aórtica aparentemente não estenosada. Se houver suspeita de estenose sub ou supravalvar, o Doppler com ondas pulsadas (PW) deve ser usado para avaliar o fluxo sanguíneo em diferentes níveis, acima e abaixo da valva, com o intuito de detectar onde se dá a aceleração do fluxo principal. A eco 2D deve ser usada para procurar cuidadosamente uma membrana discreta que esteja causando obstrução acima ou abaixo da valva.

Doppler colorido

As imagens com Doppler colorido mostrarão aumento da velocidade de fluxo e/ou fluxo turbulento ao nível da valva e além do ponto de estenose. Se houver turbulência proximal à valva aórtica, é necessário procurar diligentemente evidências de obstrução do LVOT.

Doppler de CW e PW

O Doppler de CW é usado para obter um traçado de fluxo para frente através da valva aórtica (Fig. 19.3). Obtenha traçados a partir do ápice e de pelo menos uma das

Figura 19.3 Avaliação com Doppler do gradiente valvar na estenose aórtica moderada (AVA = área da valva aórtica; PG = gradiente de pressão; $V_{máx}$ = velocidade de pico; $V_{média}$ = velocidade média; VTI = integral velocidade-tempo).

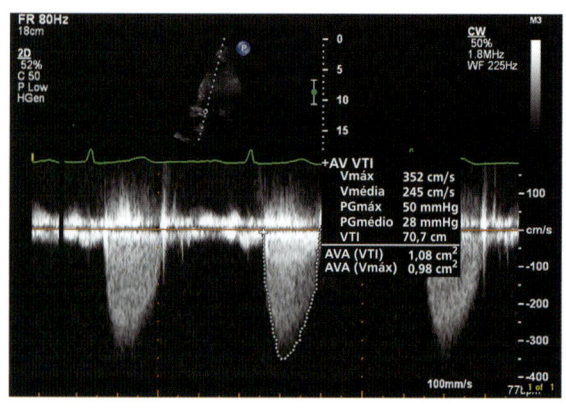

Vista	Apical de 5 câmaras
Modalidade	Doppler de CW

outras posições, como a posição supraesternal ou paraesternal direita, e faça registros usando uma sonda de imagens e uma sonda "lápis" isolada. Ignore os traçados obtidos a partir de batimentos ectópicos (e o batimento subsequente ao ectópico).

Em casos graves de estenose aórtica, o traçado de Doppler de CW exibe formato arredondado com a velocidade de pico ocorrendo na mesossístole. Na estenose aórtica leve, o traçado exibe formato mais triangular com um pico mais precoce.

O traçado de Doppler de CW fornecerá uma velocidade transaórtica de pico ($V_{máx}$) que é relacionada com o gradiente de pressão transaórtico de pico ($\Delta P_{máx}$) via equação de Bernoulli simplificada:

$$\Delta P_{máx} = 4 \times V_{máx}^2$$

Se a velocidade de pico no LVOT > 1 m/s, a equação de Bernoulli integral deve ser usada para obter mais precisão:

$$\Delta P_{máx} = 4 \times (V_2^2 - V_1^2)$$

onde V_2 é a velocidade transaórtica de pico, avaliada por Doppler de CW, e V_1 é a velocidade de pico no LVOT, avaliada por Doppler de PW.

GRADIENTES PICO A PICO E INSTANTÂNEO

O gradiente transaórtico também pode ser avaliado durante o cateterismo cardíaco, medindo a queda da pressão sistólica com a retirada de um cateter ao longo da valva aórtica. O gradiente medido desta forma é um gradiente **pico a pico** – é a diferença entre a pressão de pico no LV e a pressão de pico na aorta (que não ocorrem simultaneamente – ver Fig. 2.6, p. 10). Em contraste, o gradiente medido por eco Doppler é um gradiente **instantâneo** – mede a diferença de pressão instantânea máxima entre as duas câmaras. Os gradientes instantâneos são maiores do que os gradientes pico a pico, de modo que os gradientes transaórticos de pico medidos por eco serão maiores do que os gradientes medidos por cateterismo cardíaco.

O gradiente de pressão transaórtica médio ($\Delta P_{médio}$) pode ser obtido traçando o envelope Doppler, a partir do qual o aparelho de eco pode calcular um valor médio a partir do cálculo dos gradientes instantâneos ao longo do traçado. Alternativamente, é possível estimar $\Delta P_{médio}$ a partir de $\Delta P_{máx}$ usando a equação:

$$\Delta P_{médio} = \frac{\Delta P_{máx}}{1,45} + 2 \text{ mmHg}$$

As condições que aumentam o volume sistólico (p. ex., regurgitação aórtica, gravidez) aumentam o fluxo transaórtico durante a sístole e, portanto, podem levar a uma *superestimativa* dos gradientes de pressão transaórtica. Por outro lado, os gradientes de pressão transaórtica são *subestimados* na presença de comprometimento da função LV. Estes problemas, até certo ponto, podem ser compensados com o uso da equação de continuidade para medir a área efetiva do orifício da valva aórtica (EOA_{AV}). Para tanto:

1. Determinar o diâmetro do LVOT na vista do eixo longo paraesternal e, em seguida, usar este valor para calcular a área de corte transversal (CSA) do LVOT:

$$CSA_{LVOT} = 0,785 \times (\text{diâmetro LVOT})^2$$

2. Em seguida, determinar a integral velocidade-tempo (VTI) do fluxo em LVOT (usando Doppler de PW) e através da valva aórtica (usando Doppler de CW) para fornecer VTI_{LVOT} e VTI_{AV}, respectivamente.
3. Usar a equação de continuidade para calcular a EOA da valva aórtica, do seguinte modo:

$$EOA_{AV} = \frac{CSA_{LVOT} \times VTI_{LVOT}}{VTI_{AV}}$$

Se o diâmetro do LVOT for medido em centímetros, o valor obtido fornecerá a EOA_{AV} em cm^2. Algumas versões da equação da continuidade usam a razão da velocidades de pico em LVOT e através da valva aórtica, em vez de usar VTIs – contudo, embora os resultados frequentemente sejam bastante similares, não são idênticos e é melhor usar a VTI para o cálculo.

O Capítulo 8, na seção "Eco de esforço", traz mais informação sobre a avaliação da estenose aórtica no contexto de função LV comprometida.

ARMADILHAS COMUNS

As armadilhas encontradas na avaliação da estenose aórtica por eco incluem:

- Um traçado precário do sinal do Doppler, que pode levar o operador do sonógrafo a "perder" o pico verdadeiro de sinal de velocidade do Doppler.
- A falha em alinhar o feixe do Doppler ao fluxo através da valva aórtica, levando à subestimação da velocidade de pico transaórtica (a extensão do erro aumenta rapidamente com desalinhamentos superiores a 20 graus).
- Confundir acidentalmente um traçado de regurgitação mitral com um traçado de estenose aórtica (em particular ao usar uma sonda lápis) e, assim, obter medidas da valva errada.
- Superestimativa da gravidade da estenose, em razão da coexistência de regurgitação aórtica.
- Subestimação da gravidade da estenose aórtica, por causa da coexistência de estenose mitral ou comprometimento da função LV.
- Uso inadequado da equação de continuidade (não pode ser usada se houver estenoses seriadas, isto é, estenoses sub/supravalvares, ou se LVOT não for circular, como na cardiomiopatia obstrutiva hipertrófica ou na estenose subvalvar.

Achados associados

Se houver estenose aórtica:
- Avaliar qualquer regurgitação aórtica coexistente.
- Avaliar qualquer doença coexistente afetando outras valvas (uma vez que os pacientes submetidos à cirurgia da valva aórtica também possam requerer a correção concomitante de outras anormalidades valvares quaisquer).
- Avaliar a função e as dimensões LV; a obstrução do fluxo de saída LV pela valva aórtica eleva a pressão LV, levando à hipertrofia LV e, posteriormente, à dilatação e ao comprometimento funcional.
- Avaliar a morfologia e as dimensões da raiz aórtica (a dilatação da raiz aórtica é um achado comum na estenose aórtica).
- Se a valva aórtica for bicúspide, checar quanto à presença de coarctação da aorta (a valva aórtica bicúspide e a coarctação da aorta às vezes estão associadas).

Gravidade da estenose aórtica

A gravidade da estenose aórtica pode ser quantificada por (Tabela 19.2):

Tabela 19.2 Indicadores da gravidade da estenose aórtica

	Leve	Moderada	Grave
$V_{máx}$ aórtica (m/s)	1,7-2,9	3,0-4,0	> 4,0
$P_{máx}$ aórtica (mmHg)	< 36	36-64	> 64
$P_{média}$ aórtica (mmHg)	< 25	25-40	> 40
EOA valvar aórtica (cm²)	1,5-2,0	1,0-1,4	< 1,0

EOA = área efetiva do orifício; $P_{máx}$ = pressão de pico; $P_{média}$ = pressão média; $V_{máx}$ = velocidade de pico.
Faixas de referência reproduzidas com permissão da British Society of Echocardiography e British Heart Foundation.

- $V_{máx}$.
- $P_{máx}$.
- $P_{médio}$.
- EOA.

Estes parâmetros às vezes podem fornecer resultados conflitantes (p. ex., a EOA pode indicar estenose aórtica grave [EOA < 1 cm²], que não é indicada pela velocidade/gradientes [$V_{máx}$ < 4 m/s; $P_{médio}$ < 40 mmHg):

- Se a função sistólica LV estiver **normal** nesta situação, existem duas possibilidades:
  - Na estenose aórtica "grave" (em que a EOA é verdadeiramente < 1 cm²), a velocidade/gradientes estão diminuídos em razão do baixo fluxo secundário para uma cavidade LV pequena e/ou da pós-carga arterial aumentada. É possível avaliar o fluxo usando o índice de volume sistólico (SVI), medindo o volume sistólico LV (p. 128) e indexando-o para a BSA; um SVi < 35 mL/m² indica fluxo baixo. O SVI também permite calcular a impedância valvar-arterial (Zva), onde:

    $$Zva = \frac{P_{médio} + \text{pressão arterial sistólica}}{SVI}$$

    A Zva é uma medida de pós-carga LV e não só a partir da valva aórtica estenosada, mas também do sistema arterial. Se um paciente tiver pós-carga arterial aumentada (hipertensão), isto pode levar à subestimação da gravidade da estenose aórtica. Uma Zva > 5,5 mmHg/mL/m² indica impedância aumentada ao fluxo. Devem ser procuradas evidências de hipertrofia LV e cavidade LV reduzida, bem como evidências de disfunção diastólica LV.
  - Na estenose aórtica não grave, a EOA é verdadeiramente < 1 cm², mas isto não é "grave" para o indivíduo por causa do tamanho corporal pequeno. Isto deve ser checado via indexação da EOA para a área de superfície corporal – uma EOA indexada < 0,6 cm²/m² é indicativa de estenose aórtica grave.
- Se a função sistólica LV estiver **comprometida** nesta situação, há novamente duas possibilidades:
  - Na estenose aórtica grave "verdadeira" (em que a EOA é verdadeiramente < 1 cm²), as velocidades/gradientes são baixos simplesmente como consequência do débito cardíaco precário.
  - Na estenose aórtica "funcional" (não grave) (em que a EOA é de fato > 1 cm²), a EOA está verdadeiramente sendo subestimada como resultado da abertura valvar diminuída, em razão do débito cardíaco precário.

Neste cenário, é preciso checar duplamente todas as medidas e olhar atentamente para a valva aórtica (a fim de julgar se sua aparência é consistente com estenose aórtica grave). Uma eco de esforço com dobutamina pode ser bastante útil para distinguir entre os tipos "verdadeiro" e "funcional" de estenose aórtica, sendo descrita em maiores detalhes na p. 75.

Os parâmetros conflitantes por vezes podem ser o oposto – ou seja, as velocidades/gradientes indicam estenose aórtica grave ($V_{máx} > 4$ m/s; $P_{médio} > 40$ mmHg) – mas a EOA não é (EOA > 1 cm^2). Isto ocorre se:

- O paciente tiver um "estado de alto fluxo", em que a estenose é não grave, mas um fluxo elevado através da valva aórtica "exagera" as velocidades/gradientes. Estes fluxos altos podem ser vistos com a regurgitação aórtica coexistente, ou em condições clínicas associadas a um débito cardíaco elevado (p. ex., anemia, tireotoxicose, fístula arteriovenosa). O cálculo do volume sistólico LV ajudará a identificar estes casos.
- A estenose aórtica for "verdadeiramente" grave, ainda que a EOA > 1 cm^2, porque o indivíduo tem um tamanho corporal amplo e, deste modo, normalmente seria esperada uma EOA relativamente ampla. Isto deve ser verificado indexando a EOA para a área de superfície corporal – uma EOA indexada $< 0,6$ cm^2/m^2 é indicativa de estenose aórtica grave.

DESCRIÇÃO DE AMOSTRAGEM

A valva aórtica é tricúspide com cúspides apresentando espessamento grave e calcificação, além de mobilidade seriamente diminuída. A velocidade transaórtica de pico é igual a 5,2 m/s (gradiente de pico = 92 mmHg; gradiente médio = 65 mmHg), e a EOA da valva aórtica é de 0,6 cm². Não há regurgitação aórtica associada e a valva mitral é normal. Observa-se hipertrofia LV concêntrica moderada com função sistólica satisfatória. A raiz aórtica está dilatada, medindo 4,2 cm ao nível dos seios de Valsalva. Os achados são consistentes com estenose aórtica grave.

Tratamento da estenose aórtica

Vigilância por eco

É preciso recomendar aos pacientes com estenose aórtica que relatem imediatamente os sintomas. Os pacientes assintomáticos com $V_{máx} > 4$ m/s devem ser reavaliados a cada 6 meses e, se $V_{máx}$ aumentar em $> 0,3$ m/s ao ano, considerar a cirurgia. A reavaliação anual é recomendada para pacientes com graus menores de estenose.

Terapia farmacológica

Não há terapia farmacológica específica para reverter a estenose aórtica, apesar do interesse científico no potencial da terapia à base de estatina para retardar a progressão da doença.

Cirurgia

A substituição cirúrgica da valva é o tratamento definitivo para estenose aórtica. As próteses valvares biológicas geralmente são preferidas para pacientes de mais idade ou pacientes que desejam evitar a necessidade de anticoagulação por tempo prolongado, enquanto as próteses valvares mecânicas são preferidas para pacientes mais jovens.

A cirurgia é indicada para a estenose aórtica sintomática grave. Os pacientes assintomáticos devem ser considerados para cirurgia se apresentarem disfunção sistólica LV ou desenvolverem sintomas (ou uma queda da pressão arterial ou arritmias ventriculares complexas) durante o teste de exercício. A substituição de uma valva aórtica com estenose moderada ou grave geralmente é recomendável, se os pacientes tiverem que se submeter a cirurgias cardíacas por outro motivo, como enxerto de *bypass* ou cirurgia de valva mitral.

A valvuloplastia com balão pode ser usada como ponte para a substituição da valva em pacientes instáveis, ou para pacientes que necessitam com urgência de cirurgia não cardíaca. A implantação percutânea por cateter de valva aórtica (TAVI, p. 228) é uma técnica relativamente nova para substituição de valva aórtica em pacientes que não podem se submeter à cirurgia valvar convencional.

REGURGITAÇÃO AÓRTICA

A regurgitação aórtica consiste no fluxo de sangue da aorta voltando pela valva aórtica durante a diástole. Pode resultar de um problema com a valva aórtica em si ou de um problema com a raiz aórtica, afetando uma valva normal.

Causas de regurgitação aórtica

As causas valvares incluem:

- Degeneração calcificada da valva aórtica.
- Valva aórtica bicúspide causando fechamento incompleto da valva.
- Endocardite infecciosa.
- Doença reumática da valva aórtica.
- Doenças do tecido conectivo (p. ex., artrite reumatoide, lúpus eritematoso sistêmico).

As causas envolvendo a raiz aórtica resultam da dilatação e/ou distorção da raiz aórtica. São elas:

- Hipertensão.
- Síndrome de Marfan.
- Síndrome de Ehlers-Danlos.
- Osteogênese imperfeita.
- Dissecção aórtica.
- Aneurisma do seio de Valsalva.
- Necrose medial cística.
- Aortite sifilítica.
- Doença de Behçet.

Algumas condições, como a espondilite anquilosante, podem afetar a valva e a raiz aórticas.

Achados clínicos de regurgitação aórtica

Os achados clínicos de regurgitação aórtica são resumidos na Tabela 19.3. A regurgitação aórtica crônica impõe uma sobrecarga de volume sobre o LV que, com o tempo, se dilata e se torna cada vez mais comprometido, a ponto de o paciente poder desenvolver sinais e sintomas de insuficiência cardíaca. O processo patológico, portanto, pode ser insidioso, embora a condição dos pacientes decline rapidamente tão logo desenvolvam insuficiência cardíaca. A endocardite infecciosa e a dissecção aórtica podem causar regurgitação aórtica aguda, de modo que o paciente pode apresen-

Tabela 19.3 Achados clínicos de regurgitação aórtica

Sintomas	Sinais
Pode ser assintomática	Pulsação em colapso
Sintomas de insuficiência cardíaca; falta de ar; ortopneia, dispneia paroxística noturna	Pressão arterial diastólica baixa e pressão de pulsação ampla
Os sintomas também podem indicar a etiologia (p. ex., febre na endocardite infecciosa)	Batimento de ápice deslocado (como resultado de dilatação LV)
	Sopro diastólico precoce
	Sinais de insuficiência cardíaca em casos avançados

tar regurgitação clinicamente grave, sem que os marcadores habituais da gravidade (como dilatação LV) tenham tempo de se desenvolver.

Avaliação de eco da regurgitação aórtica

2D e modo M

A eco 2D e em modo M deve ser usada para avaliar a estrutura da valva aórtica e da raiz aórtica:

- É uma valva aórtica tricúspide normal ou é bi (pseudocúspide), uni ou quadricúspide? As cúspides da valva estão espessadas ou calcificadas?
- Há fusão comissural (indicativa de doença reumática da valva aórtica)?
- Há achados de estenose aórtica (que pode coexistir com a regurgitação)?
- Há algum tipo de prolapso? Quais cúspides estão afetadas?
- Há achados de endocardite infecciosa (vegetações, abscesso de raiz aórtica)?
- Há dilatação da raiz aórtica e/ou qualquer tipo de indicação de dissecção?

Use o modo M para investigar a valva *mitral*. O jato diastólico de regurgitação aórtica pode atingir o folheto anterior da valva mitral, causando *flutter* do folheto que pode ser visto por eco em modo M (Fig. 19.4). Como consequência, o folheto anterior é empurrado para trás durante a diástole, causando "formação de abóboda reversa" e fechamento prematuro da valva mitral e, assim, obstruindo parcialmente o fluxo normal de sangue através do orifício da valva mitral.

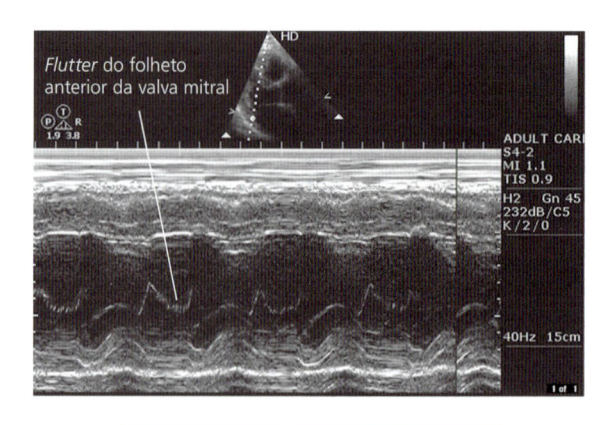

Figura 19.4 Regurgitação aórtica causando *flutter* do folheto anterior da valva mitral.

Vista	Eixo longo paraesternal
Modalidade	Modo M

Isto pode acarretar um sopro diastólico, chamado sopro de Austin Flint. Estes efeitos sobre a valva mitral constituem um indicador de regurgitação aórtica grave.

O LV também requer avaliação cuidadosa. As imagens em modo M e 2D mostrarão as dimensões e a função LV. Na regurgitação aórtica crônica, a sobrecarga de volume leva à dilatação progressiva do LV, todavia com movimentação hipercinética da parede, em particular do septo e da parede posterior.

Doppler colorido

O Doppler colorido deve ser usado para examinar o jato de regurgitação aórtica (Fig. 19.5). A distância a que o jato se estende para trás entrando no LV não é confiável como indicador da gravidade, mas avaliar a largura do jato (na vista de eixo longo paraesternal) em relação ao diâmetro do LVOT é útil como guia para determinar a gravidade (ver adiante). As medidas devem ser feitas logo abaixo (em até 1 cm do nível) da valva aórtica. As imagens em modo M coloridas obtidas na vista de eixo longo paraesternal, com o cursor colocado abaixo da valva aórtica, podem ser uma forma útil de medir a largura do jato e do LVOT.

A largura da *vena contracta* (VC) – a região mais estreita do fluxo colorido ao nível da valva aórtica – na vista de eixo longo paraesternal. Isto também ajuda a estimar a gravidade. A VC não pode ser medida de modo confiável se houver mais de um jato regurgitante ou o formato do jato for irregular. Se o jato for excêntrico, a medida de VC deverá ser perpendicular à direção do jato, em vez de seguir a orientação do LVOT.

Doppler de CW e PW

O registro do traçado de Doppler de CW deve ser feito na vista apical de 5 câmaras, com a sonda cuidadosamente alinhada à direção do jato regurgitante (Fig. 19.6). Um traçado invertido também pode ser obtido a partir da vista supraesternal. O traçado de Doppler de CW é fraco na regurgitação aórtica leve, e mais denso na regurgitação moderada ou grave. O meio-tempo de pressão da curva de desaceleração diastólica, que é igual à velocidade de desaceleração do jato regurgitante, serve de guia para determinação da gravidade, em particular na regurgitação aguda.

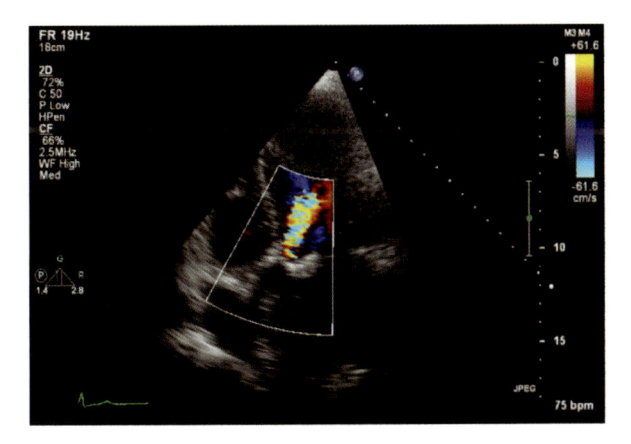

Vista	Apical de 5 câmaras
Modalidade	Doppler colorido

Figura 19.5 Regurgitação aórtica (Doppler colorido).

Figura 19.6 Regurgitação aórtica (Doppler de CW).

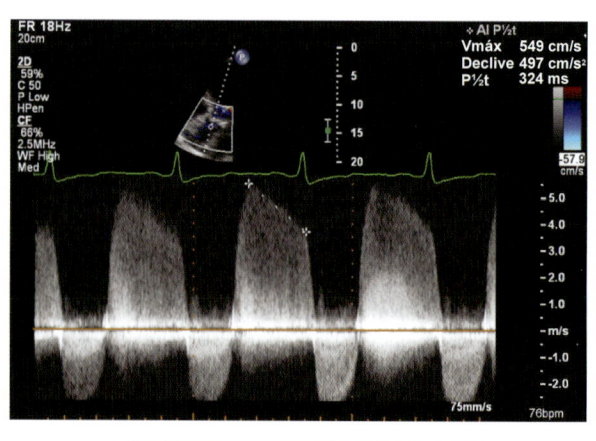

Vista	Apical de 5 câmaras
Modalidade	Doppler de CW

O Doppler de PW pode ser usado para mapear a extensão do jato regurgitante no LV, posicionando o volume amostral em vários pontos ao longo do LV (na vista apical de 5 câmaras) e checando o fluxo regurgitante, embora isto não seja um bom indicador da gravidade. O Doppler de CW também pode ser usado para procurar reversão do fluxo diastólico na aorta descendente superior, usando uma vista supraesternal e posicionando o volume de amostragem na aorta descendente (logo abaixo da origem da artéria subclávia esquerda). É normal haver uma breve reversão do fluxo aórtico na diástole; contudo, a reversão do fluxo ao longo de toda a diástole (chamada "pandiastólica" ou "holodiastólica") indica regurgitação aórtica moderada ou grave. Deve ser obtida a VTI da reversão do fluxo diastólico – a regurgitação grave é indicada por uma VTI > 15 cm. A reversão do fluxo pandiastólico também pode ser vista na aorta abdominal, onde atua como indicador específico de regurgitação aórtica grave.

Volume regurgitante

O volume de sangue que entra no LV pela valva mitral durante a diástole normalmente é igual ao volume de sangue que a deixa pelo LVOT (volume sistólico). Na presença de regurgitação aórtica, o fluxo de saída do LVOT será maior do que o fluxo de entrada pela valva mitral, uma vez que o fluxo de saída sistólico no LVOT consistirá no sangue que entrou pela valva mitral adicionado do sangue que entrou no ventrículo por regurgitação aórtica durante a diástole. A diferença entre o fluxo de saída no LVOT e o fluxo de entrada na valva mitral fornece o volume regurgitante.

Apesar de teoricamente simples, a medida do volume regurgitante é trabalhosa na prática. Primeiramente, a medida será inválida se houver regurgitação mitral significativa. Em segundo lugar, qualquer erro na medida da área do orifício da valva mitral ou do diâmetro de LVOT pode exercer amplo impacto sobre o resultado. Se você deseja medir a fração regurgitante, deverá fazê-lo da seguinte forma:

1. Na vista apical de 4 câmaras, obtenha a medida do diâmetro do ânulo mitral (em cm) e, em seguida, use-a para calcular a CSA da valva mitral (em cm²). Este cálculo considera que o orifício mitral é circular:

$$CSA_{MV} = 0{,}785 \times (\text{diâmetro do ânulo mitral})^2$$

2. Na vista apical de 4 câmaras, obtenha a medida da VTI do fluxo de entrada na valva mitral (usando Doppler de PW) para fornecer a VTI_{MV} (em cm). Em geral, é mais fácil colocar o volume de amostragem nas extremidades da valva (alguns o colocam no nível do ânulo da valva mitral).
3. O volume sistólico da valva mitral (SV_{MV}) (em mL/batimento) pode então ser calculado:

$$SV_{MV} = CSA_{MV} \times VTI_{MV}$$

4. Na vista de eixo longo paraesternal, medir o diâmetro de LVOT (em cm) e, em seguida, usar a medida para calcular a CSA em LVOT (em cm²):

$$CSA_{LVOT} = 0{,}785 \times (\text{diâmetro de LVOT})^2$$

5. Na vista apical de 5 câmaras, determine a VTI do fluxo de saída de LVOT (usando Doppler de PW) para fornecer a VTI_{LVOT} (em cm).
6. O volume sistólico da LVOT (SV_{LVOT}) (em mL/batimento) pode então ser calculado:

$$SV_{LVOT} = CSA_{LVOT} \times VTI_{LVOT}$$

7. O volume de regurgitação aórtica (RV) pode ser calculado a partir de:

$$RV = SV_{LVOT} - SV_{MV}$$

8. A fração regurgitante aórtica (RF) pode ser calculada a partir de:

$$RF = \frac{RV}{SV_{MV}} \ (\times\ 100\ \text{para expressar percentual})$$

Uma vez calculado o RV aórtico, também é possível calcular a área do orifício regurgitante (ROA). Esta é o tamanho médio do orifício na valva aórtica (em cm²) pelo qual a regurgitação ocorre durante a diástole, sendo igual ao RV aórtico (em mL) dividido pela TVI do traçado de Doppler de regurgitação aórtica (VTI_{AR}), medido (em cm) com CW-Doppler:

$$ROA = \frac{RV}{VTI_{AR}}$$

Avaliação da área de superfície de isovelocidade proximal (PISA)

O uso da PISA na avaliação da regurgitação aórtica não é tão comum quanto para regurgitação mitral, por ser tecnicamente mais trabalhoso obter imagens convenientes e porque a técnica ainda não foi bem estudada com relação à valva aórtica.

ARMADILHAS COMUNS

As armadilhas encontradas na avaliação da regurgitação aórtica incluem:
- Um jato excêntrico geralmente leva à subestimação da gravidade.
- Medir com Doppler colorido a largura do jato regurgitante em um ponto muito abaixo da valva aórtica, onde o jato tende a se dispersar, superestima a gravidade.

Achados associados

Havendo regurgitação aórtica:

- Avaliar estenoses aórticas coexistentes.
- Avaliar qualquer doença coexistente afetando outras valvas (uma vez que os pacientes submetidos à cirurgia de valva aórtica também possam requerer a correção concomitante de outras anormalidades valvares quaisquer).
- Avaliar a função e as dimensões LV.
- Avaliar a morfologia e as dimensões da raiz aórtica.
- Se a valva aórtica for bicúspide, checar a presença de coarctação da aorta (por vezes, há associação entre valva aórtica bicúspide e coarctação da aorta).

Gravidade da regurgitação aórtica

A gravidade da regurgitação aórtica pode ser avaliada por (Tabela 19.4):

- Largura da VC.
- Razão largura do jato:largura do LVOT.
- Meio-tempo de pressão do jato.
- VTI do reverso do fluxo diastólico na parte superior da aorta descendente.
- RV.
- RF.
- ROA.

A razão largura do jato:largura de LVOT é usada comumente para quantificar a gravidade, mas pode levar ao erro em casos de jatos excêntricos ou que tenham origem difusa. Nestes casos, geralmente é melhor usar a avaliação visual para classificar a razão em pequena, intermediária ou ampla, bem como para usá-la como guia grosseiro da gravidade, do que se prender servilmente a percentuais. A largura de VC é um indicador mais confiável da gravidade.

Tabela 19.4 Indicadores da gravidade da regurgitação aórtica

	Leve	Moderada	Grave
Doppler colorido			
Largura da *vena contracta* (cm)	< 0,3	–	> 0,6
Razão largura do jato:largura de LVOT (%)	< 25	–	≥ 65
Doppler de CW			
Meio-tempo de pressão (ms)	> 500	–	< 250
Doppler de PW			
VTI da reversão do fluxo diastólico na aorta descendente superior (cm)	–	–	15
Multimodalidade			
Volume regurgitante (mL/batimento)	< 30	30-59	≥ 60
Fração regurgitante (%)	< 30	30-49	≥ 50
Área do orifício regurgitante (cm^2)	< 0,10	0,10-0,29	≥ 0,30

CW = onda contínua; LVOT = trato de saída ventricular esquerdo; PW = onda pulsada; VTI = integral velocidade-tempo.

Faixas de referência reproduzidas com permissão da British Society of Echocardiography e British Heart Foundation.

O meio-tempo de pressão da curva de desaceleração diastólica diminui com o aumento da gravidade, uma vez que a velocidade de queda da pressão aórtica seja maior na regurgitação grave, porém o meio-tempo também pode ser afetado por alterações na complacência do LV e pelo uso de vasodilatadores.

DESCRIÇÃO DE AMOSTRAGEM

A valva aórtica é tricúspide, com cúspides exibindo aspecto reumático. Há um jato central denso de regurgitação aórtica com uma largura de VC igual a 0,7 cm e razão largura de jato:largura de LVOT igual a 76%. O meio-tempo de pressão do jato regurgitante é de 220 ms. O VR aórtico calculado é 78 mL/batimento (FR = 62%) com AOR = 0,38 cm². Há reversão de fluxo holodiastólico na parte superior da aorta descendente (VTI = 21 cm). O LV não está dilatado, e a função sistólica LV é satisfatória. A raiz aórtica apresenta leve dilatação, medindo 4,1 cm ao nível dos seios de Valsalva. Os achados são consistentes com regurgitação aórtica grave.

Tratamento da regurgitação aórtica

Vigilância por eco

- Rever anualmente os pacientes com regurgitação aórtica leve-moderada, e realizar um exame de eco a cada 2 anos.
- A cada 6 meses, rever os pacientes com regurgitação grave e função LV normal, incluindo eco, ou anualmente, se estiverem estáveis e não necessitarem tão cedo de cirurgia.
- Realizar um exame de eco anual em pacientes com raiz aórtica dilatada (especialmente aqueles com síndrome de Marfan ou valva aórtica bicúspide), ou até com maior frequência, se a aorta estiver aumentando.

Terapia farmacológica

Pacientes que desenvolvem comprometimento LV devem ser tratados com medicação apropriada para insuficiência cardíaca e a hipertensão deve estar bem controlada. O uso "preventivo" de vasodilatadores em pacientes com função LV normal não tem sustentação, mas os β-bloqueadores têm papel em indivíduos com síndrome de Marfan.

Cirurgia

A cirurgia de valva aórtica é indicada para regurgitação aórtica aguda sintomática e na regurgitação aórtica crônica, em casos graves e sintomáticos. Para pacientes assintomáticos com regurgitação aórtica grave, a cirurgia é indicada para:

- Comprometimento LV (fração de ejeção ≥ 50%).
- Dilatação LV (diâmetro diastólico final > 7 cm ou diâmetro sistólico final > 5 cm).
- Pacientes que necessitam de cirurgia cardíaca por outras indicações (p. ex., enxerto de *bypass* arterial coronariano).

Independentemente da gravidade da regurgitação aórtica, a cirurgia é indicada para pacientes com doença de raiz aórtica e com diâmetro de raiz aórtica medindo:

- ≥ 4,5 cm na síndrome de Marfan.
- ≥ 5 cm com valva aórtica bicúspide.
- ≥ 5,5 cm para os demais pacientes.

A cirurgia pode envolver substituição ou reparo (quando a valva for conveniente) da valva, com enxerto de raiz aórtica, quando apropriado.

Leitura complementar

Baumgartner H, Hung J, Bermejo J, et al. Echocardiographic assessment of valve stenosis: EAE/ASE recommendations for clinical practice. *Eur J Echocardiogr* 2009;**10**:1–25.

Lancellotti P, Tribouilloy C, Hagendorff A, et al. European Association of Echocardiography recommendations for the assessment of valvular regurgitation. Part 1: aortic and pulmonary regurgitation (native valve disease). *Eur J Echocardiogr* 2010;**11**:223–44.

Ramaraj R, Sorrell VL. Degenerative aortic stenosis. *BMJ* 2008;**336**:550–55.

The Task Force on the Management of Valvular Heart Disease of the European Society of Cardiology. Guidelines on the management of valvular heart disease. *Eur Heart J* 2007;**28**:230–68.

Zoghbi WA, Enriquez-Sarano M, Foster E, et al. American Society of Echocardiography: recommendations for evaluation of the severity of native valvular regurgitation with two-dimensional and Doppler echocardiography. *J Am Soc Echocardiogr* 2003;**16**:777–802.

CAPÍTULO 20

Valva mitral

VISUALIZAÇÕES ECOCARDIOGRÁFICAS DA VALVA MITRAL

A valva mitral geralmente é encontrada:

- Janela paraesternal esquerda:
  - Corte paraesternal de eixo longitudinal.
  - Corte paraesternal de eixo curto (nível da valva mitral e do músculo papilar).
- Janela apical:
  - Apical de 4 câmaras.
  - Apical de 2 câmaras.
  - Apical de 3 câmaras (eixo longitudinal).

O **corte paraesternal de eixo longitudinal** (Fig. 6.2, p. 45) bifurca a valva mitral, mostrando os folhetos anterior e posterior nos planos A2 e P2. A imagem 2D mostra a estrutura da valva mitral e permite a avaliação da mobilidade dos folhetos. O estudo dos folhetos no modo M, em nível das extremidades dos folhetos, mostra amplamente a abertura das extremidades e o início da diástole com sangue fluindo do átrio esquerdo (LA) para o ventrículo esquerdo (LV), o ponto em que a extremidade anterior da cúspide atinge a sua posição mais anterior é chamado de ponto E (Fig. 20.1).

As cúspides, então, retornam juntas na metade da diástole antes de se separarem novamente ao final da diástole, resultado do aumento extra de sangue através da valva que acompanha a sístole atrial. A máxima **excursão** da cúspide anterior segue uma linha descendente direta ao seu ponto de encerramento no início da sístole. Depois de concluir a gravação do modo M, utilizar o Doppler colorido para avaliar o fluxo da valva.

O **corte paraesternal de eixo curto (nível da valva mitral)** mostra "sobre a face" a valva em três segmentos ou *scallops*, e ambas as cúspides podem ser vistas em conjunto com as duas comissuras mitrais [Figs. 6.6 (p. 49) e 20.2]. A área do orifício pode ser medida por planimetria nesta exibição – uma valva mitral normal possui um orifício de área de 4,0-6,0 cm^2. O Doppler colorido mostra a localização e a extensão de qualquer insuficiência valvar. Ao rodar a sonda até o **nível do músculo papilar** (Fig. 6.7, p. 50), observam-se ambos os músculos papilares. Em alguns casos podem ser encontrados três músculos papilares, se um deles for bífido.

O corte **apical de 4 câmaras** (Fig. 6.8, p. 51) apresenta a cúspide mitral anterior (*scallops* A2 e A3) adjacente ao septo interventricular e a cúspide posterior (P1) adjacente à parede lateral, junto ao músculo papilar anterolateral e suas cordas tendíneas. O **corte apical de 2 câmaras** (Fig. 6.10, p. 54) apresenta duas comissuras da cúspide mitral, com os *scallops* P1 e P3 da cúspide posterior de ambos os lados e nos *scallops* A2, a cúspide anterior no meio. O **corte apical de 3 câmaras** (Fig. 6.11, p. 55) é similar à visualização do corte paraesternal de eixo longitudinal, mostrando os *scallops* A2 e P2.

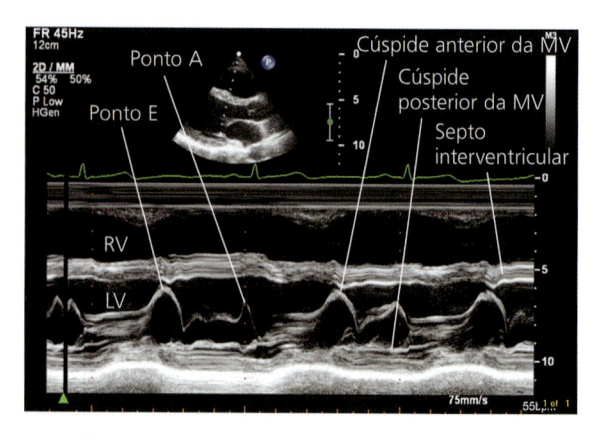

Figura 20.1 Modo M de valva mitral normal (LV = ventrículo esquerdo; MV = valva mitral; RV = ventrículo direito).

Corte	Paraesternal de eixo longitudinal
Modalidade	Modo M

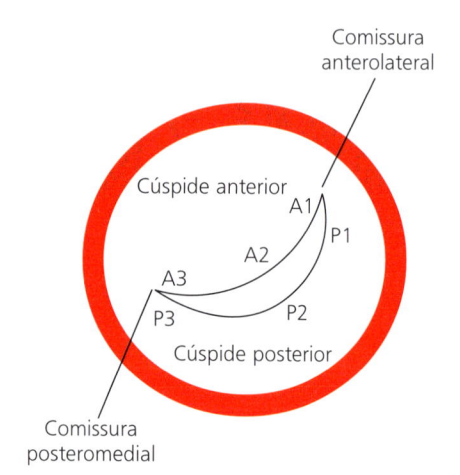

Figura 20.2 Segmentos ou *scallops* da valva mitral, como pode ser visto na visualização do corte paraesternal de eixo curto.

Em cada um dos pontos de visualização apical, inspecionar a estrutura da valva com a ecocardiografia 2D, avaliando o fluxo com o Doppler colorido. A visualização apical permite o melhor alinhamento do Doppler de onda contínua (CW) e de onda pulsátil (PW) para a avaliação do fluxo da valva (e de qualquer regurgitação).

- Janela subcostal:
  - Subcostal de eixo longitudinal.
  - Subcostal de eixo curto.

O corte **subcostal de eixo longitudinal** permite uma visualização adicional a partir da qual a valva mitral pode ser examinada. O corte **subcostal de eixo curto** é raramente utilizado para o exame da valva mitral, mas com apropriada angulação da sonda esta pode ser visualizada.

ESTENOSE MITRAL

A estenose mitral é a obstrução do fluxo diastólico do LA ao LV em razão de um estreitamento da valva mitral. Isto é quase sempre atribuído à doença reumática da valva mitral, em consequência à febre reumática ocorrida anteriormente.

Causas da estenose mitral

A **doença da valva reumática** pode afetar quaisquer valvas cardíacas (em várias combinações), mas é mais comum na valva mitral. O aspecto característico é a fusão da cúspide mitral ao longo de sua extremidade, iniciando na comissura mitral, restringindo a sua capacidade de abertura. As extremidades da cúspide tornam-se mais espessas, embora esse espessamento e/ou calcificação possa ocorrer em outros lugares. Como o corpo principal de cada cúspide geralmente permanece com flexibilidade relativa, as cúspides podem ser visualizadas em forma de "domo" durante a diástole, o aumento da pressão do LA faz com que o corpo da cúspide se curve para a frente em direção ao ventrículo. Isto dá à cúspide um formato descrito como um "taco de hóquei". A estenose mitral reumática também afeta as cordas, causando fibrose, encurtamento e calcificação do aparelho subvalvar.

Outras causas da estenose mitral são raras. Estas incluem estenose mitral congênita, calcificação anular mitral, lúpus eritematoso sistêmico, artrite reumatoide, síndrome carcinoide e endocardite infecciosa. Atenção às condições que podem causar a obstrução do orifício da valva mitral e imitar a estenose mitral, como mixoma atrial esquerdo, endocardite infecciosa com grande vegetação, bola de trombo e cor *triatriatum*.

> **CALCIFICAÇÃO ANULAR MITRAL**
> Calcificação anular mitral é relativamente comum em pacientes idosos (mas também pode ser vista em jovens com insuficiência renal) e comumente ocorre na parte posterior do anel mitral, no ponto de fixação da cúspide posterior, embora raramente possa estender-se à volta do anel em diversos casos. É possível que essa condição seja um indicador para o risco de doenças cardiovasculares e um marcador de *doença* arterial coronariana. Se a calcificação anular for extensa, pode-se estender as cúspides mitrais e causar estenose mitral. Ao contrário da estenose mitral reumática, a calcificação anular mitral não afeta a extensão da cúspide nem causa fusão de sua comissura.

Características clínicas da estenose mitral

As características clínicas da estenose mitral são sumarizadas na Tabela 20.1. A maioria dos pacientes são do sexo feminino e na maioria coexistem com outras doenças valvares. A estenose mitral reumática geralmente se apresenta de 20-40 anos após um episódio de febre reumática, e atualmente esta condição é relativamente rara em países desenvolvidos. O aparecimento da estenose mitral tende a ser gradual, assim os

Tabela 20.1 Características clínicas da estenose mitral

Sinais	Sintomas
Início frequentemente gradual	Fibrilação atrial é comum
Dispneia	Rubor malar ("face mitral")
Tosse	*Ictus* proeminente (primeiro som cardíaco palpável)
Edema periférico	Primeiro som cardíaco alto
Hemoptise	Componente pulmonar do segundo som cardíaco alto
Êmbolos periféricos	(P_2) Hipertensão pulmonar presente
	Estalido de abertura
	Sopro baixo agudo na diástole média (com acentuação pré-sistólica se em ritmo sinusal)

sintomas podem acumular-se de forma insidiosa durante um longo período, mas um novo evento [como gravidez ou o aparecimento de fibrilação atrial (AF)] pode fazer com que os sintomas se tornem súbitos. Pacientes geralmente permanecem assintomáticos até o orifício da valva mitral atingir 2 cm², ponto em que a pressão do LA começa a aumentar. Como aumento da pressão, o LA começa a dilatar. A pressão da artéria pulmonar também começa a subir, levando ao desenvolvimento da hipertensão pulmonar. Uma vez que um paciente apresente sintomas, se não tratada a sobrevida em 10 anos é de cerca de 50-60%.

Avaliação ecocardiográfica da estenose mitral

Modo 2D e modo M

Usar a ecocardiografia 2D e o modo M para a avaliação da estrutura da valva e do aparelho subvalvular. Certifique-se de descrever a aparência da cúspide mitral, dos anéis mitrais, das cordas tendíneas e dos músculos papilares:

- As cúspides da valva mitral parecem normais? Existem evidências de doença da valva reumática (Fig. 20.3)?
- O anel mitral parece normal? Existe calcificação anular e é leve, moderada ou grave?
- Existe algum estreitamento das cúspides? São leves, moderados ou graves? Ambas as cúspides estão afetadas, e estas alterações estão presentes nas extremidades ou no corpo das cúspides?
- Existe alguma calcificação nas cúspides? É local ou difusa? A calcificação afeta uma ou ambas as comissuras?
- Existe fusão de uma ou ambas as comissuras?
- As cordas tendíneas estão normais? Existe algum estreitamento, encurtamento ou calcificação das cordas? As cordas das cúspides anterior e posterior estão sendo afetadas?
- Os músculos papilares estão normais? Existe calcificação ou fibrose?
- A mobilidade da cúspide mitral está normal ou reduzida? De quanto é esta redução (leve, moderada ou grave)? Existe a formação do "domo" durante a diástole?

Na visualização do corte paraesternal de eixo curto (nível da valva mitral), se a qualidade da imagem é boa o suficiente, execute a planimetria para medir a área do

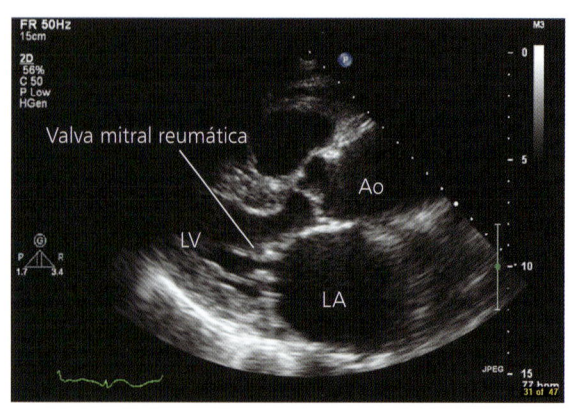

Corte	Paraesternal de eixo longo
Modalidade	2D

Figura 20.3 Valva mitral reumática (Ao = aorta; LA = átrio esquerdo; LV = ventrículo esquerdo).

orifício mitral. Lembre-se que a estenose da valva mitral, quando aberta, tem forma de funil, por isso tome cuidado para garantir que você está medindo o funil no seu ponto mais estreito, por exemplo, o nível da ponta da cúspide. Se o ângulo da sonda estiver muito acima (na direção do LA), você superestimará a área do orifício.

Uma vez que você gravou um ciclo ao nível das extremidades, role as imagens de volta para trás até encontrar o orifício em seu ponto mais largo, em meia diástole. Tomar as medidas a partir desta imagem, rastreando em torno da borda interna das cúspides – o equipamento de ecocardiografia calculará a área do orifício para você. Tenha cuidado com as configurações de alto ganho, o que pode levar a uma subestimação da área do orifício mitral.

Utilizando o modo M na estenose mitral para avaliar:

- A extensão das cúspides está estreita?
- Existe redução na excursão das cúspides mitral durante a diástole?
- Existem evidências de fusão das comissuras (visualizada pelo movimento da cúspide posterior, na mesma direção da cúspide anterior, está aberta durante a diástole, em vez de para baixo com uma imagem de espelho do folheto anterior)?

Pode ser atribuído um escore para a estenose da valva mitral (**escore de Wilkins**, ver p. 227), que é avaliado baseando-se na mobilidade da cúspide, estreitamento da valva, estreitamento subvalvar e calcificação valvar. O escore de Wilkins julga a adequação da valvoplastia percutânea da valva mitral por balão. Uma alternativa ao escore de Wilkins é o **escore de calcificação comissural**, em que cada comissura mitral (anterolateral ou posterolateral) é pontuada de acordo com o grau de calcificação visualizada nos cortes curtos, onde o escore 0 é dado quando não há calcificação, 1 para a presença de cálcio até a metade da comissura, 2 para a presença de cálcio em toda a comissura. A pontuação para as duas comissuras é dada em conjunto, adicionando-se a pontuação para dar valores de 0-4, onde resultados menores de 2 indicam probabilidade de 50% de se alcançar bons resultados hemodinâmicos após a valvoplastia mitral percutânea por balão.

Doppler colorido

Usar o Doppler colorido para procurar qualquer regurgitação mitral coexistente. As cores também podem ajudar na obtenção do alinhamento correto da sonda para os registros do Doppler CW e PW.

Doppler de CW e PW

Usar o Doppler de CW para obter os traços iniciais do fluxo pela valva mitral (Fig. 20.4) a partir do corte apical de 4 câmaras. Ignorar traços obtidos de batimentos ectópicos (e a batida na sequência ectópica), e se o paciente apresentar AF (caso frequente) fazer uma medição da média a partir de várias batidas.

Para o traçado, medir o **tempo de meia-vida** da pressão da valva mitral medindo o influxo e a inclinação descendente da onda E (delineado pelo marcardor "+" na Fig. 20.4, dando o tempo de meia-vida da pressão de 223 ms). Um tempo demeia-pressão é uma medida da taxa de queda de pressão pela valva – especificamente, o tempo necessário para que o gradiente da pressão transmitral caia pela metade do valor inicial do pico. Quanto mais estreita a valva, mais tempo leva para o gradiente de pressão cair e, portanto, maior o tempo de meia-vida da pressão. O traçado da ecocardiografia com o Doppler exibe a velocidade do fluxo em vez da pressão, e a relação

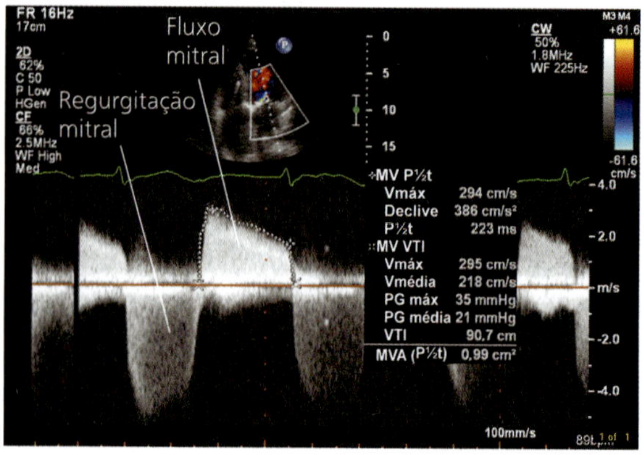

Figura 20.4 Estenose mitral grave (e regurgitação mitral coexistente) (MV = valva mitral; MVA = área da valva mitral; P½t = tempo de meia-vida da pressão; PG = gradiente de pressão; $V_{máx}$ = velocidade máxima; $V_{média}$ = velocidade média; VTI = integral de velocidade-tempo).

Corte	Apical de 4 câmaras
Modalidade	Doppler de CW

matemática entre a pressão e a velocidade de fluxo, o que significa que uma diminuição no gradiente da pressão para 0,5 de seu valor original equivale a uma redução da velocidade de fluxo de 0,7 do seu valor original.

Estudos mostram que uma valva mitral com área de 1 cm² possui um tempo de meia-vida da pressão de aproximadamente 220 ms, e esta relação entre o tempo de meia-vida da pressão e a área da valva é linear. Assim é possível fazer uma estimativa da área da valva mitral e do tempo de meia-vida da pressão, utilizando a equação:

$$\text{Área da valva mitral} = \frac{220}{\text{tempo de meia-vida da pressão}}$$

onde a área da valva mitral é medida em cm, e o tempo de meia-vida da pressão em ms. Na Figura 20.4, o tempo de meia-vida da pressão de 223 ms apresenta uma área de valva de:

$$\text{Área da valva mitral} = \frac{220}{223}$$

$$\text{Área da valva mitral} = 0{,}99 \text{ cm}^2$$

A área valvar calculada pode ser comparada à área medida obtida a partir da planimetria. Embora o tempo de meia-vida da pressão não seja afetado pela presença de regurgitação mitral, é influenciado por condições que afetam o comprimento do LA ou do LV, como o defeito do septo atrial (ASD) ou regurgitação aórtica importante, que vai encurtar o tempo de meia-vida da pressão (e, portanto, superestimar a área valvar mitral). O tempo de meia-vida da pressão também é influenciado pelas alterações hemodinâmicas agudas que ocorrem após a prótese da valva mitral (ver p. 227).

Em seguida, medir a **queda de pressão mitral média** traçando a VTI do fluxo mitral (delineada pelos marcadores "X" na Fig. 20.4, apresentando um gradiente de pressão média de 21 mmHg). Ao contrário do tempo de meia-vida da pressão, a diferença da pressão significativa é dependente não só da gravidade da estenose, mas também sobre o fluxo pela valva – condições que aumentam o fluxo transmitral (como o exercício ou, como no exemplo da Figura 20.4, regurgitação mitral coexistente) também aumentarão o gradiente.

Equação da continuidade

A área da valva mitral também pode ser calculada utilizando a equação da continuidade. Este cálculo baseia-se no fato de que volume de sangue que entra no LV pelo orifício da valva mitral durante a diástole (volume sistólico transmitral) seja igual ao volume de sangue que sai do LV pela via de saída do LV (LVOT) durante a sístole. Este cálculo não pode, portanto, ser utilizado na pressão significativa mitral ou aórtica.

1. No corte paraesternal de eixo longitudinal, medido o diâmetro da LVOT em cm, e o uso desta para calcular a área da secção transversa (CSA) do LVOT em cm²:

$$CSA_{LVOT} = 0{,}785 \times (\text{diâmetro do LVOT})^2$$

2. No corte apical de quatro câmaras, medir a integral de velocidade-tempo (VTI) de LVOT (usando o Doppler de PW) para expressar a VTI_{LVOT}, em cm.
3. O volume de curso do LVOT (SV_{LVOT}), em mL/batimento, pode, então, ser calculado a partir de:

$$SV_{LVOT} = CSA_{LVOT} \times VTI_{LVOT}$$

4. Isto será igual ao volume de curso transmitral (SV_{MV}):

$$SV_{MV} = SV_{LVOT}$$

5. No corte apical de quatro câmaras, medir o VTI do fluxo de entrada da valva mitral (usando o Doppler de PW) para dar VTI_{MV}, em cm.
6. A área da valva mitral (MVA), em cm², pode ser calculada a partir de:

$$MVA = \frac{SV_{MV}}{VTI_{MV}}$$

ARMADILHAS COMUNS

As armadilhas na avaliação da ecocardiografia na estenose mitral incluem:

- Planimetria imprecisa do orifício mitral por causa da qualidade subótima de imagem 2D da calcificação pesada das bordas da cúspide mitral.
- Falha em planimetrar as cúspides mitrais em suas extremidades, levando a uma superestimação da área do orifício.
- Falha para alinhar o feixe de Doppler que atravessa a valva com fluxo durante interrogação do Doppler de CW.
- Medição imprecisa do tempo de meia-vida da pressão por causa da baixa qualidade do rastreamento do influxo mitral.
- Deixar de reconhecer que as condições que afetam a adesão do LV (p. ex., regurgitação aórtica coexistente, hipertrofia ventricular esquerda, plástica valvar recente) vão afetar o tempo de meia-vida da pressão, assim como a presença de um ASD.
- Falha média em diversas leituras quando os pacientes estão em AF.

Características associadas

Se a estenose mitral estiver presente:

- Avaliar qualquer regurgitação mitral coexistente.
- Avaliar a coexistência de qualquer doença que possa afetar as outras valvas (como pacientes submetidos à cirurgia da valva mitral também podem exigir que quaisquer anormalidades valvares sejam corrigidas ao mesmo tempo).
- Avaliar o tamanho do LA – o LA dilata-se em estenose mitral.
- Procurar evidências de estagnação do sangue no LA, como evidenciado pelo efeito de contraste espontâneo ou presença de trombo.

- Avaliar as dimensões e a função do LV. A função sistólica geralmente é normal na estenose mitral, a menos que outra patologia esteja presente, mas a estenose mitral prejudica a função diastólica.
- Avaliar o coração direito para a evidência de hipertensão pulmonar e comentar sobre o tamanho e a função do átrio direito e do ventrículo direito.

Gravidade da estenose mitral

A gravidade da estenose mitral pode ser quantificada por:

- Tempo de meia-pressão.
- Queda de pressão significativa.
- Área valvar.

A Tabela 20.2 resume os indicadores da gravidade da estenose mitral na ecocardiografia. Sempre indicar o(s) método(s) que você utilizou para medir a área da valva mitral em seu relatório.

Os indicadores indiretos que apontam para estenose mitral mais grave incluem:

- LA dilatado.
- Hipertensão pulmonar.

RELATÓRIO MODELO

A valva mitral reumática é evidente, com a fusão das cúspides em ambas as comissuras e espessamento moderado de ambas as pontas da cúspide e as cordas tendíneas. Não há calcificação do anel mitral, e os músculos papilares parecem normais. A mobilidade da cúspide mitral é gravemente reduzida, com aparência de cúpula durante a diástole. A área mitral valvar mede 0,86 cm^2 por planimetria. O tempo de meia-pressão é de 245 ms, com uma área valvar calculada de 0,9 cm^2. A queda da pressão transmitral média é de 14 mmHg. Há insuficiência mitral leve associada. O átrio esquerdo gravemente dilatado mede 5,6 cm e observa-se contraste ecocardiográfico espontâneo (o paciente pode apresentar fibrilação atrial). As dimensões do ventrículo esquerdo são normais com boa função sistólica. Há insuficiência leve da tricúspide com uma pressão sistólica de artéria pulmonar elevada de 56 mmHg. Os resultados são consistentes com estenose mitral grave potencialmente adequado para valvoplastia por balão.

Tratamento da estenose mitral

Vigilância ecocardiográfica

Aconselhar os pacientes com estenose mitral assintomática, mas significativa, de relatar os sintomas imediatamente e realizar avaliação clínica e a ecocardiografia anualmente.

Terapia medicamentosa

Não há nenhuma terapia medicamentosa específica para reverter estenose mitral, mas diuréticos são úteis no tratamento de dispneia. Os anticoagulantes são importantes para os pacientes com AF e com trombo no LA.

Tabela 20.2 Indicadores de gravidade da estenose mitral

	Leve	Moderada	Grave
Tempo de meia-pressão (ms)	71-139	140-219	> 219
Queda de pressão significativa (mmHg)	< 5,0	5-10	> 10
Área da valva (cm^2)	1,6-2,0	1,0-1,5	< 1,0

Faixa de referência reproduzida com permissão da British Society of Echocardiography e British Heart Foundation.

Cirurgia

Considerar a intervenção para pacientes com sintomas de estenose mitral grave. Se a valva for adequada, geralmente se indica valvoplastia mitral percutânea por balão (PBMV, p. 227). Se inadequados para esta técnica, a intervenção cirúrgica pode ser oferecida.

REGURGITAÇÃO MITRAL

Regurgitação mitral é o fluxo de sangue inverso a partir do LV que passa pela valva mitral, durante a sístole. A regurgitação mitral pode resultar de disfunção de alguma parte do aparato da válvula mitral: cúspides, anel, músculos papilares ou cordas tendíneas. Diferentes patologias tendem a afetar diferentes partes do dispositivo de valva e, por vezes, mais do que uma parte é afetada.

Causas da regurgitação mitral

A quantidade de sinal de regurgitação mitral, na ausência de qualquer doença cardíaca estrutural, é um achado comum em indivíduos normais. A insuficiência mitral mais significativa pode ser o resultado de:

- Degeneração mixomatosa/prolapso da valva mitral (MVP).
- Doença da valva.
- Endocardite infecciosa.
- Infarto do miocárdio (em razão da disfunção do músculo papilar/ruptura aguda).
- Isquemia do miocárdio (decorrente de alterações crônicas na estrutura e na função do LV).
- Dilatação do anel mitral (regurgitação mitral "funcional", secundária à dilatação do LV).

O MVP é a causa mais comum de insuficiência mitral única nos países desenvolvidos e além de ser resultante de uma doença valvar degenerativa, o MVP também pode ocorrer em doenças do colágeno, como a síndrome de Ehlers-Danlos ou síndrome de Marfan (Capítulo 29) ou da disfunção/ruptura do músculo papilar.

As causas raras da regurgitação mitral incluem:

- Congênitas (p. ex., fenda da valva mitral, que pode ser associada ao ASD *primum*).
- Lúpus eritematoso sistêmico.
- Osteogênese imperfeita.
- Calcificação do anel mitral.

REGURGITAÇÃO MITRAL ISQUÊMICA

Regurgitação mitral isquêmica ocorre por causa de uma alteração na estrutura e na função do VE (mas em que a própria válvula mitral permanece estruturalmente normal), como resultado da isquemia do miocárdio. Meses ou anos após a infecção do miocárdio, a regurgitação mitral isquêmica crônica moderada ou grave está associada a um aumento do risco de insuficiência cardíaca e morte.
Em termos gerais, dois padrões de regurgitação mitral isquêmica são reconhecidos:
- Na regurgitação mitral isquêmica **simétrica**, há uma dilatação global do LV, levando ao deslocamento de ambos os músculos papilares, dilatação anular mitral e uma consequente falha de coaptação mitral. Resultando em insuficiência mitral.

- Na regurgitação mitral isquêmica **assimétrica**, o movimento anormal (inferolateral) da parede posterior do LV faz o deslocamento do músculo papilar posteromedial, com subsequente deslocamento da cúspide posterior mitral e repuxamento do cordão secundário da cúspide anterior, o que resulta posteriormente na insuficiência mitral.

A regurgitação mitral isquêmica é um problema crônico e, portanto, é distinta da regurgitação mitral **aguda** que pode ocorrer no infarto agudo do miocárdio, como resultado da ruptura do músculo papilar, levando à agitação dos segmentos das cúspides afetadas (a parte anexa do músculo rompido geralmente pode ser vista entre a aurícula e no ventrículo em seus acordes anexos), muitas vezes com consequências clínicas desastrosas para o paciente. Mais informações sobre as complicações do infarto agudo do miocárdio, consultar a p.138.

Características clínicas da regurgitação mitral

As características clínicas da regurgitação mitral são sumarizadas na Tabela 20.3. A insuficiência mitral crônica coloca uma sobrecarga de volume no LV, que, com o tempo, dilata-se e torna-se cada vez mais comprometida, conduzindo a um aumento na pressão do LA, onde o paciente desenvolve sintomas. A hipertensão pulmonar pode surgir. A endocardite infecciosa e ruptura do músculo papilar ou da corda podem causar regurgitação mitral aguda, em que as sobrecargas bruscas de volume aumentam a pressão de enchimento do LV e podem levar ao edema pulmonar agudo.

Eco para avaliação da insuficiência mitral

Modos 2D e M

Usar a ecocardiografia 2D e o modo M para avaliar a estrutura da valva e do aparelho subvalvar. Certifique-se de descrever a aparência das cúspides mitral, do anel mitral, das cordas tendíneas e músculos papilares:

- As cúspides da valva mitral parecem normais? Existe evidência de doença valvar reumática ou degeneração mixomatosa?
- Os anéis mitrais parecem normais? O anel está dilatado? Existe calcificação anular, sendo leve, moderada ou grave?
- Existe algum espessamento das cúspides? Leve, moderado ou grave? Ambas as cúspides são afetadas, e isto compromete a ponta ou corpo de cada cúspide?
- Existe alguma calcificação das cúspides? Esta é focal ou difusa? A calcificação afeta uma ou ambas as comissuras?
- As cordas tendíneas estão normais? Existe algum alongamento ou rompimento das cordas? Isto afeta as cordas anterior ou posterior da cúspide?
- Os músculos papilares estão normais? Existe alguma ruptura total ou ruptura parcial?
- A mobilidade da cúspide mitral está normal? Existe algum prolapso da cúspide (ver quadro)?
- Há alguma vegetação? Onde estão localizadas? São móveis e/ou pedunculadas? Quais são as suas dimensões?
- Existe alguma evidência de abscesso ou massa? Onde está localizado? Quais são as suas dimensões?

A dilatação anular mitral está presente, quando o diâmetro do anel é > 35 mm ou quando a relação entre o anel e a cúspide mitral anterior é > 1,3.

Tabela 20.3 Achados clínicos na regurgitação mitral (MR)

Sintomas	Sinais
Podem ser assintomáticos	Fibrilação atrial pode estar presente
Sintomas da falha do coração: dispneia, ortopneia, fadiga	Batimento deslocado no ápice (como resultado da dilatação ventricular)
Sintomas podem ser insidiosos (MR crônica) ou súbitos (MR aguda)	Sopro panssistólico, auscultado no ápice e irradiando para a axila
Sintomas podem indicar a etiologia (p. ex., infarto do miocárdio, endocardite infecciosa)	Estalido sistólico médio-tardio seguido por sopro sistólico tardio (prolapso da valva mitral)
	Sinais de insuficiência cardíaca em casos avançados (ou agudos)

PROLAPSO DA VALVA MITRAL

Diagnóstico do MVP quando:

- Qualquer parte da cúspide se move > 2 mm atrás do plano do anel mitral no corte paraesternal de eixo longitudinal ou
- O ponto de coaptação das cúspides se move por trás do plano anular no corte apical de quatro câmaras.

A prevalência da população com MVP é de cerca de 2%. Bem como na regurgitação mitral, o MVP também tem sido associado à disfunção autonômica (síndrome de Barlow) com sintomas como palpitações e síncope. Ao descrever MVP, comentar:

- Quais partes da cúspide estão afetadas (mais comumente P2).
- Se o prolapso é leve/moderado/grave.
- A extensão de qualquer regurgitação mitral e a direção do jato de regurgitação.

A **falha de uma cúspide** geralmente resulta da ruptura das cordas tendíneas e dos músculos papilares e deve ser diferenciada do MVP. Nesta falha, as extremidades da cúspide apontarão para cima no átrio, enquanto no prolapso, as extremidades da cúspide continuam a apontar para baixo em direção ao ventrículo.

Utilizar o modo M na regurgitação mitral para avaliar:

- As extremidades da cúspide estão espessas?
- Há evidências de MVP?

Doppler colorido

Utilizar o Doppler colorido para o exame do jato na regurgitação mitral no corte parasternal (Fig. 20.5) e apical. Descrevendo:

- Até que ponto o jato de regurgitação estende-se de volta para o LA – rastrear a área do jato e do LA.
- A posição do jato em relação à cúspide mitral (p. ex., jato central, ou evidência de regurgitação pela perfuração da cúspide).
- O sentido do curso da regurgitação (Fig. 20.6) dentro do átrio (central, anteriormente dirigido, posteriormente dirigido) e se há colisão com a parede arterial ou flui de um modo retrógrado para a veia pulmonar. Jatos excêntricos são geralmente dirigidos *para longe* da cúspide anormal (p. ex., prolapso anterior da cúspide dá origem a um jato posteriormente direcionado).

Jatos centrais podem parecer mais graves do que eles realmente são no Doppler colorido por causa do arraste – células do sangue ao longo dos lados do jato são atraídos pelo jato regurgitante. Inversamente, os jatos excêntricos que atingem a parede

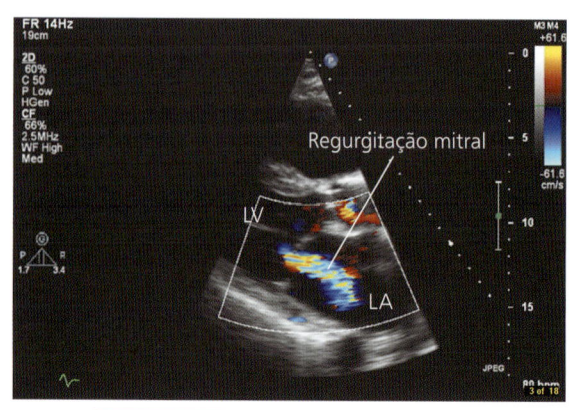

Figura 20.5 Regurgitação mitral (LA = átrio esquerdo; LV = ventrículo esquerdo).

Corte	Paraesternal de eixo longo
Modalidade	Doppler colorido

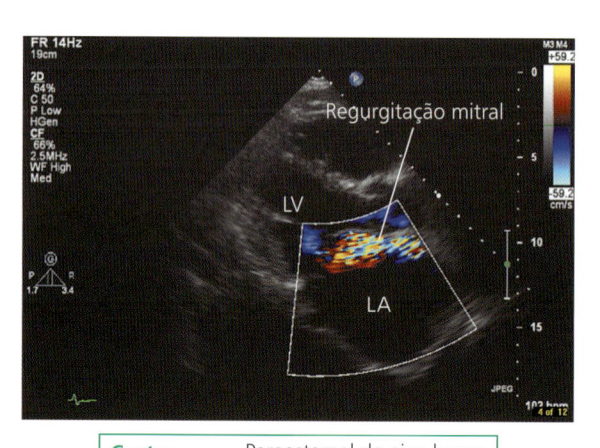

Figura 20.6 Prolapso da valva mitral com jato excêntrico (anterior) de insuficiência mitral (LA = átrio esquerdo; LV = ventrículo esquerdo).

Corte	Paraesternal de eixo longo
Modalidade	Doppler colorido

do LA podem aparecer menos grave do que o são, porque eles não podem arrastar as células sanguíneas do lado do jato que atingem essa parede.

Medir a largura da *vena contracta* (VC) – a região mais estreita de fluxo ao nível da valva mitral – no eixo longo paraesternal ou no corte apical de quatro ou 3 câmaras. Isto ajuda a medir a gravidade, mesmo que o jato seja excêntrico, mas não pode ser usado para avaliar a gravidade de múltiplos jatos regurgitantes. *Não* meça a VC no corte apical de duas câmaras, como isso corre paralelo ao orifício mitral, a VC vai parecer mais larga do que realmente é.

É importante o uso adequado (e consistente) do ajuste de ganho de cor para essas avaliações para evitar sub/superestimar a gravidade. Para a medição da área do jato e largura da VC, uma definição de limite Nyquist de 50-60 cm/s geralmente é apropriada.

Doppler CW e PW

Registrar o traço de CW no Doppler no corte apical de quatro câmaras, com a sonda cuidadosamente alinhada em direção ao jato de regurgitação (Fig. 20.7). No Doppler, o traço de CW é fraco na regurgitação mitral leve e mais denso na insuficiência moderada ou grave. A velocidade do jato de regurgitação é normalmente elevada (p. ex., 5 m/s) e, na insuficiência mitral crônica, permanece elevada durante toda a sístole. Em contrapartida, na regurgitação mitral aguda a velocidade do jato começa a cair em dire-

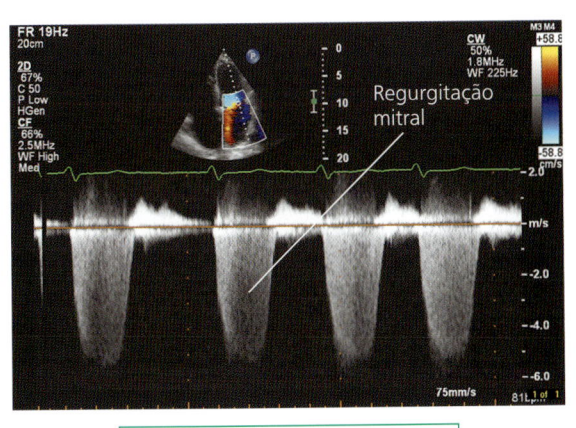

Figura 20.7 Regurgitação mitral.

Corte	Apical de 4 câmaras
Modalidade	Doppler de CW

ção ao final da sístole, o gradiente de pressão entre o ventrículo e o LA equaliza mais rapidamente do que ele faz na insuficiência mitral crônica. O LA (e o LV) geralmente não está dilatado na insuficiência aguda, uma vez que não teve tempo para isso.

O Doppler de PW pode ser utilizado para obter a VTI do fluxo da valva mitral e da saída da LVOT (necessários para o cálculo do volume regurgitante, ver adiante). O Doppler de PW pode ser usado para medir o fluxo, sempre que possível, nas veias pulmonares. As veias pulmonares são razoavelmente fáceis de serem avaliadas com a ecocardiografia transesofágica, mas pouco mais difícil com a ecocardiografia transtorácica. No entanto, geralmente é possível para localizar uma ou outra das veias pulmonares direitas no canto do LA, ao lado do septo interatrial, no corte apical de 4 câmaras. Colocar o volume de amostra no Doppler de PW 1 cm na veia pulmonar e obter uma gravação (Fig. 20.8) Normalmente a onda da pressão sistólica (S) é maior que a diastólica (D): se a onda D for maior, então não é embotamento da frente no fluxo na veia pulmonar; se a onda S for invertida, há inversão de fluxo sistólico (indicativo de regurgitação mitral grave).

Volume de regurgitação

O volume de sangue que entra no LV pela valva mitral durante a diástole normalmente é igual ao volume de sangue que sai do LV via LVOT (volume sistólico) na sístole. Na presença de regurgitação mitral, a saída LVOT será inferior à entrada da valva mitral como a saída LVOT estará ausente, o volume de regurgitação de sangue entrou novamente no LA. A diferença entre o influxo da valva mitral e a saída LVOT dá o volume da regurgitação.

Como acontece com qualquer avaliação do volume de regurgitação valvar, qualquer erro na medição da área do orifício da valva mitral ou no diâmetro LVOT tem um grande impacto sobre o resultado. O cálculo do volume regurgitante não é apropriado se houver regurgitação aórtica significativa coexistente.

Para medição de volume de regurgitação da valva mitral:

1. No corte apical de quatro câmaras, medir o diâmetro do anel mitral em cm, usar este cálculo do CSA da valva mitral em cm². Este cálculo faz com que se assuma que o orifício mitral seja circular:

$$CSA_{MV} = 0{,}785 \times (\text{diâmetro do anel mitral})^2$$

Figura 20.8 Fluxo normal da veia pulmonar (ecocardiografia transesofágica).

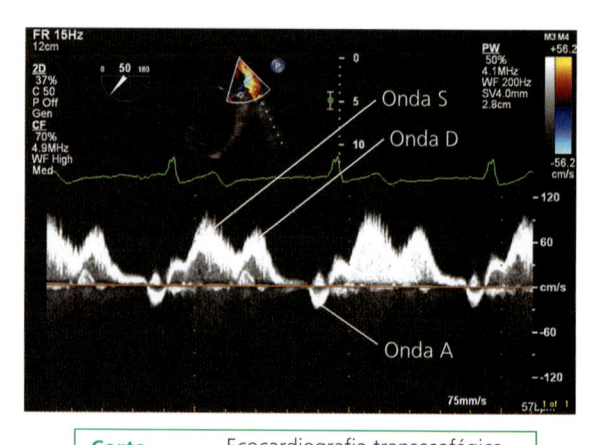

Corte	Ecocardiografia transesofágica – vista superior esquerda da veia pulmonar
Modalidade	Doppler de PW

2. No corte apical de 4 câmaras, medir o fluxo da VTI de entrada da valva mitral (usando Doppler de PW) para expressar a VTI_{MV} em cm. Em geral é mais fácil colocar o volume da amostra nas pontas das valvas (alguns colocam no nível do anel da valva mitral).
3. O volume sistólico da valva mitral (SV_{MV}), em mL/batimento, pode ser então calculado a partir de:

$$SV_{MV} = CSA_{MV} \times VTI_{MV}$$

4. No corte paraesternal de eixo longo, medir o VTI do influxo do LVOT em cm, em seguida usar este resultado para calcular a CSA de LVOT em cm²:

$$CSA_{LVOT} = 0{,}785 \times (\text{diâmetro de LVOT})^2$$

5. No corte apical de cinco câmaras, medir a VTI do influxo do LVOT (usando o Doppler PW) para encontrar o VTI_{LVOT}, em cm.
6. O volume do LVOT (SV_{LVOT}) em mL/batimento, pode ser então calculado a partir de:

$$SV_{LVOT} = CSA_{LVOT} \times VTI_{LVOT}$$

7. O volume da regurgitação mitral (RV) pode ser calculado a partir de:

$$RV = SV_{MV} - SV_{LVOT}$$

8. A fração de regurgitação mitral (RF) pode ser calculada a partir de:

$$RF = \frac{RV}{SV_{MV}} \ (\times 100 \text{ expressando porcentagem})$$

Depois de ter calculado o RV mitral, você também pode calcular a área do orifício regurgitante (ROA). Este é o tamanho médio do orifício da valva mitral, em cm², através da qual a regurgitação ocorre durante a sístole, e é igual a RV mitral (em mL) dividido pelo VTI de traço da regurgitação mitral em Doppler (VTI$_{MR}$), medido em cm usando Doppler de CW:

$$ROA = \frac{RV}{VTI_{MR}}$$

Avaliação da área de superfície de isovelocidade proximal (PISA)

O uso de PISA foi bem validado na avaliação da regurgitação mitral. O princípio por trás da PISA é que o sangue flui para um orifício circular e converge para uma série de conchas hemisféricas, cada uma das quais ficam menores e mais rápidas e se aproxima do orifício. Se a velocidade de *aliasing* (limite de Nyquist) do equipamento de ecocardiografia for ajustada, pode ser utilizada para coincidir com a velocidade do fluxo sanguíneo nas "conchas" – haverá uma interface de azul-vermelho no ponto da série de conchas onde ocorre *aliasing*, e na posição a velocidade do fluxo sanguíneo é igual à velocidade *aliasing* que você selecionou (Fig. 20.9). Sabendo a velocidade do fluxo de sangue nesse ponto e calculando a área da superfície relevante do hemisfério, pode-se calcular a taxa de fluxo de regurgitação:

1. Usando o Doppler colorido no corte apical de 4 câmaras, diminuir a largura do setor e minimizar a profundidade antes do *zoom* sobre a localização do jato regurgitante através da valva mitral. Ajuste a velocidade *aliasing* para corrigir o ponto zero na escala colorida de fluxo até você ver um hemisfério claro de fluxo sanguíneo convergente no lado ventricular da valva, geralmente na configuração de 20-40 cm/s. Deve ser observada uma interface clara entre o fluxo de cores vermelha e azul, e a velocidade do fluxo de sangue nesse ponto é igual à velocidade *aliasing* (em cm/s).
2. Medir o raio (r) do hemisfério por uma medição a partir da borda do hemisfério (*i. e.*, a interface vermelha-azul) para o centro do orifício da valva. Utilize este dado para calcular PISA, a área de superfície deste hemisfério, em cm^2:

$$PISA = 2\pi r^2$$

3. A taxa de fluxo de regurgitação, em mL/s, pode ser calculada a partir de:

$$\text{Taxa do fluxo regurgitante} = PISA \times \text{velocidade } aliasing$$

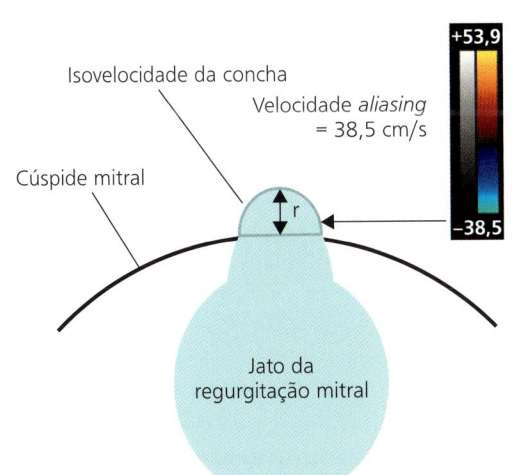

Figura 20.9 Área de superfície da isovelocidade proximal (PISA) é um método que utiliza a área da superfície de uma "concha" hemisférica de velocidade uniforme e a velocidade para calcular o *aliasing* da taxa de regurgitação (r = raio da concha).

4. A seguir, usar o Doppler de CW para medir a velocidade máxima do jato da regurgitação mitral (V_{MR}) em cm/s. Utilize este dado para calcular a área do orifício regurgitante (ROA) em cm²:

$$ROA = \frac{\text{Taxa do fluxo de regurgitação}}{V_{MR}}$$

Não use técnica PISA se não puder ser obtido um hemisfério simétrico claro ou se jato de regurgitação mitral for excêntrico.

Aspectos associados

Se a insuficiência mitral estiver presente:

- Avaliar qualquer estenose mitral coexistente.
- Avaliar qualquer doença coexistente que afete as outras valvas (como pacientes submetidos à cirurgia valvar mitral também pode exigir quaisquer outras anormalidades valvares a serem corrigidas ao mesmo tempo).
- Avaliar o tamanho do LA – o LA dilata-se na insuficiência mitral crônica.
- Avaliar as dimensões e a função do LV.
- Avaliar o coração direito para evidenciar a hipertensão pulmonar e relatar o tamanho do átrio e ventrículo direitos.

ERROS COMUNS

Os erros na análise da regurgitação mitral na eco incluem:
- Medir a área de regurgitação ou largura da VC no Doppler colorido com ajustes de ganho e de cor inapropriados.
- Subestimar a gravidade dos jatos excêntricos ao Doppler colorido.
- Falta de alinhamento do feixe do Doppler com o fluxo regurgitante durante a investigação do Doppler CW.
- Medição imprecisa da área do orifício da valva mitral ou do diâmetro LVOT ao calcular o RV.
- Tentar calcular o RV quando há regurgitação aórtica coexistente.
- Usar o método de PISA para avaliar jatos excêntricos.
- Falha ao calcular a média de várias leituras, quando o paciente está em AF.

Gravidade da regurgitação mitral

A gravidade da regurgitação mitral pode ser avaliada por:

- Área do jato.
- Relação da área do jato para a área do átrio esquerdo.
- Largura da VC.
- Raio da PISA.
- RV.
- RF.
- ROA.

A Tabela 20.4 resume os indicadores ecocardiográficos da gravidade da regurgitação mitral.

Os indicadores indiretos incluem:

- Dilatação do LA.
- Dilatação/disfunção do LV.

Tabela 20.4 Indicadores da regurgitação mitral grave

	Leve	Moderado	Grave
Doppler colorido			
Área do jato (cm^2, Nyquist 50-60 cm/s)	< 4	–	> 10
Relação entre área do jato e a área do átrio esquerdo (%)	< 20	–	> 40
Tamanho da *vena contracta* (cm)	< 0,3	–	≥ 0,7
Raio da PISA (cm, Nyquist 40 cm/s)	< 0,4	–	> 1
Multimodalidade			
Volume regurgitado (mL/batimento)	< 30	30-59	≥ 60
Fração de regurgitação (%)	< 30	30-49	≥ 50
Área efetiva do orifício regurgitante (cm^2)	< 0,20	0,20-0,39	≥ 0,40

Valores de referência reproduzidos com permissão da British Society of Echocardiography e British Heart Foundation.

- Reversão do fluxo sistólico na veia pulmonar.
- Hipertensão pulmonar.

> **RELATÓRIO MODELO**
> Observa-se degeneração mixomatosa das cúspides da valva mitral. As cordas tendíneas e músculos papilares estão normais. Há um extenso jato central da regurgitação mitral (área do jato 11 cm^2 que ocupa 52% da área à esquerda), causando fluxo sistólico reverso na veia pulmonar superior direita. A largura da *vena contracta* é de 0,9 cm, e o raio PISA é de 1,2 cm. O volume regurgitante é de 74 mL/batimento (fração regurgitante de 57%), com uma área de orifício efetivo de 0,45 cm^2. O ventrículo esquerdo está ligeiramente dilatado, com função sistólica levemente prejudicada (fração de ejeção de 48%). A pressão sistólica da artéria pulmonar é de 38 mmHg. Os resultados indicam insuficiência mitral grave secundária à degeneração mixomatosa.

Conduta terapêutica na regurgitação mitral

Vigilância ecocardiográfica

- Analisar pacientes assintomáticos com insuficiência mitral moderada (e função do LV normal) anualmente e realizar uma ecocardiografia a cada 2 anos.
- Analisar pacientes assintomáticos com regurgitação mitral grave (e função do LV normal) a cada 6 meses e realizar uma ecocardiografia anualmente.

Terapia medicamentosa e cirurgia

Em pacientes com insuficiência mitral e insuficiência cardíaca, o tratamento padrão da insuficiência cardíaca [p. ex., Inibidores da enzima conversora da angiotensina (ACE) e betabloqueadores] deve ser considerado como de costume. Para aqueles com função do LV preservada, não se conhece o papel dos medicamentos no uso rotineiro. Aqueles com AF devem ser tratados com anticoagulantes.

Quando os pacientes necessitam de cirurgia da valva mitral, reparo da valva, sempre que possível, considerar a troca valvar superior. Para os pacientes com grave insuficiência mitral sintomática secundária à doença da cúspide mitral, considerar a cirurgia, se a fração de ejeção do LV (LVEF) for > 30%, e o diâmetro sistólico final do LV (LVESD) < 5,5 cm. Naqueles com disfunção grave do LV (LVEF < 30% e/ou

LVESD > 5,5 cm), deve-se primeiro passar por optimização da terapêutica médica, considerando-se a cirurgia, se a terapia falhar e se a probabilidade de um reparo durável for boa.

Em pacientes assintomáticos, considerar a cirurgia de valva mitral se houver provas de uma das seguintes características:

- AF.
- Disfunção do LV (LVEF < 60% e/ou LVESD > 4,5 cm).
- Hipertensão pulmonar (pressão sistólica da artéria pulmonar em repouso > 50 mmHg).

> **REGURGITAÇÃO MITRAL E ECO 3D**
> A ecocardiografia 3D está provando ser extremamente útil na avaliação de doença valvar mitral e no planejamento da cirurgia (Capítulo 12). Proporciona uma visualização mais precisa, medição da área e do orifício da valva na estenose mitral, melhor avaliação da geometria do aparelho valvar mitral e avaliação da causa da insuficiência mitral. A combinação da ecocardiografia 3D com Doppler colorido é útil para determinar a origem e direção de jatos regurgitantes.

Insuficiência mitral isquêmica

A ruptura do músculo papilar seguido de infarto agudo do miocárdio requer estabilização urgente (balão intra-aórtico e vasodilatadores), seguido de cirurgia de urgência. Na insuficiência mitral isquêmica crônica, é geralmente aceito que a regurgitação grave deve ser corrigida no momento da cirurgia de revascularização miocárdica. Na regurgitação isquêmica moderada as estratégias da conduta são mais controversas.

Insuficiência mitral funcional

A terapia medicamentosa é o pilar do tratamento da regurgitação mitral funcional secundária à cardiomiopatia, embora a cirurgia da valva mitral (em combinação com a reconstrução LV) possa ser considerada em pacientes com insuficiência funcional grave e função do LV gravemente comprometida.

Leitura complementar

Baumgartner H, Hung J, Bermejo J, et al. Echocardiographic assessment of valve stenosis: EAE/ASE recommendations for clinical practice. *Eur J Echocardiogr* 2009;**10**:1–25.

Lancellotti P, Moura L, Pierard LA, et al. European Association of Echocardiography recommendations for the assessment of valvular regurgitation. Part 2: mitral and tricuspid regurgitation (native valve disease). *Eur J Echocardiogr* 2010;**11**:307–32.

Marwick TH, Lancellotti P, Pierard L. Ischaemic mitral regurgitation: mechanisms and diagnosis. *Heart* 2009;**95**:1711–18.

Prendergast BD, Shaw trD, Iung B, et al. Contemporary criteria for the selection of patients for percutaneous balloon mitral valvuloplasty. *Heart* 2002;**87**:401–4.

Sutaria N, Northridge DB, Shaw TRD. Significance of commissural calcification on outcome of mitral balloon valvotomy. *Heart* 2000;**84**:398–402.

The Task Force on the Management of Valvular Heart Disease of the European Society of Cardiology. Guidelines on the management of valvular heart disease. *Eur Heart J* 2007;**28**:230–68.

Wilkins GT, Weyman AE, Abascal VM, et al. Percutaneous balloon dilatation of the mitral valve: an analysis of echocardiographic variables related to outcome and the mechanism of dilatation. *Br Heart J* 1988;**60**:299–308.

Zoghbi WA, Enriquez-Sarano M, Foster E, et al. 2003. American Society of Echocardiography: recommendations for evaluation of the severity of native valvular regurgitation with two-dimensional and Doppler echocardiography. *J Am Soc Echocardiogr* 2003;**16**:777–802.

CAPÍTULO 21

Coração direito

O coração direito tende a ser uma parte relativamente negligenciada no estudo padrão da ecocardiografia transtorácica, porque:

- Grande parte do coração direito está localizada atrás do esterno, o que dificulta a imagem usando o ultrassom.
- A anatomia e a orientação do coração direito são relativamente complexos, em comparação ao esquerdo.
- O ventrículo direito (RV) é trabeculado, o que torna difícil as medições precisas.

No entanto, uma avaliação das dimensões cardíacas direitas e de sua função é uma parte essencial do estudo ecocardiográfico padrão, não só fundamental para detectar doenças do coração direito, mas também porque o tamanho e a função do coração direito podem revelar muito sobre os distúrbios que afetam outras partes do coração [p. ex., a doença da valva mitral, defeito do septo atrial (ASD)].

ÁTRIO DIREITO

O átrio direito (RA) recebe o sangue venoso que retorna da parte superior do corpo (pela veia cava superior, SVC), e da parte inferior do corpo (pela veia cava inferior, IVC) e também a partir do miocárdio (através do seio coronário). Ele pode ser visto de forma mais adequada:

- Imagem paraesternal do influxo do RV (Fig. 6.3, p. 47).
- Eixo curto paraesternal (nível da válvula aórtica) (Fig. 6.5, p. 48).
- Imagem apical de quatro câmaras modificada (p. 52).
- Imagem subcostal (Fig. 6.12, p. 55).

Ao estudar o RA, avaliar e descrever:

- Tamanho do RA.
- Pressão do RA.
- Alterações normais (valva de Eustáquio/rede de Chiari).
- Presença ou ausência de massas (tumores/trombos).
- Presença ou ausência do fio-guia de cateter venoso.

Tamanho do átrio direito

A avaliação da dimensão do RA pode ser um desafio, tendo em conta a dificuldade em visualizá-lo claramente. No corte apical de quatro câmaras, você pode simplesmente "observar" os tamanhos relativos dos átrios direito e esquerdo. Normalmente, o RA não é maior do que o esquerdo – se, ele for maior, está dilatado.

Para quantificar o tamanho do RA, avaliar o corte apical de quatro câmaras modificado na medida do fim da diástole, o eixo menor do RA, a partir da parede lateral do septo interatrial ao RA (perpendicular ao eixo maior do RA, Fig. 21.1). Um eixo menor principal do RA > 4,4 cm ou um eixo maior principal do RA > 5,3 centíme-

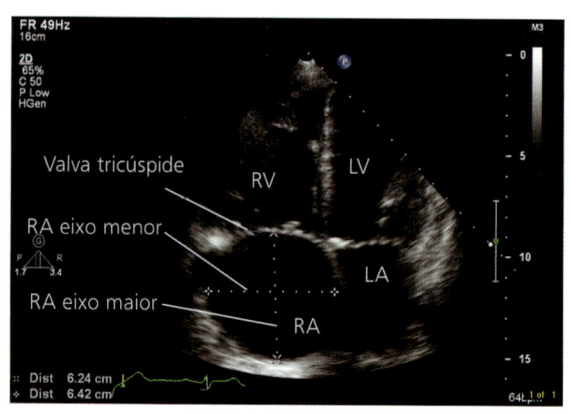

Figura 21.1 Medição das dimensões do átrio direito (LA = átrio esquerdo; LV = ventrículo direito; RA = átrio direito; RV = ventrículo direito).

Corte	Apical de 4 câmaras
Modalidade	2D

tros é indicativo de RA dilatado. Como alternativa, executar a planimetria do RA na apical de quatro câmaras modificada – um RA dilatado é indicado por uma área > 18 cm^2. O cálculo do volume RV não é recomendado, pois há poucos dados sobre padrões de normalidade.

A dilatação do RA pode ser resultado da sobrecarga da pressão do RA (p. ex., hipertensão pulmonar, cardiomiopatia restritiva, estenose tricúspide), sobrecarga de volume no RA (p. ex., regurgitação da tricúspide, ASD) e fibrilação atrial (AF) crônica.

Pressão do átrio direito

Há várias maneiras de se avaliar a pressão do RA (RAP):

1. A RAP pode ser aferida por meio da análise do pescoço do paciente para avaliar a sua pressão venosa jugular (JVP) – com o paciente reclinado em posição supina a 45°, a altura da JVP acima do ângulo esternal (em cm) é a mesma que a RAP (em mmHg). No entanto, a altura da JVP pode ser difícil de avaliar, particularmente ela não é claramente visível ou se estiver muito alta ou baixa.
2. Um valor "constante" de 10 mmHg pode ser "assumido" como a RAP. No entanto, a RAP é variável, assim usar um valor "constante" é um instrumento mais contundente e pode ser potencialmente enganador.
3. A RAP pode ser estimada medindo-se o diâmetro da IVC na expiração e na inspiração, utilizando a janela subcostal (Fig. 21.2). Normalmente, a IVC mede 1,5-2,5 cm de diâmetro e diminui em > 50% na inspiração. Os dados da Tabela 21.1 permitirão que você coloque um valor aproximado de RAP. Por exemplo, se a IVC medir 2,8 cm na expiração e 1,8 cm na inspiração, com uma redução de 36%, a RAP seria estimada em 15-20 mmHg.
4. A American Society of Echocardiography recomenda a utilização de valores absolutos para a RAP, em vez de faixas, assim:
    a. Uma IVC medindo ≤ 2,1 cm que entra em colapso em > 50% na inspiração indica uma pressão do RA de 3 mmHg.
    b. Uma IVC medindo > 2,1 cm que entra em colapso em < 50% na inspiração indica uma pressão de RA do 15 mmHg.
    c. Uma pressão intermediária de 8 mmHg no RA pode ser usada em situações fora destes parâmetros (ou outros indicadores de pressão do RA podem ser utilizados).

Figura 21.2 Medida do diâmetro da veia cava inferior (IVC).

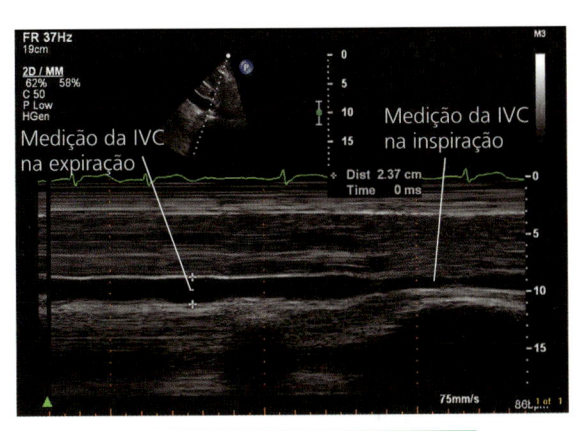

Corte	Subcostal (vista da IVC)
Modalidade	Modo M

Tabela 21.1 Avaliação da pressão do átrio direito (RAP)

Tamanho da IVC (cm)	Mudanças da IVC na inspiração	Estimativa da RAP (mmHg)
Pequena (< 1,5 cm)	Colapso	0-5
Normal (1,5 cm-2,5 cm)	Redução em > 50%	5-10
Normal (1,5 cm-2,5 cm)	Redução em < 50%	10-15
Dilatado (> 2,5 cm)	Redução em < 50%	15-20
Dilatado (> 2,5 cm)	Sem mudanças	> 20

IVC = veia cava inferior.
Valores de referência reproduzidos com permissão da British Society of Echocardiography e da British Heart Foundation.

Outro indicador do RA é o tamanho da RAP, que é geralmente normal quando a RAP é ≤ 1,0 mmHg, mas torna-se dilatado a pressões superiores a esta (e, em geral, quanto maior for a RAP, maior a dilatação). Da mesma forma, as veias hepáticas ficam cada vez mais dilatadas, quando a RAP sobe acima de 15 mmHg.

Valva de Eustáquio e rede de Chiari

Quando a IVC entra no RA muitas vezes há um remanescente embriológico, a **valva de Eustáquio**, que na vida fetal direciona o sangue oxigenado para longe da valva tricúspide e para o forame oval. A valva de Eustáquio proeminente pode permanecer na vida adulta e é um achado normal, mas pode ser confundido com uma massa, trombo ou vegetação.

Do mesmo modo, a **rede de Chiari** é um remanescente fetal e aparece como uma estrutura em teia que se prolonga para o RA com um anexo perto da junção RA-IVC. Ela está presente em cerca de 2% da população como uma variante normal, mas pode ser confundida com uma lesão mais importante.

Normalmente, nem a valva de Eustáquio proeminente, nem a rede de Chiari é de qualquer significado clínico, embora haja alguma evidência de que qualquer remanescente em combinação com um forame oval patente pode aumentar o risco de embolia paradoxal (da direita para a esquerda).

Massas no átrio direito

Os tumores cardíacos e trombos são descritos no Capítulo 27. O carcinoma de células renais pode-se estender a partir dos rins percorrendo até a IVC e o RA.

VALVA TRICÚSPIDE

A valva tricúspide pode ser visualizada adequadamente no:

- Imagem paraesternal do influxo do RV(Fig. 6.3, p. 47).
- Imagem paraesternal de eixo curto [nível de valva aórtica (Fig. 21.3)].
- Imagem apical de quatro câmaras modificada (p. 52).
- Imagem subcostal (Fig. 6.12, p. 55).

Estenose da tricúspide

A estenose da tricúspide é uma consequência comum de febre reumática anterior e geralmente ocorre em conjunto com a estenose mitral (na verdade isto é importante para não "perder" a estenose da tricúspide coexistente em pacientes submetidos à cirurgia para estenose mitral). O espessamento reumático dos folhetos tricúspides tende a ser mais sutil do que o observado nos folhetos da valva mitral e por isso é mais difícil de detectar. As causas mais raras de estenose da tricúspide incluem:

- Síndrome carcinoide.
- Anomalia de Ebstein (Capítulo 28).
- Estenose "funcional" da tricúspide como resultado da obstrução da valva por grande tumor no RA, trombos ou vegetação.

Pacientes podem apresentar fadiga, edema periférico ou sintomas relacionados com causas subjacentes (p. ex., rubor na síndrome carcinoide) ou condição coexistente (p. ex., estenose mitral). Os sinais físicos incluem uma proeminente onda "a" na JVP, e abertura da tricúspide e sopro diastólico na borda esternal esquerda.

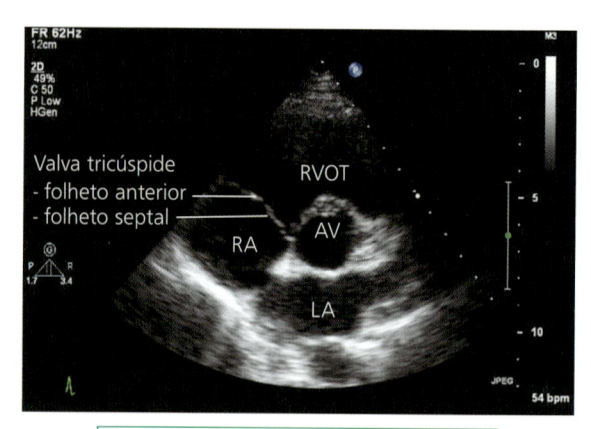

Figura 21.3 Valva tricúspide normal (LA = átrio esquerdo; RA = átrio esquerdo; AV = valva aórtica; RVOT = trato de saída do ventrículo direito).

Corte	Paraesternal de eixo curto (nível de valva aórtica)
Modalidade	2D

Avaliação ecocardiográfica da estenose da tricúspide

Modos 2D e M
Utilizar a ecocardiografia nos modos 2D e M para avaliar a estrutura da valva de:

- A valva tricúspide está normal, reumática ou mixomatosa?
- Há evidências de anomalias de Ebstein (p. 289)?
- Os folhetos da valva (anterior, posterior, septo) estão normais? Há espessamento e isso afeta as bordas ou o corpo da(s) cúspide(s)?
- A cúspide possui calcificação e é esta focal (anterior, posterior, septal) ou difusa?
- A mobilidade da cúspide está normal ou reduzida? E quanto está reduzida?
- Existe formação de "domo" ou prolapso dos folhetos?
- Existe alguma evidência de ruptura de músculo papilar?
- Há alguma vegetação da valva tricúspide ou abscessos?
- O anel da valva tricúspide está normal, dilatado ou calcificado?

O anel da valva tricúspide normal em adultos tem um diâmetro de 28 ± 5 mm no corte apical de 4 câmaras modificado. A dilatação significativa é definida por um diâmetro anelar diastólico > 35 mm (ou, quando indexado para a área de superfície corpórea, > 21 mm/m^2).

Doppler colorido
Utilizar o Doppler colorido para procurar por qualquer regurgitação tricúspide coexistente. O jato de cor também pode ajudar na obtenção de alinhamento correto da sonda para as gravações do Doppler de ondas contínua (CW) e pulsátil (PW).

Doppler de CW e PW
Utilizar o Doppler colorido para gravar o fluxo pela valva tricúspide no corte apical de 4 câmaras modificado. Ignorar traços obtidos a partir de batimentos ectópicos (e a sequência de um batimento ectópico), e se o paciente está em AF, calcular a média das medições feitas a partir de vários batimentos. Medir o sinal médio do gradiente da tricúspide [rastrear a integral da velocidade-tempo (VTI) do fluxo tricúspide].

Gravidade da estenose tricúspide
A gravidade da estenose tricúspide pode ser quantificada por:

- Gradiente significativo da tricúspide.
- Área da valva tricúspide.

O cálculo da área da valva tricúspide é um tanto controverso – a estimativa da área da valva por tempo de meia-pressão (como para estenose mitral) não é tão bem validada para estenose da valva tricúspide, e muitos autores desaconselham utilizá-la para a valva tricúspide. Se você quiser usá-la, pode ser calculada a partir de:

$$\text{Área da valva tricúspide (cm}^2\text{)} = \frac{190}{\text{Tempo de meia-pressão na tricúspide (ms)}}$$

A Tabela 21.2 sumariza os indicadores da gravidade ecocardiográfica da estenose da tricúspide.

Regurgitação da tricúspide
A regurgitação da tricúspide é o fluxo de sangue a partir do RV que volta pela valva tricúspide durante a sístole. A insuficiência da tricúspide pode resultar da disfunção

Tabela 21.2 Indicadores da gravidade da estenose tricúspide

	Normal	Grave
Gradiente médio da tricúspide (mmHg)	–	≥ 5
Área da valva tricúspide (cm^2)	> 7,0	< 1,0

Valores de referência reproduzidos com permissão da British Society of Echocardiography e da British Heart Foundation.

dos folhetos da valva tricúspide ou a sua estrutura de suporte. A quantidade de traço de regurgitação da tricúspide, na ausência de qualquer doença cardíaca estrutural, é um achado comum em cerca de 70% dos indivíduos normais. A regurgitação da tricúspide mais significativa pode ser o resultado de:

- Doença da valva reumática.
- Síndrome carcinoide.
- Endocardite infecciosa.
- Prolapso da valva mitral.
- Anomalias de Ebstein (Capítulo 28).
- Dilatação do anel da tricúspide (regurgitação funcional da tricúspide, secundária à dilatação do RV).

A presença de um fio de estimulação através da valva tricúspide pode também levar a um grau de regurgitação, ao impedir o fechamento completo de seus folhetos.

A insuficiência da tricúspide significativa pode causar sintomas e sinais de insuficiência cardíaca direita, com uma onda V proeminente na pressão venosa jugular, edema periférico, ascite e um fígado distendido pulsátil.

SÍNDROME CARCINOIDE E DO CORAÇÃO

Os tumores carcinoides são raros e geralmente surgem no sistema gastrointestinal. Em metástase eles podem produzir a síndrome carcinoide, em que a secreção de substâncias vasoativas, como a 5-hidroxitriptamina, leva ao rubor, diarreia e broncospasmo. Estas substâncias também podem afetar o coração, o que conduz ao desenvolvimento de placas fibrosas endocárdicas, geralmente sobre as valvas e as câmaras do lado direito. Os folhetos das válvulas tricúspides e pulmonares caracteristicamente tornam-se encurtados e espessos, levando à estenose e/ou regurgitação e insuficiência cardíaca e, em último caso, à falência do coração direito.

Avaliação ecocardiográfica da regurgitação tricúspide

Modo 2D e M

Utilizar a ecocardiografia 2D e o modo M para avaliar a estrutura da valva, como descrito para a estenose da tricúspide (acima). Lembre-se de olhar para o aparelho valvar total (anel tricúspide, os músculos papilares e as cordas), não apenas os folhetos.

Doppler colorido

Utilizar o Doppler colorido para examinar o jato da insuficiência tricúspide nas visualizações (Fig. 21.4) paraesternal e apical. Descrevendo:

- A extensão da regurgitação dentro do RA (rastrear a área do jato na apical de 4 câmaras modificada).
- A posição do jato em relação aos folhetos da tricúspide (p. ex., jato central ou evidência de regurgitação pela perfuração dos folhetos).

Figura 21.4 Regurgitação grave da tricúspide (LA = átrio esquerdo; RA = átrio direito; LV = ventrículo esquerdo; RV = ventrículo direito).

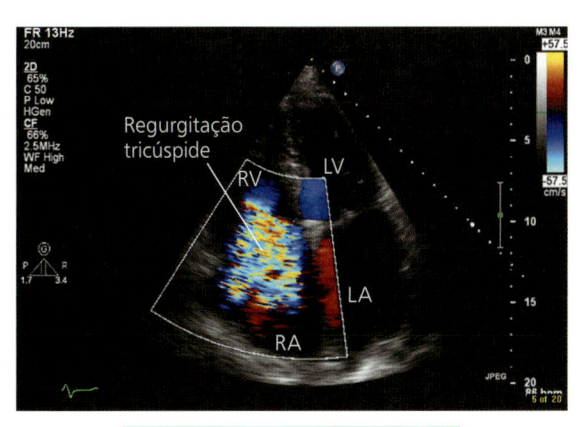

Corte	Apical de 4 câmaras
Modalidade	Doppler colorido

- A direção do caminho do jato regurgitante pelo átrio (central ou dirigida para o septo interatrial ou da parede livre do RA).

Medir a largura da *vena contracta* (VC) – a região mais estreita de fluxo de cor no nível da valva tricúspide – na apical de quatro câmaras modificada e com o limite de Nyquist definido de 50-60 cm/s.

Doppler de CW e PW

Registrar o sinal do Doppler de CW com a sonda cuidadosamente alinhada em direção ao jato de regurgitação (Fig. 21.5). O traço Doppler de CW é leve na regurgitação tricúspide e mais denso na insuficiência moderada ou grave. Observar o contorno da regurgitação – na insuficiência leve da tricúspide, o traçado das formas de onda é parabólico, mas, na insuficiência grave, a forma torna-se mais triangular com um pico precoce.

A velocidade máxima da regurgitação tricúspide reflete a pressão sistólica do RV e pode ser usada para calcular a pressão sistólica da artéria pulmonar (ver a seguir).

Utilizar o Doppler de PW para avaliar o fluxo da veia hepática, idealmente na veia hepática central, na janela subcostal (Fig. 21.6). O fluxo na veia hepática é normalmente dirigido para o RA em todo o ciclo cardíaco, sendo predominante com o componente sistólico. O fluxo da veia hepática sistólica apresenta um perfil "achatado" na regurgitação tricúspide moderada, e reverso na insuficiência grave.

Avaliação da PISA

O princípio da área de superfície de isovelocidade proximal (PISA) pode ser empregado tanto para a insuficiência tricúspide, como para a regurgitação mitral (Capítulo 20):

1. Usando o Doppler colorido no corte apical de quatro câmaras modificado, diminuir a largura do setor e minimizar a profundidade antes de aumentar a resolução sobre a localização do jato regurgitante através da valva tricúspide. Ajuste a velocidade de *aliasing*, acertando o ponto zero da escala de fluxo em cores até ver, claramente, o hemisfério convergir com o fluxo de sangue no lado ventricular da valva,

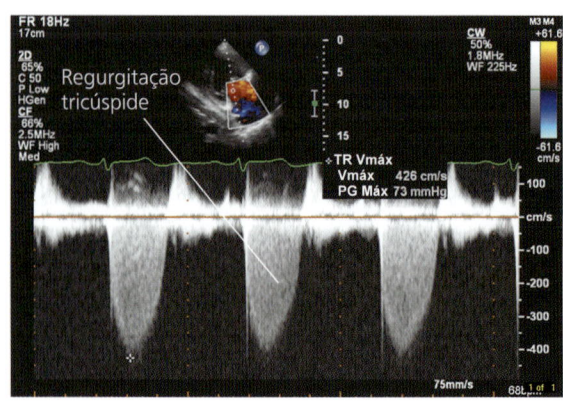

Figura 21.5 Regurgitação tricúspide moderada (TR), mostrando a medida da velocidade máxima (TR V$_{máx}$) (PG = gradiente de pressão).

Corte	Entrada paraesternal do ventrículo direito
Modalidade	2D

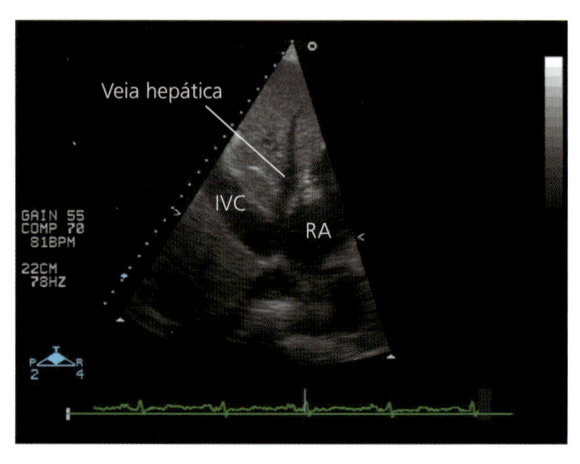

Figura 21.6 Veias hepáticas (IVC = veia cava inferior; RA = átrio direito).

Corte	Subcostal
Modalidade	2D

geralmente em um ambiente de 20-40 cm/s. Deve haver uma relação clara entre o fluxo de cores vermelha e azul, e a velocidade do fluxo de sangue neste ponto é igual à velocidade *aliasing* em cm/s).

2. Medir o raio (r) do hemisfério por uma medição a partir da borda do hemisfério (isto é, a interface vermelho-azul) para o centro do orifício da valva. Utilizar a PISA para calcular a área de superfície do hemisfério, em cm².

$$PISA = 2\pi r^2$$

3. A taxa de fluxo de regurgitação, em mL/s, pode ser calculada a partir de:

Taxa de fluxo de regurgitação = PISA × velocidade *aliasing*

Para efeitos de estimativa de gravidade, é suficiente apenas para medir o raio de PISA. Um raio > 0,9 cm indica insuficiência grave. Não utilizar a técnica da PISA quando um hemisfério simétrico claro não pode ser obtido, ou se o jato de regurgitação tricúspide é excêntrico.

Características associadas

Se a regurgitação tricúspide estiver presente:

- Avaliar qualquer estenose tricúspide coexistente.
- Avaliar qualquer doença coexistente que afete as outras valvas (como pacientes submetidos à cirurgia da valva tricúspide que também pode exigir que quaisquer outras anormalidades valvares sejam corrigidas ao mesmo tempo).
- Avaliar o tamanho do RA, RV e da IVC – essas câmaras geralmente estão dilatadas, se a regurgitação tricúspide for grave.
- Avaliar as dimensões e a função do RV.
- Calcular a pressão sistólica da artéria pulmonar (ver a seguir) para avaliar se existe hipertensão pulmonar.

Gravidade da insuficiência tricúspide

A gravidade da regurgitação tricúspide pode ser avaliada por:

- Área do jato.
- Largura da VC.
- Raio PISA.
- Densidade/contorno do jato no Doppler de CW.
- Tamanho do RA/RV/IVC.
- Fluxo da veia hepática.

A Tabela 21.3 resume os indicadores ecocardiográficos da gravidade da regurgitação tricúspide.

> **RELATÓRIO MODELO**
> A valva tricúspide é reumática na aparência e com jato central de regurgitação. Há um traço denso no Doppler de CW, com um pico de contorno precoce e triangular. No fluxo colorido a área do jato regurgitante é de 13 cm², a *vena contracta* com uma largura de 0,9 cm e um raio de PISA de 1,2 cm. Os RA, RV e a IVC estão moderadamente dilatados, e não há fluxo sistólico reverso em veia hepática. A pressão sistólica da artéria pulmonar é normal em 24 mmHg. As aparições estão em consonância com insuficiência grave da tricúspide secundária à doença reumática da valva.

Tabela 21.3 Indicadores da gravidade de regurgitação da tricúspide

	Leve	Moderado	Grave
2D			
Tamanho do RA/RV/IVC	Normal	Normal/dilatado	Frequentemente dilatado
Doppler colorido			
Área do jato (cm²)	< 5	5-10	> 10
Largura da *vena contracta* (cm)	Não definida	< 0,7	≥ 0,7
Raio PISA (cm)	≤ 0,5	0,6-0,9	> 0,9
Doppler de CW			
Densidade do jato de CW	Suave	Denso	Denso
Contorno do jato de CW	Parabólico	Variável	Pico precoce triangular
Doppler de PW			
Fluxo da veia hepática	Dominância sistólica	*Blunting* sistólico	Reversão sistólica

CW = onda contínua; IVC = veia cava inferior; PISA = área de superfície de isovelocidade proximal; RA = átrio direito, RV = ventrículo direito. Valores de referência reproduzidos com permissão da British Society of Echocardiography e da British Heart Foundation.

Acompanhamento da regurgitação tricúspide

O tratamento com diuréticos fornecerá alívio sintomático para pacientes com sintomas de sobrecarga de fluido secundários à insuficiência tricúspide. Reparo/substituição cirúrgica pode ser necessário para a insuficiência tricúspide grave (particularmente em combinação com a cirurgia para a doença da valva mitral coexistente), ou se a valva é anormal por causa de endocardite infecciosa ou anomalia de Ebstein.

VENTRÍCULO DIREITO

O RV pode ser um desafio para ser avaliado na ecocardiografia por causa de sua forma e extensa trabeculação.

O RV pode ser visto em:

- Imagem paraesternal de eixo longitudinal (Fig. 6.2, p. 45).
- Imagem paraesternal de influxo do RV (Fig. 6.3, p. 47).
- Imagem paraesternal de efluxo do RV (Fig. 6.4, p. 47).
- Paraesternal de eixo curto (nível da valva) (Fig. 6.5, p. 48).
- Paraesternal de eixo curto (nível da valva mitral) (Fig. 6.6, p. 49).
- Paraesternal de eixo curto (nível dos músculos papilares) (Fig. 6.7, p. 50).
- Imagem apical de 4 câmaras modificada (p. 52).
- Imagem subcostal de eixo longitudinal (Fig. 6.12, p. 55).

Para obter uma visão melhor do ventrículo direito, a apical de 4 câmaras padrão pode ser ajustada ligeiramente para o centro do coração direito na tela e para garantir que não haja encurtamento. Esta é conhecida como visualização apical de 4 câmaras "modificada".

Uma avaliação do RV inclui:

- Dimensões do RV:
  - Tamanho da cavidade.
  - Espessura da parede.
- Função sistólica global.
- Função regional.
- Massas ou trombo no RV (Capítulo 27).

Dimensões do ventrículo direito

A avaliação das dimensões do RV é vulgarmente feita qualitativamente pelo "olhar" particularmente no corte apical de 4 câmaras modificado. Neste ponto de vista, o RV é normalmente cerca de 2/3 o tamanho do ventrículo esquerdo (LV); se os dois ventrículos parecerem ser do mesmo tamanho, o RV encontra-se dilatado.

O tamanho do RV também pode ser avaliado quantitativamente, e em razão de sua morfologia complexa, é possível obter os diâmetros do RV a partir de vários pontos diferentes. Utilizar imagens em 2D para tomar uma medida **final da diástole** da seguinte forma:

- Corte apical de quatro câmaras modificada (Fig. 21.7):
  - Diâmetro basal do RV (RVD1).
  - Diâmetro médio do RV (RVD2).
  - Comprimento base-ao-ápice do RV (eixo longitudinal) (RVD3).

Figura 21.7 Medida das dimensões do ventrículo direito (RVD) no corte apical de 4 câmaras (LA = átrio esquerdo; RA = átrio direito; LV = ventrículo direito).

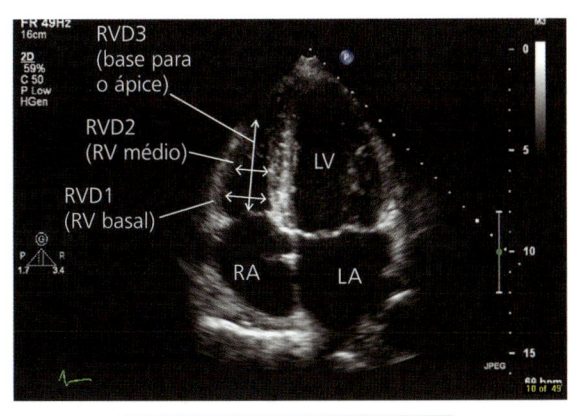

Corte	Apical de 4 câmaras
Modalidade	2D

- Corte paraesternal de eixo curto – nível da valva aórtica (Fig. 21.8):
  - Diâmetro da via de saída RV (RVOT) em nível da valva aórtica (AV) (RVOT1).
  - Diâmetro da RVOT na valva pulmonar (PV) no nível do anel (RVOT2).
  - Diâmetro da artéria pulmonar principal (PA1).

Os valores de referência para RV, RVOT e as dimensões da PA1 estão listados na Tabela 21.4.

O espessamento da parede do RV pode ser idealmente medido ao final da diástole, a partir da parede anterior da RVOT na visualização paraesternal de eixo longitudinal (Fig. 21.9), ou alternativamente utilizando a parede do RV no corte subcostal. A hipertrofia do RV é indicada por espessamento da parede > 5 mm e comumente indica sobrecarga de pressão no RV (mas também pode ser visto em cardiomiopatias infiltrativas e hipertróficas).

A área do RV pode ser medida no plano apical de quatro câmaras modificado, realize o rastreio ao redor da borda endocárdica para se obter um esboço de área da cavidade. Medir a área ao final da diástole e final da sístole para permitir a avaliação quantitativa da função do RV (veja a seguir). Os intervalos de referência para a área do RV estão listados na Tabela 21.5.

Embora o volume do RV possa ser estimado utilizando métodos de comprimento de área ou a regra de Simpson, como para o LV, a geometria mais complexa do RV significa que hipóteses simplificadoras têm de ser feitas sobre a morfologia do RV. Cálculos de volume são, portanto, utilizados com pouca frequência.

Função do ventrículo direito

A avaliação das funções do RV é muitas vezes feita qualitativamente, usando a apreciação "visual" da contratilidade do RV sob vários pontos de vista diferentes. Inspecionar o RV cuidadosamente para a evidência de anormalidade de movimento regional da parede (normocinesia, hipocinesia, acinesia, discinesia) e descreva a região(s) afetada(s) [parede livre do RV, ápice do RV, septo interventricular (IVS), RVOT parede anterior]. Uma abordagem mais quantitativa para a função do VD também pode ser feita, usando um ou mais dos seguintes parâmetros:

- Mudança da área fracional.
- Plano da excursão sistólica anular da tricúspide.
- Índice de Tei.

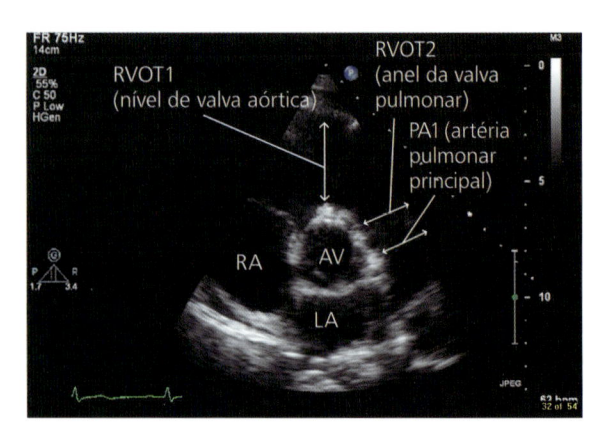

Figura 21.8 Medida das dimensões do ventrículo direito no corte paraesternal de eixo curto (AV = valva aórtica; LA = átrio esquerdo; PA1 = diâmetro da artéria pulmonar principal; RA = átrio direito; RVOT = via de saída do ventrículo direito).

Corte	Paraesternal de eixo curto (nível de valva aórtica)
Modalidade	2D

Tabela 21.4 Dimensões do RV, RVOT e PA – valores de referência

	Normal	Leve	Moderada	Severa
Corte apical de 4 câmaras modificado				
Diâmetro basal do RV (RVD1) (cm)	2,0-2,8	2,9-3,3	3,4-3,8	$\geq 3,9$
Diâmetro médio do RV (RVD2) (cm)	2,7-3,3	3,4-3,7	3,8-4,1	$\geq 4,2$
Comprimento da base ao ápice (RVD3) (cm)	7,1-7,9	8,0-8,5	8,6-9,1	$\geq 9,2$
Corte paraesternal de eixo curto				
RVOT em nível AV (RVOT1) (cm)	2,5-2,9	3,0-3,2	3,3-3,5	$\geq 3,6$
RVOT em nível do anel RV (RVOT2) (cm)	1,7-2,3	2,4-2,7	2,8-3,1	$\geq 3,2$
PA principal (PA1) (cm)	1,5-2,1	2,2-2,5	2,6-2,9	$\geq 3,0$

PA = artéria pulmonar; PV = valva pulmonar; RV = ventrículo direito; RVOT = via de saída do ventrículo direito.

Valores de referência reproduzidos com permissão da British Society of Echocardiography e da British Heart Foundation.

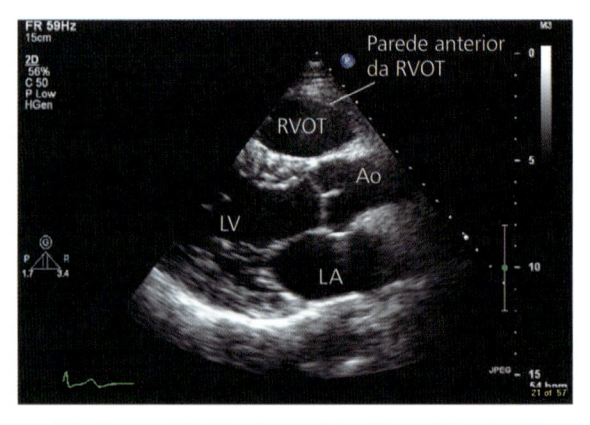

Figura 21.9 Avaliação da via de saída da parede anterior do ventrículo direito (RVOT) (Ao = aorta; LA = átrio esquerdo; LV = ventrículo esquerdo).

Corte	Paraesternal de eixo longitudinal
Modalidade	2D

Tabela 21.5 Área do ventrículo direito (RV) – valores de referência

	Normal	Leve	Moderada	Grave
Área da diástole final no RV (cm^2)	11-28	29-32	33-37	≥ 38
Área da diástole final no RV (cm^2)	7,5-16	17-19	20-22	≥ 23

Valores de referência reproduzidos com permissão da British Society of Echocardiography e da British Heart Foundation.

Mudança da área fracional

Para calcular a mudança da área fracional do RV:

1. No corte apical de 4 câmaras modificado, traçar o endocárdio do RV para obter uma medição da área (em cm^2) ao final da diástole e final da sístole.
2. A mudança da área fracional do RV pode ser calculada (em porcentagem) de:

$$\text{Mudança da área fracional do RV} = \frac{\text{área da diástole final} - \text{área da sístole final}}{\text{área da diástole final}} \; (\times \, 100 \text{ para valores em porcentagem})$$

Faixa de referência é mostrada na Tabela 21.6.

Excursão sistólica no plano anular tricúspide

A excursão sistólica no plano anular tricúspide (TAPSE) é um método simples e bem validado da avaliação da função do RV. O princípio subjacente é com base na medição de quanto o anel tricúspide lateral move-se verticalmente durante a sístole – a mais prejudicada do RV, menor o deslocamento anelar é visto. Para medir o TAPSE:

1. Obter o corte apical de 4 câmaras modificado no RV.
2. Utilizando o modo M, coloque o cursor de forma que ele passe pelo anel tricúspide lateral. Obter um traço no modo M.
3. Medir o deslocamento vertical do anel tricúspide lateral em modo M (Fig. 21.10).

Faixa de referência é mostrada na Tabela 21.6.

Índice de Tei

O índice de Tei (índice de desempenho do miocárdio) é a medida da função miocárdica que leva em conta tanto a função sistólica quanto a diastólica, e é independente da frequência cardíaca (mas não pode ser utilizado em um ritmo irregular, como AF). Ele baseia-se na relação entre a soma do tempo de contração isovolumétrica do RV (ICT) e tempo de relaxamento isovolumétrico (IRT), dividido pelo tempo de ejeção (ET). Para cálculo do índice de Tei:

1. Utilizar o Doppler de PW para obter o traço do fluxo adiante através da valva tricúspide e medir a duração (em s) da sístole do RV. Esta é medida desde o início até o fim do único traço de fluxo num ciclo cardíaco. Esta é "a" e representa ICT, ET e IRT.
2. Utilizar o Doppler de PW para obter o traço do fluxo adiante através da valva pulmonar, e medir a duração (em s) de ejeção. Esta é a medida desde o início até o fim do único traço de fluxo num ciclo cardíaco. Este é "b" e representa somente ET.

Tabela 21.6 Função do ventrículo direito (RV) – valores de referência

	Normal	Doença leve	Doença moderada	Doença grave
Mudança da área fracional do RV (%)	32-60	25-31	18-24	≥ 17
TAPSE (mm)	16-20	11-15	6-10	≤ 5

TAPSE = excursão sistólica no plano anular tricúspide.

Valores de referência reproduzidos com permissão da British Society of Echocardiography e da British Heart Foundation.

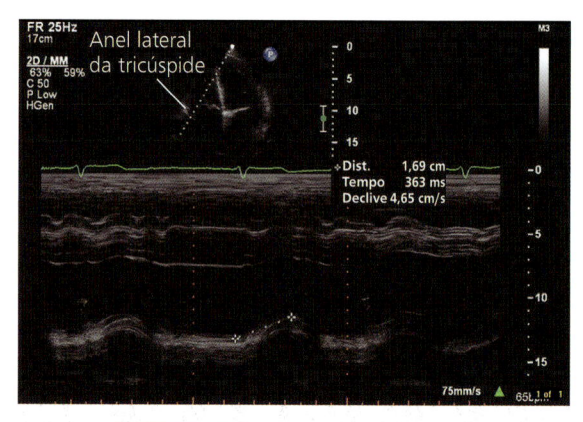

Figura 21.10 Medição do plano de excursão sistólica do anel da tricúspide.

Corte	Apical de 4 câmaras
Modalidade	Modo M

3. Calcular o índice de Tei por:

$$\text{Índice de Tei} = \frac{a - b}{b}$$

Um índice de Tei normal é de < 0,40, com valores maiores indicando piora na função do RV. O princípio do índice de Tei pode ser usado para avaliar a função do LV, assim como na função do RV.

SOBRECARGA DE VOLUME E PRESSÃO

Avaliando o IVS na visualização paraesternal de eixo curto, pode fornecer informações úteis sobre a hemodinâmica do RV. Normalmente o movimento do septo é dominado pelo LV e do septo infla para a RV na visualização do eixo curto. Se o RV estiver sobrecarregando as protuberâncias deste septo começam a achatar, e no eixo curto, isto leva o LV a apresentar uma forma de "D", em vez de sua aparência circular habitual. Na presença de sobrecarga de **volume** crônica do RV (p. ex., insuficiência grave da tricúspide), o RV é dilatado, e o septo é empurrado em direção ao LV na diástole. Na sobrecarga de pressão do RV (p. ex., hipertensão pulmonar grave), o RV é hipertrofiado, e o septo é empurrado em direção ao LV em sístole. O volume coexistente de sobrecarga de pressão vai achatar o septo tanto na sístole quanto na diástole.

O índice de **excentricidade do LV** pode ser utilizado para quantificar estas alterações no RV. No corte paraesternal de eixo curto, no plano dos músculos papilares, o diâmetro da cavidade septolateral do LV é medido em toda sua cavidade em ângulo reto com o septo interventricular (Fig. 21.11). O diâmetro anteroposterior do LV é, então, mensurado em ângulo reto com a primeira medição para dar dois diâmetros perpendiculares da cavidade, que são, então, expressos como uma razão (do diâmetro anteroposterior, com o diâmetro septolateral). As medidas são tomadas no final da sístole e ao final da diástole. Os indivíduos normais têm uma cavidade circular do LV e, portanto, têm uma proporção de 1, tanto na sístole quanto na diástole. Em sobrecarga de volume RV, o achatamento do septo na diástole significa que o diâmetro do septo lateral do LV torna-se menor do que o diâmetro anteroposterior, e por isso a razão diastólica é > 1. Em sobrecarga de pressão no RV, a proporção é > 1 em diástole e em sístole.

FUNÇÃO DIASTÓLICA DO VENTRÍCULO DIREITO

A função diastólica do RV não é comumente avaliada na prática clínica diária. No entanto, é possível obter informações valiosas sobre a função diastólica do RV utilizando parâmetros simples de ecocardiografia. A medição do influxo da tricúspide por Doppler de PW permite medir as ondas E e A das tricúspides e o tempo de desaceleração da onda E (o período de tempo entre o pico da onda E e o fim da onda E). A razão entre E:A da tricúspide (a razão entre as velocidades máximas da onda E e da onda A) pode ser calculada:

$$\text{Razão E: A} = \frac{\text{Velocidade máxima da onda E}}{\text{Velocidade máxima da onda A}}$$

Doppler tecidual pode ser realizado no nível do anel tricúspide lateral, para produzir um valor para a velocidade precoce do miocárdio tricúspide (E').

Uma razão da tricúspide E:A < 0,8 indica relaxamento deficiente do RV, enquanto razão de E:A de 0,8-2,1 mais a razão de E:E' na proporção > 6 indica enchimento pseudonormal do RV. Enchimento restritivo do RV é indicado por uma razão de E:A > 2,1 com um tempo de desaceleração da onda E de < 120 ms.

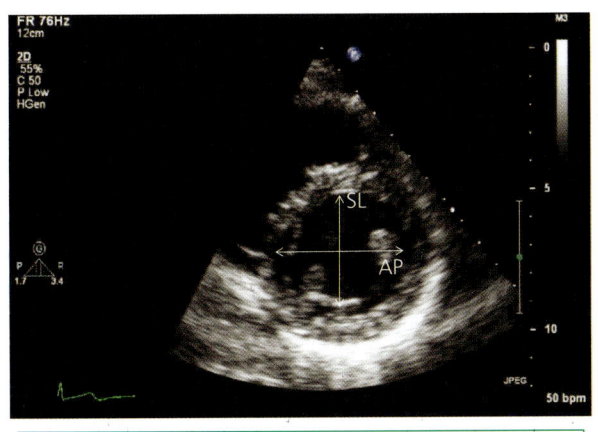

Corte	Paraesternal de eixo curto (nível do músculo papilar)
Modalidade	2D

Figura 21.11 Medida dos diâmetros das cavidades septolateral (SL) e anteroposterior (AP) do LV, a fim de calcular o índice de excentricidade do LV na avaliação do volume e da sobrecarga de pressão do RV.

VALVA PULMONAR

A valva pulmonar pode ser mais bem visualizada:

- Visualização paraesternal do escoamento do RV (Fig. 6.4, p. 47).
- Paraesternal de eixo curto (nível da valva aórtica) (Fig. 6.5, p. 48).
- Subcostal de eixo curto.

Além da valva pulmonar é possível visualizar a artéria pulmonar principal ("tronco pulmonar"), às vezes o ponto de bifurcação está nas artérias pulmonares direita e esquerda (muitas vezes mais bem observada na exibição de saída do paraesternal do RV).

Estenose pulmonar

A estenose pulmonar é frequentemente um defeito congênito, geralmente, manifestado na infância ou adolescência, embora também possa resultar de febre reumática ou de síndrome carcinoide (ver anteriormente).

Os pacientes muitas vezes são assintomáticos e diagnosticados, quando um sopro no coração incidental é encontrado durante o exame.

Os pacientes sintomáticos podem ter fadiga, falta de ar, pré-síncope/síncope, sintomas ou disfunção do RV ou sintomas relacionados com uma causa subjacente (p. ex., rubor da síndrome carcinoide), ou cianose (quando há *shunt* coexistente da direita para a esquerda). Os sinais físicos incluem um segundo som amplamente dividido e um sopro sistólico de ejeção na área pulmonar e, na estenose grave, pode haver evidência de hipertrofia do RV.

Avaliação ecocardiográfica da estenose pulmonar

Modo 2D e M

Utilizar a ecocardiografia 2D para avaliar a valva pulmonar e estruturas adjacentes:

- É uma valva tricúspide pulmonar, ou bicúspide ou displásica?
- Existe algum espessamento ou calcificação dos folhetos? É difuso ou focal? Se focal, qual a área de cada cúspide é afetada?
- A mobilidade da cúspide é normal ou reduzida? O quanto está reduzida?
- Existe alguma formação de 'domos' nas cúspides?
- Existe alguma evidência de estenose infundibular ou supravalvar? Existe alguma estenose nos ramos das artérias pulmonares?
- Há alguma vegetação ou massas acopladas à valva?
- Existe algum trombo (embolia pulmonar) visível na artéria pulmonar principal ou em seus ramos?

Embora seja possível obter uma gravação no modo M do movimento das cúspides valvares pulmonares individuais no paraesternal de eixo curto, isto raramente é necessário na prática cotidiana.

Doppler colorido

Utilizar o Doppler colorido para mapear qualquer regurgitação no fluxo de sangue proximal na valva pulmonar:

- Existe alguma regurgitação pulmonar?
- De qual parte da valva isto ocorre?
- Quão extensivo isto é?

Doppler de CW e PW

Usar o Doppler de CW para obter o sinal do fluxo seguindo pela valva pulmonar (Fig. 21.12). Obter os sinais a partir da visão paraesternal na saída do ventrículo direito e do paraesternal de eixo curto (nível da valva aórtica).

Figura 21.12 Estenose pulmonar moderada (PG = gradiente de pressão; PV = valva pulmonar; V$_{máx}$ = velocidade máxima; V$_{média}$ = velocidade média; VTI = integral de velocidade-tempo).

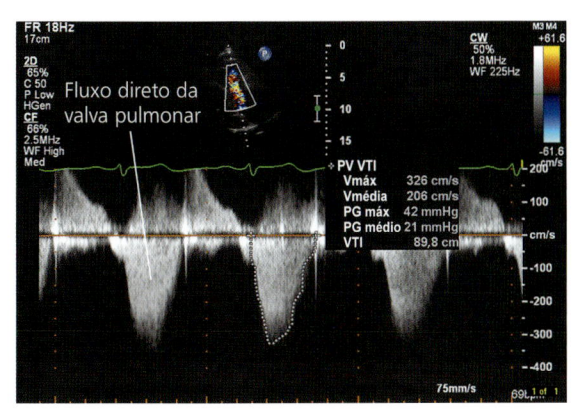

Corte	Paraesternal de eixo curto (nível da valva aórtica)
Modalidade	Doppler de CW

O traço do Doppler de CW fornecerá a velocidade máxima transpulmonar (V$_{máx}$), que diz respeito ao gradiente máximo da pressão transpulmonar (ΔP$_{máx}$) através da equação simplificada de Bernoulli:

$$\Delta P_{máx} = 4 \times V_{máx}^2$$

Se o pico de velocidade RVOT for > 1 m/s, usar a equação completa de Bernoulli para maior precisão:

$$\Delta P_{máx} = 4 \times (V_2^2 - V_1^2)$$

onde V$_2$ é a velocidade máxima transpulmonar, avaliada por Doppler de CW, e V$_1$ é a velocidade máxima de RVOT, avaliada por Doppler de PW.

O gradiente médio de pressão transpulmonar (ΔP$_{média}$) pode ser obtido por rastreio de Doppler envelope, a partir do qual o aparelho de ecocardiografia pode calcular um valor médio, calculando a média dos gradientes instantâneos ao longo do traço. O cálculo da área do orifício efetivo da valva pulmonar geralmente não é necessário, mas se for necessário, em seguida, a equação de continuidade pode ser usada (como para a estenose aórtica, consulte o Capítulo 19).

Se você suspeitar de estenose infundibular ou supravalvular, use Doppler de PW para avaliar o fluxo sanguíneo em diferentes níveis acima e abaixo da valva e detectar onde ocorre a principal aceleração do fluxo. Se o Doppler colorido revelar insuficiência pulmonar, gravar um rastreio utilizando Doppler de CW para avaliar a densidade do sinal de regurgitação (mais densa = mais grave) e também o ângulo para baixa (desaceleração) inclinação (declive mais acentuado = mais grave).

Características associadas

A estenose pulmonar é frequentemente associada a outros distúrbios cardíacos congênitos, assim olhar cuidadosamente para quaisquer outros defeitos cardíacos estruturais (p. ex., tetralogia de Fallot). Além:

- Avaliar qualquer regurgitação pulmonar coexistente.
- Avaliar qualquer doença coexistente da valva tricúspide (síndrome carcinoide pode afetar tanto a valva tricúspide quanto a pulmonar).

- Avaliar as dimensões e funções do RV. Obstrução à saída do RV pela valva pulmonar aumenta a pressão do RV, levando à hipertrofia do RV e, posteriormente, a dilatação e a função ficam prejudicadas.
- Avaliar as dimensões da artéria pulmonar (dilatação da artéria pulmonar é um achado comum em estenose pulmonar).

Gravidade da estenose pulmonar

A gravidade da estenose pulmonar pode ser quantificada por $P_{máx}$ (Tabela 21.7).

RELATÓRIO MODELO

As cúspides valvares pulmonares são finas, mas as comissuras estão parcialmente fundidas com aspecto de "domo" da valva durante a sístole. O pico de velocidade transpulmonar é de 4,8 m/s (pico do gradiente de 92 mmHg, com média de gradiente de 56 mmHg). Há regurgitação pulmonar leve. A tricúspide, válvulas mitral e aórtica são normais. Há hipertrofia moderada do RV com boa função sistólica. A artéria pulmonar principal é levemente dilatada. Os resultados são consistentes com estenose pulmonar grave.

Regurgitação pulmonar

A regurgitação pulmonar é o fluxo de sangue da artéria pulmonar que volta através da valva pulmonar durante a diástole. Uma pequena quantidade de regurgitação pulmonar, na ausência de qualquer doença cardíaca estrutural, é um achado comum em indivíduos normais. A regurgitação pulmonar mais significativa pode ser o resultado de:

- Febre reumática.
- Endocardites infecciosas.
- Dilatação idiopática do anel pulmonar.
- Dilatação da artéria pulmonar (p. ex., na hipertensão arterial).
- Síndrome carcinoide.
- Ausência congênita de uma ou mais cúspides.
- Valvoplastia pulmonar.

A regurgitação pulmonar significativa leva à sobrecarga de volume do RV e pode causar sintomas e sinais de insuficiência cardíaca direita.

Avaliação ecocardiográfica da regurgitação pulmonar

Modos 2D e M

Usar a ecocardiografia 2D e o modo M para avaliar a estrutura da valva e descrever a estenose pulmonar (acima)

Tabela 21.7 Indicadores da gravidade da estenose pulmonar

	Leve	Moderada	Grave
$P_{máx}$ pulmonar (mmHg)	< 40	40-75	> 75

Valores de referência reproduzidos com permissão da British Society of Echocardiography e da British Heart Foundation.

Doppler colorido

Usar o Doppler colorido para examinar os jatos da regurgitação pulmonar e descrever o tamanho dos jatos. Na regurgitação pulmonar leve, a largura do jato logo abaixo da valva pulmonar é estreita (< 1 cm), enquanto na insuficiência moderada ou grave o jato é mais amplo. Na insuficiência pulmonar grave, o jato geralmente ocupa > 65% da largura da RVOT. Esteja ciente de que, na insuficiência pulmonar grave, pode haver equalização rápida das pressões arteriais, pulmonar e diastólica, do RV, que pode levar a um 'breve' jato de cor que pode ser um desafio na avaliação.

Doppler de CW e PW

Gravar um traço Doppler de CW com a sonda cuidadosamente alinhada à direção do jato de regurgitação (Fig. 21.13). O traço do Doppler de CW é fraco na insuficiência pulmonar leve, e mais denso na insuficiência moderada ou grave. Olhar para o contorno da regurgitação – na insuficiência pulmonar leve, a taxa de desaceleração do jato é lenta, tornando-se mais íngreme com graus mais graves de insuficiência.

Utilizar o Doppler de PW para avaliar a VTI do fluxo seguinte na RVOT (em paraesternal) e também no LVOT (no corte apical de 5 câmaras). A proporção de $RVOT_{VTI}/LVOT_{VTI}$ aumenta a gravidade de regurgitações pulmonares. A medição da velocidade de picos dos jatos de regurgitações pulmonares permite o cálculo da pressão diastólica da artéria pulmonar (p. 215).

Volume regurgitante e fração

O volume de sangue que entra no RV na diástole da valva tricúspide normalmente é igual ao volume de sangue que o deixa através da RVOT durante a sístole. Na presença da regurgitação pulmonar, o influxo na RVOT será maior do que o de entrada da valva tricúspide na RVOT, e o débito sistólico será composto de sangue que entrou através da valva tricúspide mais o sangue que entrou no ventrículo por regurgitação pulmonar durante a sístole. A diferença entre saída e entrada na RVOT pela valva tricúspide dá o volume regurgitante:

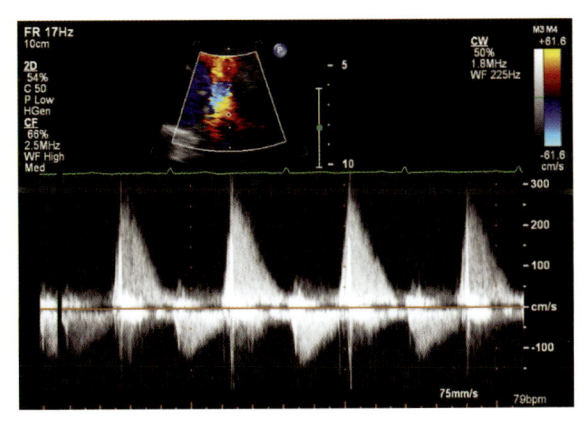

Corte	Paraesternal de eixo curto (nível da valva aórtica)
Modalidade	Doppler de CW

Figura 21.13 Regurgitação pulmonar grave.

1. No corte apical de 4 câmaras modificado, medir o diâmetro do anel tricúspide em cm e, em seguida, usar isto para calcular o CSA da valva tricúspide em cm². Este cálculo assume que o orifício tricúspide é circular:

$$CSA_{TV} = 0{,}785 \times (\text{diâmetro do anel tricúspide})^2$$

2. No corte apical de 4 câmaras modificado, medir o VTI do influxo da valva tricúspide (usando Doppler de PW) para dar VTI_{TV}, em cm. Em geral, é mais fácil de colocar o volume de amostra na ponta da valva (algum lugar, em nível do anel da valva tricúspide).

3. O volume sistólico da valva tricúspide (SV_{TV}), em mL/batimento, pode ser calculado a partir de:

$$SV_{TV} = CSA_{TV} \times VTI_{TV}$$

4. No corte paraesternal de eixo curto (nível da valva aórtica), medir o diâmetro da RVOT ao nível do anel da valva pulmonar (RVOT2) em cm, e, em seguida, usar este para calcular a área através da secção (CSA) da RVOT em cm²:

$$CSA_{RVOT} = 0{,}785 \times (\text{diâmetro da RVOT})^2$$

5. Ao mesmo ponto, no eixo curto paraesternal, medir a VTI de RVOT (usando Doppler de PW) para dar VTI_{RVOT}, em cm.

6. O volume de ejeção da RVOT (SV_{RVOT}), em mL/batimento, pode ser calculado a partir de:

$$SV_{RVOT} = CSA_{RVOT} \times VTI_{RVOT}$$

7. O volume de regurgitação pulmonar (RV) pode ser calculado a partir de:

$$RV = SV_{RVOT} - SV_{TV}$$

8. A fração de regurgitação pulmonar (RF) pode ser calculada a partir de:

$$RF = \frac{RV}{SV_{TV}} \quad (\times\ 100\ \text{para expressar porcentagem})$$

Esta medida não é válida para a insuficiência tricúspide significativa, e qualquer erro de medição de área do orifício da valva tricúspide ou o diâmetro da RVOT pode ter um grande impacto sobre o resultado.

Características associadas

Se a regurgitação pulmonar estiver presente:

- Avaliar qualquer estenose pulmonar coexistente.
- Avaliar qualquer doença coexistente que afete as outras valvas.
- Avaliar as dimensões e a função do RV-RV pode tornar-se dilatado, em razão da sobrecarga de volume, se a regurgitação pulmonar for grave.

- Avaliar o fluxo da artéria pulmonar (fluxo reverso na diástole indica regurgitação pulmonar).
- Calcular as pressões sistólica e diastólica da artéria pulmonar (ver posteriormente) para avaliar se existe hipertensão pulmonar.

Gravidade da regurgitação pulmonar

A gravidade da regurgitação pulmonar pode ser avaliada por:

- Tamanho do jato.
- RF.
- Densidade do jato no Doppler de CW.
- Desaceleração do jato no Doppler de CW.
- Razão entre $RVOT_{VTI}/LVOT_{VTI}$.

A Tabela 21.8 sumariza os indicadores no estudo ecocardiográfico da gravidade da regurgitação pulmonar.

> **RELATÓRIO MODELO**
> As cúspides valvares pulmonares são finas e móveis. A artéria pulmonar principal está moderadamente dilatada em 2,8 cm. Existe um grande jato de regurgitação pulmonar em Doppler colorido, ocupando 75% da largura do RVOT. Em Doppler de CW a regurgitação é densa, com uma taxa de desaceleração acentuada e, em Doppler de PW, há uma relação de tempo e velocidade integral entre a via de saída dos ventrículos direito e esquerdo. Há reversão do fluxo diastólico na artéria pulmonar. A fração regurgitante pulmonar é de 68%. O RV está moderadamente dilatado, com função prejudicada. Há hipertensão pulmonar (pressão da artéria pulmonar 72/28 mmHg). Os resultados indicam insuficiência pulmonar grave secundária à dilatação da artéria pulmonar e hipertensão pulmonar moderada.

HIPERTENSÃO PULMONAR

A hipertensão pulmonar refere-se a um aumento na pressão do sangue no interior da vasculatura pulmonar. É definido hemodinamicamente como uma pressão arterial pulmonar média ≥ 25 mmHg em repouso. Pode ser subdividida em:

- Hipertensão pulmonar pré-capilar (em que a pressão de oclusão capilar pulmonar é ≤ 15 mmHg).
- Hipertensão pulmonar pós-capilar (em que a pressão de oclusão capilar pulmonar é > 15 mmHg).

Tabela 21.8 Indicadores da gravidade da regurgitação pulmonar

	Leve	Moderada	Grave
Tamanho do jato	Limitado, < 1 cm	Intermediário	Largo, grande
Fração da regurgitação (%)	< 40	40-60	> 60
Densidade do jato de CW	Suave	Denso	Denso
Faixa de desaceleração da CW	Lento	Variável	Íngreme
$RVOT_{VTI}/LVOT_{VTI}$	↑	↑↑	↑↑↑

CW = onda contínua; LVOT = via de saída do ventrículo esquerdo; RVOT = via de saída do ventrículo direito; VTI = integral velocidade-tempo.

Valores de referência reproduzidos com permissão da British Society of Echocardiography e da British Heart Foundation.

A hipertensão pulmonar pós-capilar é vista na hipertensão pulmonar em razão da doença do coração esquerdo (ver o esquema de classificação adiante). A hipertensão pulmonar pré-capilar é vista em todas as outras causas.

Observar as definições hemodinâmicas referentes à pressão arterial pulmonar média, e não à pressão sistólica da artéria pulmonar, estas são baseadas em estudos de cateteres cardíacos.

Causas de hipertensão pulmonar

A hipertensão pulmonar é resultante de um aumento da resistência ao fluxo sanguíneo através da vasculatura pulmonar. A World Heart Organization categoriza as causas de hipertensão pulmonar em vários grupos:

- **Hipertensão arterial pulmonar**: (p. ex., idiopática, hereditária, droga ou toxina induzida, doença do tecido conectivo, hipertensão pulmonar persistente do recém-nascido).
- **Doença veno-oclusiva pulmonar** e/ou hemangiomatose capilar pulmonar.
- **Hipertensão pulmonar decorrente da doença do coração esquerdo** (p. ex., doença valvular, sistólica ou diastólica).
- **Doença pulmonar e/ou hipoxemia** (p. ex., doença pulmonar obstrutiva crônica, doença intersticial pulmonar, distúrbios respiratórios do sono).
- **Doença tromboembólica crônica** (p. ex., embolia pulmonar).
- **Causas diversas** (sarcoidose, linfangiomatose).

É importante estar ciente de potenciais causas de hipertensão, de modo que a pesquisa pode ser feita por quaisquer pistas sobre a causa subjacente sempre que a hipertensão pulmonar é detectada pela ecocardiografia.

Características clínicas da hipertensão pulmonar

As características clínicas de hipertensão pulmonar estão resumidas na Tabela 21.9. Bem como os sintomas e sinais relacionados com a hipertensão pulmonar em si, o paciente pode também ter as características clínicas específicas da causa subjacente e, portanto, uma história detalhada e o exame clínico são necessários em cada caso.

Avaliação ecocardiográfica de hipertensão pulmonar

A ecocardiografia proporciona um método não invasivo valioso para estimar a pressão da artéria pulmonar.

Pressão sistólica da artéria pulmonar

Esta técnica é comumente usada para medir a pressão sistólica da artéria pulmonar (PASP) e depende da presença de insuficiência da tricúspide. Felizmente, pelo menos, dois terços de indivíduos normais têm um grau detectável da regurgitação da tricúspide (e é mais comum em pacientes com hipertensão pulmonar). Você pode avaliar regurgitação tricúspide utilizando Doppler de CW em:

- Imagem paraesternal do influxo do RV (Fig. 6.3, p. 47).
- Imagem paraesternal de eixo curto (nível da valva aórtica) (Fig. 6.5, p. 48).
- Imagem apical de quatro câmaras modificada (p. 52).

Tabela 21.9 Achados clínicos na hipertensão pulmonar

Sintomas	Sinais
Os sintomas são, frequentemente, de aparecimento gradual	Pressão venosa jugular elevada
	Sopro paraesternal
Falta de ar	Componente pulmonar em ruído alto
Fadiga	Sons secundários do coração (P2)
Tosse	Regurgitação tricúspide
Tonturas e síncope	Edemas periféricos
Edemas periféricos	Ascite

Utilizando um Doppler de CW, medir a velocidade máxima do fluxo regurgitante através da valva tricúspide (TR $V_{máx}$) em m/s. É uma boa ideia avaliar a regurgitação da tricúspide como em muitos dos pontos de vista, usar o valor mais alto (ou, se a fibrilação atrial estiver presente, calcular a média de cinco valores consecutivos). Se isto estiver difícil, obter um traço claro do espectro do Doppler de CW usando contraste com solução salina "agitada" para melhorar a visualização do jato de regurgitação tricúspide.

A Figura 21.5 (p. 198) revela um traço de Doppler de CW de um jato de regurgitação tricúspide com um $V_{máx}$ de 4,26 m/s. A regurgitação da tricúspide é impulsionada, e, portanto, reflete o gradiente de pressão entre a pressão sistólica do ventrículo direito (RVSP) e RAP, e este gradiente de pressão pode ser calculado utilizando a equação de Bernoulli simplificada:

$$RVSP - RAP = 4 \times (TR\ V_{máx})^2$$

Por exemplo, se a velocidade máxima do jato de TR for de 4,26 m/s, em seguida:

$$RVSP - RAP = 4 \times (4,26)^2$$

$$RVSP - RAP = 4 \times 18,15$$

$$RVSP - RAP = 73\ mmHg$$

Agora você sabe a *diferença* da pressão entre RV e RA. O próximo passo é estimar a pressão sistólica *real* no RV, e para fazer isso você precisa saber o que é RAP. A estimativa de RAP com o diâmetro da IVC foi descrita anteriormente neste capítulo (p. 192). Se a avaliação da IVC der uma RAP estimada de 15 mmHg (usando os princípios da American Society of Echocardiography), continuando com o nosso exemplo anterior:

$$RVSP - RAP = 73\ mmHg$$

$$RVSP = 73\ mmHg + RAP$$

$$RVSP = 73 + 15 \text{ mmHg}$$

$$RVSP = 88 \text{ mmHg}$$

Por conseguinte, o paciente tem uma RVSP estimada de aproximadamente 88 mmHg. Assumindo que não há estenose pulmonar significativa, o RVSP é aproximadamente igual à pressão sistólica arterial pulmonar (PASP):

$$PASP = RVSP$$

$$PASP = 88 \text{ mmHg}$$

(Se houver estenose pulmonar coexistente, a RVSP será maior do que a PASP, e a diferença será igual ao gradiente máximo de pressão na estenose.)

No entanto, embora seja amplamente usada, vários estudos questionaram a precisão da estimativa da PASP, usando este método. Este método não deve, portanto, ser usado para decidir quando iniciar o tratamento para a hipertensão, nem para avaliar a eficácia da terapia.

Recentes diretrizes têm dado mais ênfase sobre a utilização do valor de $TRV_{máx}$ para identificar os indivíduos com hipertensão pulmonar, em vez de tentar calcular a PASP. A BSE define o limite superior normal da $TR\,V_{máx}$ como 2,6 m/s (ou 2,8 m/s em pacientes obesos e 2,9 m/s em indivíduos com > 60 anos). Lembre-se que estes números apenas se aplicam na ausência de estenose pulmonar. A European Society of Cardiology tem uma posição semelhante:

- Hipertensão pulmonar é "improvável" se $TR\,V_{máx}$ for ≤ 2,8 m/s, PASP é ≤ 36 mmHg, e não existem variáveis adicionais sugestivas no estudo ecocardiográfico de hipertensão pulmonar.
- Hipertensão pulmonar é "possível" se:
  - $TR\,V_{máx}$ for ≤ 2,8 m/s, PASP for ≤ 36 mmHg, e existem variáveis adicionais na ecocardiografia sugestivas de hipertensão pulmonar, ou
  - $TR\,V_{máx}$ for 2,9-3,4 m/s, PASP for 37-50 mmHg, existindo ou não variáveis adicionais na ecocardiografia sugestivas de hipertensão pulmonar.
- Hipertensão pulmonar é "provável" se a $TR\,V_{máx}$ for > 3,4 m/s, PASP for > 50 mmHg, e existem variáveis adicionais na ecocardiografia sugestivas de hipertensão pulmonar.

As "variações adicionais na ecocardiografia" podem ser usadas para procurar evidências de hipertensão pulmonar e incluem:

- Dilatação do RV e do RA.
- Hipertrofia do RV.
- Dilatação da artéria pulmonar.
- Reduzido tempo de aceleração da RVOT – usar o Doppler de PW para medir o fluxo da RVOT em paraesternal de eixo curto, com o paciente prendendo a respiração no final da expiração. Medir o tempo desde o início do fluxo da RVOT à velocidade máxima. Um tempo de aceleração < 105 ms é de suporte de diagnóstico de hipertensão pulmonar.

Pressão diastólica da artéria pulmonar

A estimativa da pressão diastólica de artéria pulmonar (PADP) conta com a presença de insuficiência pulmonar. Você pode avaliar a regurgitação pulmonar usando Doppler de CW em:

- Imagem paraesternal do influxo do RV (Fig. 6.4, p. 47).
- Imagem paraesternal de eixo curto (nível da valva aórtica) (Fig. 6.5, p. 48).

Usando um Doppler de CW, medir a velocidade máxima de fluxo *regurgitante* através da valva pulmonar (velocidade PR) em m/s. A insuficiência pulmonar é dirigida por, e, portanto, reflete o gradiente entre a pressão diastólica da artéria pulmonar (PADP) e do ventrículo direito (RVPD), e este gradiente de pressão pode ser calculado utilizando-se uma equação de Bernoulli simplificada:

$$PADP - RVDP = 4 \times (\text{velocidade PR})^2$$

Por exemplo, se a velocidade do jato da regurgitação pulmonar for 1,1 m/s, em seguida:

$$PADP - RVDP = 4 \times (1,1)^2$$

$$PADP - RVDP = 4 \times 1,2$$

$$PADP - RVDP = 4,8 \text{ mmHg}$$

Agora você sabe a *diferença* da pressão diastólica entre artéria pulmonar e RV. O próximo passo é estimar a pressão diastólica *real* no RV, e esta é considerada como sendo a mesma pressão no RA (estimativa usando técnica para IVC, como descrito anteriormente). Por exemplo, se IVC estiver normal então RAP seria estimada em 3 mmHg, e, portanto, a RVSP seria de 3 mmHg. Continuando com nosso exemplo:

$$PADP - RVDP = 4,8 \text{ mmHg}$$

$$PADP = 4,8 \text{ mmHg} + RVDP$$

$$PADP = 4,8 + 3 \text{ mmHg}$$

$$PADP = 7,8 \text{ mmHg}$$

Assim, o paciente tem uma PADP de, aproximadamente, 8 mmHg.

Características associadas

Se a hipertensão pulmonar estiver presente, inclui-se uma cuidadosa pesquisa para as potenciais causas em seu estudo ecocardiográfico, por exemplo:

- Doença mitral e/ou da valva aórtica.
- Desvios ou *shunts* da esquerda para a direita (p. ex., ASD, VSD).
- Disfunção do LV.
- Embolia pulmonar.

Você também deve procurar e comunicar quaisquer consequências da hipertensão pulmonar, como:

- Dilatação da artéria pulmonar.
- Regurgitação pulmonar e/ou da tricúspide.
- Prejuízo da dilatação do RV.
- Dilatação do RA.

> **RELATÓRIO MODELO**
> O RV é gravemente prejudicado e dilatado, há insuficiência funcional moderada da tricúspide e átrio direito dilatado. A velocidade máxima de regurgitação tricúspide é de 4,1 m/s, dando um gradiente de regurgitação de 67 mmHg. O tempo de aceleração da RVOT é de 88 ms. Há insuficiência pulmonar moderada com um gradiente de regurgitação de 10 mmHg. A IVC está dilatada em 2,8 cm e diminui para 1,8 cm na inspiração, dando uma pressão atrial direita estimada de 15 mmHg. A pressão da artéria pulmonar é, portanto, estimada em 82/25 mmHg, indicando hipertensão pulmonar grave. O paciente também apresenta estenose mitral grave.

Conduta terapêutica da hipertensão pulmonar

As opções de tratamento para a hipertensão pulmonar incluem identificação e tratamento de todas as causas subjacentes (p. ex., doença cardíaca valvar, embolia pulmonar). Anticoagulantes orais, diuréticos, terapia com oxigênio, digoxina e bloqueadores dos canais de cálcio podem ter um papel a desempenhar. Os antagonistas do receptor de endotelina também podem ser úteis. As opções cirúrgicas incluem atriosseptostomia com balão ou transplante de pulmão/coração-pulmão.

Leitura complementar

Galiè N, Hoeper MM, Humbert M, et al. Guidelines for the diagnosis and treatment of pulmonary hypertension. *Eur Heart J* 2009;**30**:2493–537.

Lancellotti P, Moura L, Pierard LA, et al. European Association of Echocardiography recommendations for the assessment of valvular regurgitation. Part 2: mitral and tricuspid regurgitation (native valve disease). *Eur J Echocardiogr* 2010;**11**:307–32.

Lancellotti P, Tribouilloy C, Hagendorff A, et al. European Association of Echocardiography recommendations for the assessment of valvular regurgitation. Part 1: aortic and pulmonary regurgitation (native valve disease). *Eur J Echocardiogr* 2010;**11**:223–44.

Lang RM, Bierig M, Devereux RB, et al. Recommendations for chamber quantification: a report from the American Society of Echocardiography's Guidelines and Standards Committee and the Chamber Quantification Writing Group, developed in conjunction with the European Association of Echocardiography, a branch of the European Society of Cardiology. *J Am Soc Echocardiogr* 2005;**18**:1440–63.

Milan A, Magnino C, Veglio F. Echocardiographic indexes for the non-invasive evaluation of pulmonary hemodynamics. *J Am Soc Echocardiogr* 2010;**23**:225–39.

Nef HM, Möllmann H, Hamm C, et al. Updated classification and management of pulmonary hypertension. *Heart* 2010;**96**:552–49.

Rudski LG, Lai WW, Afilalo J, et al. Guidelines for the echocardiographic assessment of the right heart in adults: a report from the American Society of Echocardiography. *J Am Soc Echocardiogr* 2010;**23**:685–713.

Tei C, Dujardin KS, Hodge DO, et al. Doppler index combining systolic and diastolic myocardial performance: clinical value in cardiac amyloidosis. *J Am Coll Cardiol* 1996;**28**:658–64.

CAPÍTULO 22

Reparo e substituição da valva cardíaca

A doença da valva cardíaca pode ser tratada de diversas formas:
- Substituição da valva, em que uma valva cardíaca artificial (protética) é implantada cirurgicamente para substituir uma valva anormal (regurgitante ou estenótica).
- Reparo da valva, em que uma valva regurgitante é corrigida cirurgicamente, preservando a valva original em vez de substituí-la.
- Técnicas percutâneas, que incluem valvoplastia percutânea por balão (em que a valva estenótica é "distendida" com um balão) e, mais recentemente, o implante percutâneo de valva aórtica (em que uma valva aórtica anormal é substituída por uma nova valva implantada percutaneamente em vez da cirurgia cardiotorácica).

É importante estar atento aos diferentes procedimentos valvulares a que os pacientes são submetidos, como em situações em que os pacientes necessitarão de uma ecocardiografia de acompanhamento para confirmar o sucesso do procedimento e em alguns casos para monitorar a valva em qualquer disfunção subsequente. Após a cirurgia da valva, uma ecocardiografia basal geralmente é realizada de 3-12 semanas após a operação. Isto permite que haja tempo para a resolução de qualquer anemia pós-operatória (que, em caso contrário, causaria um estado hiperdinâmico de alto débito cardíaco, afetando as medidas quantitativas) e a melhora da função ventricular esquerda, assim como tornando a análise da imagem mais confortável ao paciente, uma vez que a lesão torácica tenha cicatrizado.

Após a ecocardiografia basal, os exames de acompanhamento de 'rotina' adicionais nos casos de valvas mecânicas geralmente são desnecessários, a menos que haja uma causa clínica em questão. Para as valvas biológicas, o exame de rotina normalmente não é necessário nos primeiros 5 anos após o início da ecocardiografia basal, mas depois desse período, os exames de acompanhamento de rotina anuais são recomendados para monitorar qualquer disfunção.

PRÓTESES VALVARES

Anualmente, cerca de 6.000 pessoas no Reino Unido (e 60.000 nos EUA) são submetidas à cirurgia para implante de prótese da valva cardíaca. As próteses valvares pertencem a uma das duas categorias descritas a seguir:
- Valvas mecânicas – em que a valva é construída utilizando-se materiais artificiais.
- Valvas biológicas – em que a valva contém material biológico, derivado de uma valva natural ou feito de pericárdio. As valvas biológicas também são denominadas "valvas teciduais" ou "bioproteses valvares".

Antes de realizar uma avaliação ecocardiográfica de uma prótese valvar, é essencial conhecer o tipo de valva implantada. Portanto, o formulário de solicitação deve incluir:
- O tipo de prótese valvar (p. ex., biológica, mecânica) e seu nome específico (p. ex., Bjork-Shiley).
- O tamanho da prótese valvar (corresponde ao diâmetro interno, indicado em mm).

- A data do implante.
- Detalhes clínicos atuais (p. ex., novo sopro diastólico).
- Uma questão específica a ser abordada (p. ex., deiscência da valva?).

Detalhes a respeito do tipo de valva podem ser obtidos geralmente a partir da primeira anotação da operação.

Avaliação ecocardiográfica das valvas mecânicas

Uma valva mecânica consiste em três partes: o **anel de sutura** (que é como o "ânulo" da valva, utilizado pelo cirurgião para realizar a sutura da valva na posição correta), o **mecanismo oclusor** (parte móvel da valva que abre e fecha durante o ciclo cardíaco) e o **de retenção** (que está ligado ao anel de sutura e segura o oclusor na posição).

Existem três tipos de valva mecânica (Fig. 22.1):

- **Valvas em bola e gaiola**, consistindo em um oclusor com bola de silástico que se pode mover para cima e para baixo dentro do mecanismo de retenção do tipo gaiola – esse foi o primeiro tipo de valva mecânica, introduzido nos anos de 1960.
- **Valvas de disco inclinado**, em que um único disco oclusor está inclinado dentro do seu oclusor.
- **Valvas mecânicas de duplo folheto**, em que dois oclusores em discos semicirculares abrem e fecham nas dobradiças – esse tipo de prótese valvar é atualmente o mais utilizado.

A vantagem das valvas mecânicas é a sua longa durabilidade (embora anteriormente algumas valvas fossem propensas a falhas catastróficas). A principal desvantagem das valvas mecânicas é que, por serem sintetizadas a partir de materiais artificiais, podem ser uma fonte de formação de trombo. Desse modo, os pacientes com valvas mecânicas necessitam de administração contínua de medicamentos anticoagulantes, como varfarina, que pode ser a principal desvantagem, particularmente em pacientes em risco de sangramento ou mulheres em idade fértil que desejam ficar grávidas.

Estrutura da valva mecânica

As valvas mecânicas podem ser um desafio na avaliação ecocardiográfica por causa da reverberação causada pelos materiais na valva (Fig. 22.2). As próteses mitrais geralmente são mais bem avaliadas na janela apical e as próteses aórticas a partir das janelas apicais e paraesternais. A ecocardiografia transesofágica (TOE) pode auxiliar, particularmente, nas próteses valvares na posição mitral (ver quadro).

À medida do possível, examinar a estrutura da valva mecânica, fazendo as seguintes perguntas:

- A valva está bem colocada, ou parece estar se "movendo"? Uma prótese valvar que se move indica um grau de separação ("deiscência") do anel de sutura da valva do restante do coração – observar cuidadosamente a regurgitação paravalvar associada.

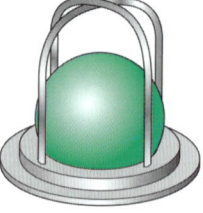

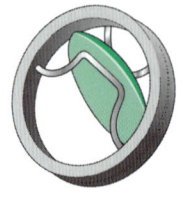

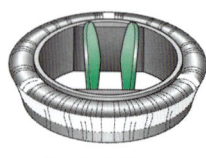

Figura 22.1 Tipos de valva mecânica cardíaca.

Bola e gaiola   Disco inclinado   Duplo folheto

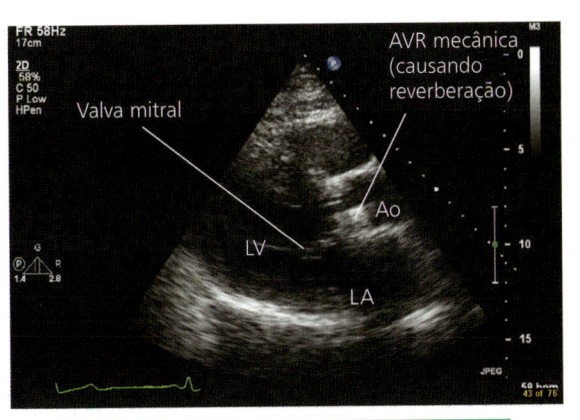

Figura 22.2 Substituição da valva mecânica aórtica normal (AVR) (Ao = aorta; LA = átrio esquerdo; LV = ventrículo esquerdo).

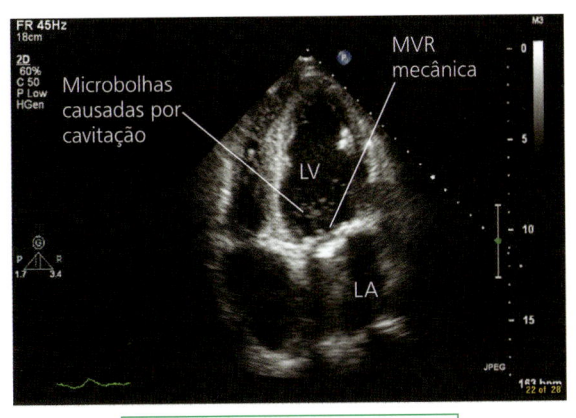

Figura 22.3 Substituição da valva mecânica mitral normal (MVR) mostrando cavitação (LA = átrio esquerdo; LV = ventrículo esquerdo).

- Existe um intervalo normal de movimento do(s) oclusor(es) da valva? O movimento do oclusor pode ser obstruído por um trombo ou *pannus* (tecido fibroso ou "cicatrizante" excessivo ao redor da valva). A obstrução na abertura do oclusor causa estenose, enquanto a obstrução na região de fechamento do oclusor causa regurgitação.
- Existem massas associadas à valva e são móveis ou imóveis? O *pannus* é uma massa imóvel, enquanto o trombo ou vegetações geralmente são móveis (mas não sempre). O *pannus* normalmente ocorre em um período superior ou igual a 5 anos após a cirurgia, embora seja encontrado em até 6 meses após a cirurgia. O trombo ou vegetações podem ocorrer em qualquer tempo. As massas na prótese valvar geralmente necessitam de uma avaliação por TOE para a caracterização completa.

Algumas vezes, bolhas muito pequenas são observadas próximas a uma valva mecânica justamente quando seu oclusor se fecha (Fig. 22.3). Estas microbolhas são causadas por cavitação do sangue pelo oclusor e consideradas um achado inofensivo.

Se a prótese valvar não puder ser visualizada adequadamente, indicar em seu relatório para que seja realizada adequadamente uma imagem alternativa.

> **TOE E AVALIAÇÃO DA VALVA MECÂNICA**
>
> A TOE pode ter um papel valioso na avaliação das valvas mecânicas, particularmente na posição mitral. A TOE fornece boa resolução do átrio esquerdo e da valva mitral e dessa forma pode fornecer informação útil sobre a função de uma prótese mecânica da valva mitral. A TOE é pouco útil para a análise de imagem das valvas mecânicas aórticas, principalmente, quando uma valva mecânica na posição mitral também está presente.

Função da valva mecânica

Fluxo direto

Como nas valvas nativas, avaliar o fluxo direto pela medida:

- Gradiente (pico e médio) – mas tomar cuidado com o problema de recuperação da pressão (ver quadro).
- Tempo de meia-pressão (para próteses mitrais).
- Área de orifício efetiva (EOA).

Para próteses de valvas aórticas, a EOA é medida utilizando-se a equação de continuidade (p. 160). Seja particularmente cuidadoso ao medir o diâmetro da via de saída do ventrículo esquerdo (LVOT) – é importante ter certeza que você está medindo o diâmetro verdadeiro da LVOT e não o diâmetro da própria prótese valvar. Ao medir a integral velocidade-tempo do fluxo na LVOT utilizando o Doppler de PW, é importante colocar o volume amostral de PW 0,5-1 cm proximal à valva (se for muito próximo da valva, pode situar-se na região de aceleração do fluxo subvalvar).

Para próteses de valvas mitrais, a EOA é também mensurada utilizando-se a equação de continuidade (p. 176), enquanto estiver presente nada mais do que a regurgitação leve na valva mitral ou aórtica. Não utilize o método de tempo de meia-pressão para estimar a EOA da prótese da valva mitral (embora o próprio tempo de meia-pressão possa ser usado para comparar o fluxo direto entre as visitas de acompanhamento).

Lembre-se que o fluxo por uma valva mecânica tende a ser muito diferente daquele observado na valva nativa. Por exemplo, o fluxo direto que passa pela valva de disco com duplo folheto consistirá em três jatos individuais. A interrogação cuidadosa por Doppler é necessária para assegurar que seja identificada a velocidade de pico.

Os intervalos normais dos parâmetros de fluxo direto da prótese valvar variam de acordo com o tipo e o tamanho da valva envolvida, e as tabelas dos valores normais podem ser obtidas tanto a partir do fabricante da prótese valvar ou referindo-se às tabelas publicadas na literatura (o artigo de Zoghbi *et al.* é particularmente útil – ver posteriormente Leitura Complementar).

A obstrução ao fluxo direto ocorre se o movimento do oclusor da valva estiver obstruído (pelo trombo, *pannus*, vegetações ou falha mecânica), de forma que o oclusor não pode abrir-se apropriadamente, ou se houver obstrução subvalvar ou supravalvar com a formação do *pannus*. Examinar a valva cuidadosamente para avaliar o movimento do oclusor, quando possível. Se a obstrução ocorrer intermitentemente, um período prolongado de interrogação pelo Doppler pode ser necessário.

As altas velocidades do fluxo direto também podem ser detectadas pela "desproporção prótese-paciente". Este termo é utilizado para descrever uma prótese valvar com funcionamento normal que possui uma área de orifício efetivo que é desproporcionalmente pequena para o tamanho corporal do paciente, levando à alta velocidade de fluxo que passa por ela (e, portanto, um gradiente elevado). As altas velocidades também ocorrem nos estados de débito cardíaco elevado (como anemia) e podem ser resultantes da medida do jato central nas valvas de duplo folheto ("artefato de jato central"). É importante distinguir entre essas causas potenciais de alta velocidade de fluxo como a seguir:

1. Calcular a **EOA indexada projetada** da prótese valvar. Isto *não* é uma análise ecocardiográfica; pelo contrário, baseia-se no *valor normal de referência* para a EOA do tipo e tamanho da valva em questão. Você precisará procurá-lo (os artigos de Pibarot e Zoghbi, listados na Leitura Complementar, são particularmente úteis). Uma vez que você conheça a EOA projetada da valva, indexá-la para a área de superfície corporal do paciente. Para uma prótese de valva aórtica, uma EOA indexada < 0,85 cm^2/m^2 sugere desproporção prótese-paciente (e ≤ 0,65 cm^2/m^2 sugere desproporção grave). Para uma prótese da valva mitral, uma EOA indexada < 1,2 cm^2/m^2 sugere desproporção prótese-paciente (e ≤ 0,9 cm^2/m^2 sugere desproporção grave).
2. Se a desproporção prótese-paciente não for totalmente responsável pela alta velocidade, realizar uma avaliação cuidadosa da estrutura e mobilidade do folheto na prótese valvar. Isto pode requerer a TOE e a cinefluoroscopia. A mobilidade anormal do folheto indica disfunção valvar, principalmente se a EOA mensurada na ecocardiografia for significativamente menor do que a esperada em relação ao valor de referência normal da valva.
3. Medir o índice de velocidade do Doppler (DVI):
   a. Para próteses aórticas, é a velocidade de fluxo do LVOT (medido com o Doppler de PW) dividida pela velocidade de fluxo da prótese aórtica (medida com o Doppler de CW). Um valor < 0,3 sugere artefato de jato central em uma valva de duplo folheto com mobilidade normal ou disfunção da valva (ou erro técnico) em uma valva sem duplo folheto.
   b. Para próteses mitrais, é a integral da velocidade-tempo de fluxo através da prótese mitral dividida pela integral da velocidade-tempo do fluxo de LVOT. Um valor > 2,2 sugere artefato de jato central em uma valva de duplo folheto com mobilidade normal ou disfunção da valva (ou erro técnico) em uma valva sem duplo folheto. A presença de regurgitação mitral oculta também pode ser responsável por esse DVI anormal e merece uma busca cuidadosa.
4. Um DVI normal é consistente com um estado de fluxo elevado, aceleração do fluxo de LVOT ou erro técnico.

> **RECUPERAÇÃO DA PRESSÃO**
> O fenômeno de recuperação da pressão é complexo, mas em essência descreve como a pressão aumenta a jusante de uma estenose por causa da conversão ("recuperação") da energia cinética em energia potencial. O resultado prático da recuperação de pressão é que os gradientes de pressão mensurados através das valvas podem parecer ilusoriamente altos, particularmente nas valvas aórticas. O fenômeno é encontrado nas valvas mecânicas e biológicas. O cálculo da área do orifício efetivo de uma prótese valvar é frequentemente mais útil do que apenas o gradiente da valva, e as medidas seriadas são particularmente úteis para identificar a estenose "verdadeira" da prótese valvar.

Fluxo regurgitante

Uma pequena quantidade de regurgitação é normal para próteses valvares mecânicas. Há um fluxo regurgitante inicial quando o oclusor se fecha, e o sangue é impulsionado para trás por ele. Então, uma vez que o oclusor seja fechado, observa-se um fluxo regurgitante adicional com a função de "lavar" a prótese e reduzir o risco de formação de trombo. Estes jatos regurgitantes normais geralmente são pequenos – a extensão e localização precisa dos jato(s) regurgitante(s) depende(m) do tipo de valva – além de serem simétricas e curtas.

A regurgitação anormal pelo orifício da prótese valvar pode ocorrer, se o oclusor não fechar adequadamente, tanto por causa da obstrução do fechamento (p. ex., pelo trombo, vegetações ou *pannus*) ou em decorrência da falha mecânica do próprio oclusor. A regurgitação por um orifício da prótese valvar é denominada **regurgitação transvalvar**. A regurgitação também pode ocorrer ao redor da valva, em razão da deiscência de parte do anel de sutura – denominada **regurgitação paravalvar**. Utilizar o Doppler colorido para examinar a localização e a extensão de qualquer regurgitação anormal e descrever o máximo possível de informação. A regurgitação das próteses mitrais pode ser difícil de ser visualizada com a ecocardiografia transtorácica, e um estudo de TOE pode ser necessário.

Avaliação ecocardiográfica das valvas biológicas

Como uma valva mecânica, as valvas biológicas contêm um anel de sutura que o cirurgião utiliza para costurar a valva na posição correta. A partir do anel de sutura, projeta-se uma estrutura consistindo em diversos suportes, comumente denominados *stents*, a que os folhetos valvares estão ligados. Estes *stents* ocupam espaço e, desse modo, causam um grau de obstrução ao fluxo sanguíneo que passa pela valva. As valvas que perdem essa estrutura de sustentação, denominadas "valvas sem suporte" (*stentless*), estão disponíveis e oferecem uma área de orifício aumentada (para a mesma dimensão total da valva), reduzindo o gradiente através da prótese valvar.

Existem três tipos de valva biológica:

- **Xenoenxertos valvares**, em que a valva é produzida a partir de uma valva porcina ou de pericárdio bovino.
- **Homoenxertos valvares**, que são valvas humanas obtidas de cadáveres.
- **Autoenxertos valvares**, em que a valva pulmonar do próprio paciente é empregada para substituir sua valva aórtica (e a própria valva pulmonar é substituída por um xenoenxerto ou homoenxerto valvar) – conhecido como procedimento de Ross.

Ao contrário das valvas mecânicas, as valvas biológicas não necessitam do uso de anticoagulantes a longo prazo. Todavia, não apresentam a durabilidade das valvas mecânicas, e observa-se uma taxa de falha significativa a partir de 8-10 anos após o implante. A falha pode ocorrer como resultado da calcificação gradual da valva, causando estenose, ou decorrente da regurgitação.

Estrutura da valva biológica

As bioproteses valvares sem suporte podem parecer semelhantes às valvas nativas na ecocardiografia. Para valvas convencionais, os *stents* podem ser bem evidentes (Figs. 22.4, 22.5) e podem causar o sombreamento do feixe de ultrassom.

Examinar a estrutura da valva biológica, fazendo as seguintes perguntas:

- A valva está bem posicionada ou parece estar se "movendo"? Como nas valvas mecânicas, uma valva biológica que se move indica a deiscência do anel de sutura, assim é preciso verificar a presença de regurgitação paravalvar associada.
- Os folhetos valvares parecem finos e móveis? Os folhetos das valvas biológicas tornam-se fibróticos e calcificados com o tempo, desenvolvendo um aspecto espessado na ecocardiografia e com mobilidade reduzida.

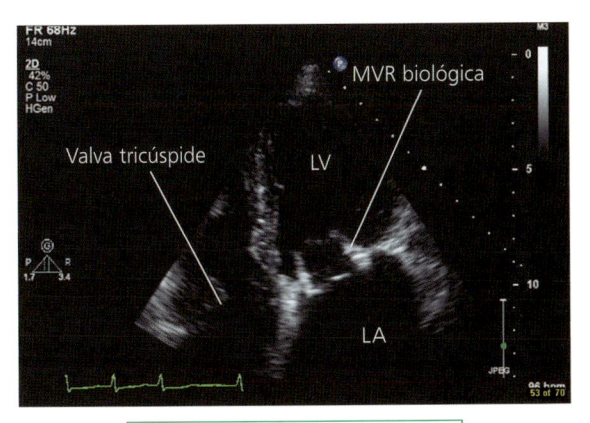

Figura 22.4 Substituição da valva biológica mitral normal (MVR) (LA = átrio esquerdo; LV = ventrículo esquerdo).

Corte	Apical de 4 câmaras
Modalidade	2D

Figura 22.5 Substituição da valva biológica mitral normal (MVR) (LA = átrio esquerdo; LV = ventrículo esquerdo).

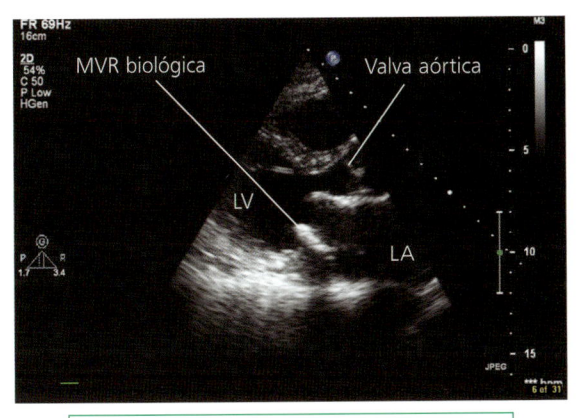

Corte	Paraesternal de eixo longitudinal
Modalidade	2D

- Existem quaisquer massas associadas à valva (*pannus*, trombo, vegetações)?
- Se a prótese valvar não puder ser visualizada adequadamente, informar em seu relatório para que possa ser providenciada outra imagem alternativa adequada.

Função da valva biológica

Fluxo direto

Como nas valvas mecânicas, as valvas biológicas possuem uma área de orifício efetiva menor do que a observada nas valvas nativas substituídas (embora em menor grau nas valvas sem suporte). Com o tempo, os folhetos da valva biológica tornam-se deformados por causa da fibrose, podendo resultar em estenose, com aumento no gradiente através da valva (e uma redução na área do orifício efetiva). Assim como nas valvas nativas, avaliar o fluxo direto pela medida:

- Gradiente (pico e médio).
- Tempo de meia-pressão (para próteses mitrais – mas não usá-lo para calcular a EOA).
- EOA (calculada utilizando a equação de continuidade).

Os intervalos normais dos parâmetros de fluxo direto da prótese valvar variam de acordo com o tipo e tamanho da valva em questão, e as tabelas dos valores normais

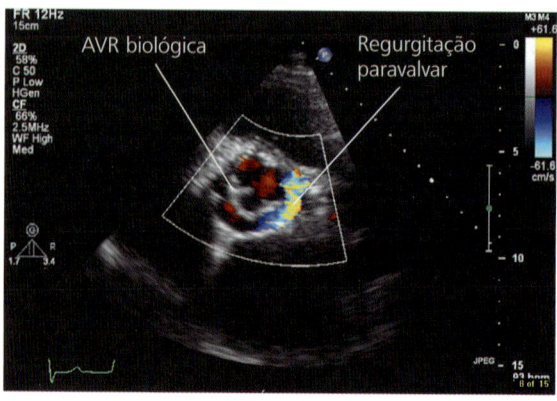

Figura 22.6 Substituição da valva biológica aórtica (AVR) com regurgitação paravalvar.

Corte	Paraesternal de eixo curto
Modalidade	Doppler colorido

podem ser obtidas pelo fabricante da prótese valvar ou a partir das tabelas publicadas na literatura (o artigo de Zoghbi *et al.* é particularmente útil – ver Leitura Complementar a seguir). A avaliação das velocidades de fluxo anormalmente elevadas é realizada, essencialmente, do mesmo modo como nas valvas mecânicas, como descritas anteriormente neste capítulo.

Fluxo regurgitante

Até metade das próteses normais de valvas biológicas possui um grau leve de regurgitação transvalvar. Esta regurgitação anormal pode ocorrer, se a valva desenvolver degeneração fibrocalcificada ou se existir uma ruptura aguda do folheto. A regurgitação paravalvar pode ocorrer ao redor da valva por causa da deiscência de parte do anel de sutura (Fig. 22.6), como visto nas valvas mecânicas. Usar a interrogação de Doppler para examinar a localização e a extensão de qualquer regurgitação anormal e descrevê-la com o máximo possível de informações.

> **RELATÓRIO MODELO**
> Há uma substituição *in situ* da valva biológica aórtica com *stent* (mencionada como uma prótese Carpentier-Edwards de 23 mm, implantada há 3 anos, no formulário de solicitação). A valva está bem posicionada. Não existem massas associadas. As cúspides valvares são finas e móveis, com um gradiente de pico de 25 mmHg (média de 13 mmHg) e uma área de orifício efetivo de 1,9 cm² (calculada com a equação de continuidade). Não se observa a regurgitação transvalvar ou paravalvar. Os achados indicam uma substituição da valva biológica aórtica com funcionamento normal.

REPARO DA VALVA

O reparo da valva mitral é, quando viável, a opção cirúrgica de escolha para a regurgitação mitral com melhores resultados a longo prazo do que a substituição da valva. A operação geralmente envolve a ressecção em cunha de tecido mitral redundante e, quando necessária, a inserção de um anel na anuloplastia para reforçar o ânulo mitral e o reparo/substituição das cordas tendíneas danificadas. Uma técnica alternativa é a, então, chamada reparo de Alfieri ou "borda a borda", em que os pontos centrais dos dois folhetos mitrais são suturados juntamente para criar uma valva mitral com duplo orifício.

Figura 22.7 Reparo da valva mitral normal (LA = átrio esquerdo; LV = ventrículo esquerdo).

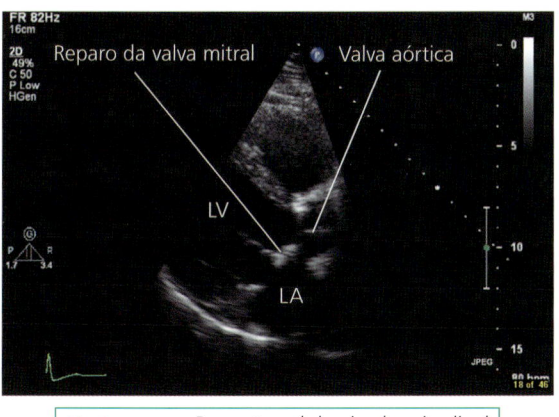

Corte	Paraesternal de eixo longitudinal
Modalidade	2D

Avaliação ecocardiográfica do reparo valvar

Ao realizar uma ecocardiografia após o reparo valvar mitral (Fig. 22.7), analisar:

- Morfologia da valva mitral, observando especialmente a mobilidade do folheto e examinando a presença de um anel da anuloplastia e/ou cordas reparadas/substituídas.
- Fluxo da valva mitral, buscando-se evidência de estenose ou regurgitação, como na valva nativa.

TÉCNICAS PERCUTÂNEAS

As técnicas percutâneas para intervenção valvar incluem valvoplastia mitral percutânea por balão (PBMV), reparo percutâneo da valva mitral e o implante percutâneo da valva aórtica (TAVI).

Valvoplastia mitral percutânea por balão

A PBMV é uma técnica em que um balão passa pelo coração via veia femoral e uma punção intencional é feita no septo interatrial para permitir acesso ao átrio esquerdo. O balão atravessa a valva mitral com estenose e é inflado para aliviar a estenose. A técnica funciona, principalmente, por uma fenda comissural e é importante avaliar a valva mitral (e particularmente as comissuras) para selecionar os pacientes, sobretudo para beneficiá-los com esse procedimento.

A avaliação ecocardiográfica da PBMV é formalizada no escore de Wilkins, que pontua a adequabilidade das valvas de acordo com quatro critérios, cada um dos quais numa escala de 1-4:

- Mobilidade do folheto (móvel = 1; imóvel = 4).
- Espessamento valvar (normal, espessura < 5 mm = 1; espessamento grave (> 8-10 mm) = 4).
- Espessamento subvalvar (espessamento mínimo = 1; espessamento de todas as estruturas cordais = 4).
- Calcificação valvar (ecocardiografias sem brilho = 1; brilho intenso = 4).

Um escore total > 8 indica uma probabilidade baixa de PBMV bem-sucedida. A avaliação completa implica uma TOE.

Uma alternativa do escore de Wilkins é o escore de calcificação das comissuras, em que cada comissura mitral (anterolateral e posteromedial) é pontuada de acordo com o grau de calcificação observado no corte de eixo curto. Um escore de 0 é dado para calcificação ausente, 1 para cálcio presente em metade de uma comissura e 2 para cálcio presente em toda a comissura. O escore para duas comissuras é adicionado em conjunto para dar um escore total de 0-4. Um escore ≥ 2 indica menos de 50% de probabilidade de alcançar um bom resultado hemodinâmico após a PBMV.

Pacientes que não podem realizar a PBMV incluem aqueles com:

- Regurgitação mitral significativa.
- Calcificação comissural bilateral.
- Trombo no septo interatrial, projetando-se na cavidade atrial ou obstruindo o orifício mitral.

A presença de calcificação comissural unilateral ou trombo no apêndice atrial esquerdo é uma contraindicação relativa para PBMV.

Após a PBMV avaliar a valva mitral cuidadosamente para qualquer estenose residual ou para o desenvolvimento de regurgitação e também em qualquer defeito residual no septo atrial. Notar que o tempo de meia-pressão da valva mitral *não* é uma forma confiável para avaliar a estenose mitral nas 72 h após a PBMV. Durante este período a melhora no fluxo transmitral após o procedimento causa um aumento na complacência atrial esquerda (e uma diminuição na ventricular esquerda), que afeta as medidas do tempo de meia-pressão. Uma vez que a complacência da câmara esteja estabilizada após as 72 h, o tempo de meia-pressão pode ser utilizado mais uma vez.

Reparo percutâneo da valva mitral

Inúmeras técnicas percutâneas foram desenvolvidas para o reparo da valva mitral na regurgitação mitral, mas uma comumente utilizada é o procedimento MitraClip™. Esse procedimento emprega um dispositivo com "clipe" (que alcança a valva mitral via circulação venosa e uma punção transeptal) para ancorar os escalopes A2 e P2 dos folhetos mitrais anterior e posterior juntamente, assim criando uma valva mitral com "orifício duplo".

Durante um procedimento MitraClip™, a orientação pela TOE é utilizada para auxiliar no posicionamento correto do dispositivo. Após o procedimento, a extensão de qualquer regurgitação mitral residual é avaliada. Isto pode revelar-se desafiador, quando a presença de uma valva mitral de duplo orifício significa que muitas das técnicas quantitativas que são normalmente utilizadas para avaliar a gravidade da regurgitação mitral não podem ser confiavelmente aplicadas. A estimativa semiquantitativa das dimensões de jato pelo Doppler colorido frequentemente é utilizada como alternativa, e a ecocardiografia 3D pode ser particularmente útil.

Implante percutâneo da valva aórtica (TAVI)

Por muitos anos, a valvoplastia por balão tem sido disponível para tratar a estenose aórtica em pacientes para os quais a cirurgia convencional é contraindicada. Mais recentemente, houve crescente interesse em novas técnicas não apenas para dilatar uma valva aórtica com estenose, mas também para substituir a valva aórtica por uma abordagem percutânea, particularmente em pacientes idosos com estenose aórtica que apresentam múltiplas comorbidades e para os quais a cirurgia convencional da valva aórtica representar um grande risco. O TAVI pode ser realizado tanto pela via da artéria femoral (abordagem transluminal) ou por punção direta no ápice ventricular esquerdo (abordagem transapical). Um balão é colocado pela valva aórtica com estenose e inflado para dilatá-la. Uma valva substituída, que é montada dentro de um *stent*, é, então, implantada, utilizando tanto um balão ou um sistema autoexpansor.

Após o TAVI, a ecocardiografia é importante para analisar a função da prótese valvar aórtica e verificar qualquer complicação do procedimento (como efusão pericárdica/tamponamento cardíaco). A regurgitação paravalvar aórtica é relativamente comum após o TAVI, sendo relatada em 30-80% dos casos. Ao calcular a EOA de uma valva no TAVI, é particularmente importante assegurar que o fluxo de LVOT seja mensurado empregando-se o Doppler de PW com o volume de amostragem posicionado na LVOT *proximal* ao *stent* da valva – se mensurado dentro do *stent*, a EOA da valva será superestimada.

Leitura complementar

Bloomfield P. Choice of heart valve prosthesis. *Heart* 2002;**87**:583–89.

Monin JL. Prosthesis–patient mismatch: myth or reality? *Heart* 2009;**95**:948–52.

Pflederer T, Flachskampf FA. Echocardiographic follow-up after heart valve replacement. *Heart* 2010;**96**:75–85.

Pibarot P, Dumesnil JG. Doppler echocardiographic evaluation of prosthetic valve function. *Heart* 2012;**98**:69–78.

Zamorano JL, Badano LP, Bruce C, et al. EAE/ASE recommendations for the use of echocardiography in new transcatheter interventions for valvular heart disease. *Eur J Echocardiogr* 2011;**12**:557–84.

Zoghbi WA, Chambers JB, Dumesnil JG, et al. recommendations for evaluation of prosthetic valves with echocardiography and Doppler ultrasound. *J Am Soc Echocardiogr* 2009;**22**:975–1014.

CAPÍTULO 23

Endocardite

A endocardite refere-se à inflamação do endocárdio, a camada interna do coração (incluindo as valvas cardíacas). A endocardite pode ser:

- Infecciosa (p. ex., bacteriana, fúngica).
- Não infecciosa (p. ex., endocardite de Libman-Sacks no lúpus eritematoso sistêmico).

A lesão característica na endocardite é a vegetação, uma massa de material inflamatório que pode incluir fibrina, plaquetas, glóbulos vermelhos e brancos e (quando presentes) microrganismos.

ENDOCARDITE INFECCIOSA

No passado, a endocardite infecciosa era classificada como aguda ou subaguda ("SBE", endocardite bacteriana subaguda), mas esta terminologia está desatualizada e não deve ser mais utilizada. Embora a endocardite infecciosa seja rara (menos de 10 casos por 100.000 indivíduos na população anualmente), trata-se, no entanto, de uma condição séria e perigosa, com uma mortalidade de, aproximadamente, 20% mesmo com o tratamento.

A endocardite infecciosa inicia-se com organismos alcançando o endocárdio por meio da bacteriemia ou diretamente por via cirúrgica ou colocação de dispositivo. Os organismos aderem no endocárdio e quando invadem os tecidos locais, a vegetação começa a se formar. Se não tratada, causam destruição do tecido local (p. ex., regurgitação valvar) e também podem acarretar a formação de abscesso e/ou fístula.

O organismo mais comum como causa de endocardite é o *Staphylococcus aureus*; outros organismos frequentemente encontrados estão listados na Tabela 23.1.

Aspectos clínicos de endocardite infecciosa

Os aspectos clínicos da endocardite infecciosa (Tabela 23.2) podem ser sutis e algumas vezes estarão presentes por várias semanas, assim um alto índice de suspeita é necessário para evitar a falta de diagnóstico. Esteja particularmente alerta quanto à possibilidade de endocardite infecciosa em indivíduos em risco (ver anteriormente) e/ou naqueles com história de procedimentos invasivos ou uso de drogas intravenosas.

Os critérios de Duke (ou Duke modificado) podem ser úteis nos casos de incerteza no diagnóstico (Durack *et al.*, 1994).

As hemoculturas são a base do diagnóstico, e pelo menos três conjuntos de hemoculturas devem ser coletados de diferentes sítios em tempos distintos. Sempre realizar um estudo ecocardiográfico em qualquer paciente com hemocultura positiva para *Staphylococcus aureus* ou *Candida*, em vista da probabilidade de endocardite infecciosa por esses organismos e as consequências particularmente graves resultantes. As hemoculturas podem ser negativas, mesmo na presença de endocardite infecciosa, por causa do tratamento prévio com antibióticos ou a presença de organismos fastidiosos (difíceis de cultivar).

Tabela 23.1 Causas comuns de endocardite infecciosa

Bacteriana	*Staphylococcus aureus*
	Streptococcus viridans
	Streptococcus intermedius
	Pseudomonas aeruginosa
	Organismos HACEK
	Bartonella
	Coxiella burnetii
Fúngicas	*Candida*
	Aspergillus
	Histoplasma

Tabela 23.2 Aspectos clínicos da endocardite infecciosa

Sintomas	Sinais
Febre	Febre
Fadiga	Sopro no coração
Anorexia	Hemorragias de Splinter
Perda de peso	Lesões de Janeway
Sintomas semelhantes à gripe	Nódulos de Osler
	Manchas de Roth
	Embolias periféricas

A ecocardiografia tem um papel valioso na identificação:

- Presença de vegetações.
- Destruição valvar.
- Abscesso, fístula ou perfuração associada.

Os "principais" critérios ecocardiográficos que auxiliam no diagnóstico de endocardite infecciosa são a presença de estruturas oscilantes (vegetações), a presença de um abscesso, nova regurgitação valvar e deiscência de uma prótese valvar.

A ecocardiografia transtorácica (TTE) pode, na melhor das hipóteses, detectar vegetações até um tamanho mínimo de 2 mm (e é conhecida por não visualizar a maioria das vegetações < 5 mm). A qualidade superior da imagem na ecocardiografia transesofágica (TOE) torna esta técnica mais sensível e específica do que a TTE, particularmente nos casos de endocardite de próteses valvares e na detecção de abscessos. A TTE tem uma sensibilidade geral para detecção de vegetações de ≈50%, enquanto a sensibilidade de TOE é ≥ 90%.

A TTE é uma investigação por imagem de primeira linha adequada em caso de suspeita de endocardite infecciosa e de preferência é realizada em 24 h, mas considerar a TOE em casos cuja TTE é negativa ou inconclusiva (particularmente se a suspeita clínica de endocardite infecciosa for alta) ou quando houver suspeita de endocardite na prótese valvar, endocardite do coração direito ou um abscesso cardíaco. De fato, a TOE deve ser considerada na maioria dos adultos com endocardite infecciosa suspeita, mesmo quando a TTE é positiva. Entretanto, se uma TTE de boa qualidade for negativa, e a suspeita clínica for baixa, então geralmente não é necessário realizar uma TOE.

Quando a suspeita clínica é alta, mas uma análise inicial é negativa, uma repetição de TTE/TOE em 7-10 dias é apropriada. É importante notar que um ecocardiograma negativo (mesmo na TOE) *não* descarta um diagnóstico de endocardite infecciosa e é prudente incluir um comentário para esse efeito, quando apropriado, em seu relatório de ecocardiografia.

> **VEGETAÇÕES E LESÕES DE JATO**
> As vegetações ocorrem comumente em valvas cardíacas. Todavia, podem ocorrer também em qualquer lugar onde um jato de fluxo sanguíneo de alta velocidade ("lesão de jato") ocorre entre uma câmara de alta pressão e baixa pressão, afetando o endocárdio e potencialmente resultando em lesão endotelial e estabelecendo um foco de infecção. Exemplos incluem jatos de alta velocidade encontrados em um defeito septal ventricular (VSD) ou em um ducto arterioso persistente (PDA).

Avaliação ecocardiográfica da endocardite infecciosa

Realizar um estudo ecocardiográfico completo e anotar quaisquer anormalidades estruturais que predispõem à endocardite infecciosa. De acordo com o National Institute for Health and Clinical Excellence (2008), pacientes em risco de desenvolverem endocardite infecciosa incluem aqueles com:

- Doença valvar adquirida, incluindo estenose ou regurgitação.
- Substituição de valva.
- Cardiopatia congênita estrutural, incluindo condições de correção cirúrgica ou paliativas (exceto defeito do septo atrial isolado e VSD ou PDA totalmente reparado, e dispositivos de fechamento endotelizados).
- Cardiomiopatia hipertrófica.
- Endocardite infecciosa prévia.

Procurar cuidadosamente por quaisquer aspectos da endocardite infecciosa:

- Vegetações.
- Destruição valvar.
- Abscesso.
- Fístula.

Vegetações

O aspecto característico de uma vegetação na ecocardiografia é de uma massa ecogênica, de forma irregular, ligada ao lado "montante" de um folheto valvar (p. ex., o lado atrial no caso das valvas mitral e tricúspide, o lado ventricular das valvas aórtica e pulmonar). As vegetações podem estar ligadas a qualquer parte da valva, mas com mais frequência na linha de coaptação. As vegetações se movem com o folheto, mas de uma forma mais caótica ("oscilante"). É comum observar a vegetação com prolapso através da valva quando ocorre sua abertura.

As vegetações variam em tamanho, frequentemente com poucos mm de diâmetro, mas algumas vezes atingindo 2-3 cm. As vegetações resultantes de infecções fúngicas (p. ex., *Candida*, *Aspergillus*) geralmente são muito maiores do que as vegetações bacterianas e podem ser tão grandes que são confundidas com um tumor cardíaco. A endocardite fúngica é rara e provavelmente ocorre com mais frequência em pacientes imunossuprimidos.

Por ordem de frequência decrescente, as valvas afetadas pela endocardite infecciosa são a mitral (Fig. 23.1), aórtica, tricúspide e pulmonar. Mais do que uma valva

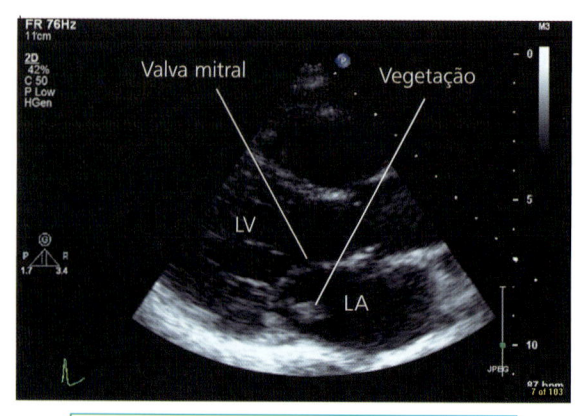

Figura 23.1 Vegetação na valva mitral (LA = átrio esquerdo; LV = ventrículo esquerdo).

Corte	Paraesternal de eixo longitudinal
Modalidade	2D

pode ser afetada. A endocardite do coração direito é mais comum em pacientes que são usuários de drogas intravenosas e podem ocorrer também em associação aos dispositivos localizados no lado direito, como eletrodos de marca-passo.

Se as vegetações estiverem presentes, descrever:

- Localização (qual ou quais valvas e quais partes da valva são afetadas).
- Mobilidade (p. ex., imóvel, oscilante).
- Tamanho.

Como a endocardite infecciosa geralmente ocorre em uma valva que já está anormal, você deve descrever também qualquer doença valvar subjacente, assim como procurar por qualquer evidência de que a infecção está causando a destruição valvar (ver a seguir).

> **ARMADILHAS NA AVALIAÇÃO ECOCARDIOGRÁFICA DAS VEGETAÇÕES**
>
> A endocardite infecciosa ocorre comumente na valva cardíaca que já se encontra anormal, e uma anormalidade preexistente (p. ex., doença mixomatosa da valva mitral, espessamento nodular da cúspide aórtica) pode ser confundida com as vegetações ou pode dificultar ainda mais o reconhecimento de vegetações existentes. Os pacientes que permanecem com vegetações estéreis após um episódio de endocardite tratada previamente podem representar um difícil desafio diagnóstico.
>
> Os tumores cardíacos e trombos podem ser confundidos também com vegetações (e vice-versa). As estruturas benignas que podem ser confundidas com vegetações incluem as excrescências de Lambl e a valva de Eustáquio (ver Capítulo 27). Lembrar-se também que nem todas as vegetações são naturalmente infecciosas (p. 237).

Destruição valvar

A endocardite infecciosa pode causar destruição valvar, levando à regurgitação tanto pela distorção do fechamento normal da valva ou pela perfuração de um folheto da valva (Fig. 23.2). Avaliar e descrever a regurgitação valvar como na regurgitação nativa, conforme descrita nos Capítulos 19-21. A estenose valvar como resultado da endocardite infecciosa é muito mais rara e geralmente resulta da obstrução do orifício da valva por uma vegetação extensa.

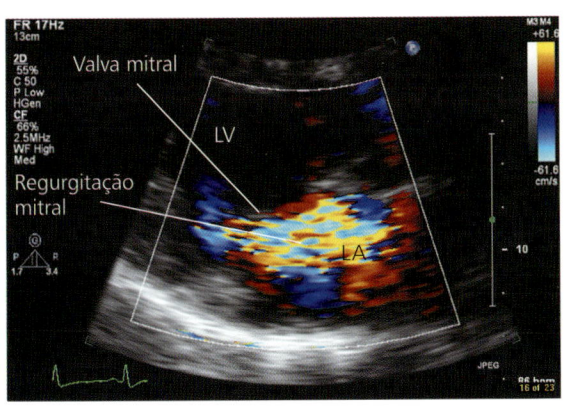

Corte	Paraesternal de eixo longitudinal
Modalidade	Doppler colorido

Figura 23.2 Regurgitação mitral resultante de endocardite infecciosa (LA = átrio esquerdo; LV = ventrículo esquerdo).

> **ENDOCARDITE EM PRÓTESE VALVAR**
>
> A endocardite infecciosa afeta 1-3% dos pacientes com próteses valvares. A endocardite em prótese valvar pode ser um desafio diagnóstico, particularmente na TTE. A imagem da valva em si é frequentemente subótima por causa do sombreamento e reverberação do sinal ecocardiográfico pela prótese. Além disso, as infecções da prótese valvar normalmente ocorrem no anel de sutura mais do que nos folhetos, tornando mais difícil identificar quaisquer vegetações. Procurar cuidadosamente por sinais de deiscência ("abertura dividida") do anel de sutura ao redor da valva, permitindo o fluxo sanguíneo regurgitante ao redor da prótese valvar (regurgitação paravalvar).
>
> Portanto, um estudo ecocardiográfico geralmente é adequado no intuito de obter melhor resolução da prótese e de quaisquer anormalidades associadas. A endocardite em prótese valvar é difícil de ser tratada apenas com antibióticos, e a repetição precoce da cirurgia geralmente é necessária, principalmente nos primeiros 12 meses após o primeiro implante de valva.

Abscesso

Uma infecção valvar pode disseminar-se para envolver tecidos circundantes, particularmente na endocardite da prótese valvar. Na ecocardiografia, um abscesso aparece como uma área ecolucente ou ecodensa no ânulo da valva ou em tecidos circundantes. A TOE tem uma sensibilidade muito maior para a detecção de abscessos perivalvares do que a TTE.

Os abscessos ocorrem com mais frequência ao redor da valva aórtica do que da valva mitral, embora um abscesso na raiz aórtica possa algumas vezes afetar o folheto da valva mitral anterior. Um abscesso na valva mitral tipicamente afeta o ânulo posterior, aparecendo na ecocardiografia como uma região espessada e ecodensa.

Se um abscesso estiver presente, descrever:

- Localização (qual valva é afetada e onde o abscesso se encontra em relação à valva).
- Tamanho.

Fístula

Um abscesso na raiz aórtica (ou pseudoaneurisma) pode romper-se em uma câmara contígua (geralmente o ventrículo direito, mas algumas vezes um dos átrios) para formar uma comunicação anormal ou fístula. As fístulas podem ser múltiplas.

Uma fístula pode ser demonstrada utilizando o Doppler colorido e o Doppler de onda contínua (CW) para mostrar o fluxo anormal com origem na raiz aórtica e fluindo através da fístula. Descrever onde a fístula surge e quais câmaras que essa fístula se conecta. Descrever também seus efeitos hemodinâmicos, como a consequente dilatação e/ou disfunção da câmara.

> **RELATÓRIO MODELO**
> As cúspides da valva aórtica apresentam espessamento com mobilidade levemente reduzida e observa-se a estenose aórtica leve (gradiente de pico de 24 mmHg). Há um nódulo ecogênico móvel "oscilante", medindo 7 mm de diâmetro, ligado à superfície ventricular da cúspide coronária direita. Observa-se regurgitação aórtica moderada no ventrículo esquerdo não dilatado, com boa função sistólica. Não há evidência de formação de abscesso ou fístula. As características são compatíveis com uma vegetação na valva aórtica.

Manejo da endocardite infecciosa

O tratamento da endocardite infecciosa geralmente requer um curso prolongado de antibióticos (4-6 semanas), escolhido quando possível, de acordo com as sensibilidades do agente etiológico ao antibiótico. A cirurgia cardíaca é necessária em aproximadamente metade dos pacientes com endocardite infecciosa. Idealmente, em pacientes estáveis, a cirurgia deve ser realizada apenas quando a infecção é tratada com sucesso pelo uso de antibióticos para minimizar o risco de infecção recorrente. Entretanto, nem sempre é possível retardar a cirurgia, se os pacientes forem instáveis ou em alto risco de complicações (p. ex., embolização). Considerar a cirurgia precoce para:

- Instabilidade hemodinâmica/insuficiência cardíaca como resultado de regurgitação mitral ou aórtica aguda ou obstrução da valva.
- Infecção persistente (febre e bacteriemia apesar do tratamento com antibióticos apropriados por 7-10 dias).
- Desenvolvimento de um abscesso perivalvar, falso aneurisma ou fístula.
- Endocardite infecciosa em uma prótese valvar.
- Infecções fúngicas.
- Dificuldades no tratamento de infecções por microrganismos (p. ex., *Brucella*).
- Alto risco de embolia:
  - Embolias recorrentes apesar do uso de antibióticos apropriados.
  - Vegetação extensa (> 10 mm) e um único evento de embolia.
  - Vegetação móvel bastante extensa (> 15 mm).

Ecocardiografia de acompanhamento

Com o tratamento efetivo da endocardite infecciosa, as vegetações podem diminuir gradualmente e tornarem-se menos móveis. O desaparecimento repentino de uma vegetação entre as avaliações gera uma suspeita de que a vegetação rompeu-se e houve embolização em outro lugar.

Realizar uma TTE atualizada se houver uma resposta subótima ao tratamento ou se as complicações forem suspeitas; além disso, um estudo de TTE também deve ser realizado após o término do tratamento antimicrobiano para avaliar a estrutura e funções cardíaca e valvar. No entanto, na ausência de quaisquer preocupações clínicas, não é necessário realizar estudos ecocardiográficos de "monitoramento" de rotina durante o curso do tratamento antimicrobiano.

Mesmo quando um episódio de endocardite infecciosa seja totalmente tratado, as vegetações (estéreis) podem permanecer visíveis na ecocardiografia. Isto pode tornar o diagnóstico de infecção reincidente desafiador em pacientes que sofreram um episódio prévio de endocardite – a evidência clínica de infecção ativa, particularmente com as hemoculturas, é a chave para o diagnóstico em tais casos.

Prevenção de endocardite infecciosa

Pacientes em risco de endocardite infecciosa (ver posteriormente) devem receber orientações sobre boa higiene oral e como reconhecer os sintomas de endocardite infecciosa e também informação sobre riscos de procedimentos invasivos, mas a profilaxia com antibióticos já não é mais recomendada rotineiramente.

ENDOCARDITE NÃO INFECCIOSA

Nem todas as vegetações ocorrem como resultado de infecção, um fato que enfatiza a importância de considerar a história clínica do paciente (e, em particular, os resultados das hemoculturas) ao realizar um diagnóstico de endocardite infecciosa (*versus* não infecciosa).

A endocardite não infecciosa também é denominada endocardite trombótica não infecciosa (NBTE) ou, historicamente, endocardite marântica. As vegetações que ocorrem são estéreis e são compostas principalmente de fibrina e plaquetas. A endocardite não infecciosa pode resultar de:

- Trauma nos folhetos das valvas (p. ex., de um cateter intracardíaco).
- Imunocomplexos circulantes.
- Vasculite.
- Hipercoagulabilidade.
- Adenocarcinomas produtores de mucina.

A endocardite não infecciosa que ocorre no lúpus eritematoso sistêmico é denominada endocardite de Libman-Sacks (também conhecida como endocardite "verrucosa"), e, nessa condição, as vegetações principalmente consistem em imunocomplexos e células mononucleares. As valvas mitral e aórtica são comumente afetadas, embora qualquer parte do endocárdio possa estar envolvida. As vegetações são geralmente pequenas, irregulares e imóveis (comparadas às vegetações na endocardite infecciosa). A endocardite de Libman-Sacks geralmente é assintomática, mas pode apresentar regurgitação valvar ou, menos comumente, estenose. Há também um risco de embolização, embora isto seja incomum.

Leitura complementar

Beynon RP, Bahl VK, Prendergast BD. Infective endocarditis. *BMJ* 2006;**333**:334–39.

Durack DT, Lukes AS, Bright DK. New criteria for diagnosis of infective endocarditis: utilization of specific echocardiographic findings. Duke Endocarditis Service. *Am J Med* 1994;**96**:200–9.

Gould FK, Denning DW, Elliott TSJ, et al. Guidelines for the diagnosis and antibiotic treatment of endocarditis in adults: a report of the Working Party of the British Society for Antimicrobial Chemotherapy. *J Antimicrob Chemother* 2012;**67**:269–89.

Habib G, Badano L, Tribouilloy C, et al. Recommendations for the practice of echocardiography in infective endocarditis. *Eur J Echocardiogr* 2010;**11**:202–19.

National Institute for Health and Clinical Excellence. *Prophylaxis against infective endocarditis*. NICE clinical guideline 64, 2008. Available at: www.nice.org.uk/CG064 (accessed 10 July 2012).

The Task Force on the Prevention, Diagnosis, and treatment of Infective Endocarditis of the European Society of Cardiology (ESC). Guidelines on the prevention, diagnosis, and treatment of infective endocarditis (new version 2009). *Eur Heart J* 2009;**30**:2369–413.

CAPÍTULO 24

Cardiomiopatias

CLASSIFICAÇÃO DAS CARDIOMIOPATIAS

Em 1995, o esquema de classificação das cardiomiopatias foi proposto pela World Health Organization (WHO). Esse esquema definiu as cardiomiopatias como "doenças do miocárdio associadas à disfunção cardíaca" e foram categorizadas como a seguir:

- Cardiomiopatia dilatada (DCM).
- Cardiomiopatia hipertrófica (HCM).
- Cardiomiopatia restritiva.
- Cardiomiopatia arritmogênica do ventrículo direito (RV).
- Cardiomiopatias não classificadas (p. ex., não compactação isolada do ventrículo).

A classificação da WHO também reconheceu um grupo sobreposto de cardiomiopatias "específicas", em que um caso particular de cardiomiopatia deve ser atribuído a uma etiologia específica subjacente. Exemplos incluem:

- Cardiomiopatia isquêmica.
- Cardiomiopatia valvar.
- Cardiomiopatia hipertensiva.
- Cardiomiopatia metabólica.
- Cardiomiopatia periparto (Capítulo 29).

O advento da genética molecular tem fornecido novas abordagens sobre a fisiopatologia das cardiomiopatias, e, em alguns aspectos, a classificação da WHO está um pouco desatualizada. Em 2006, a American Heart Association (AHA) propôs novo esquema em que as cardiomiopatias são definidas como: "grupo heterogêneo de doenças do miocárdio associadas à disfunção mecânica e/ou elétrica que geralmente (mas não invariavelmente) exibem hipertrofia ou dilatação ventricular inadequada e são ocasionadas por uma variedade de causas que frequentemente são genéticas. As cardiomiopatias são tanto confinadas ao coração ou são parte de distúrbios sistêmicos generalizados, frequentemente conduzindo à morte cardiovascular ou incapacidade relacionada com a insuficiência cardíaca".

De acordo com a classificação da AHA, as cardiomiopatias podem ser classificadas como primárias (principalmente ou apenas afetando o coração) ou secundárias (onde a cardiomiopatia é parte de um distúrbio multissistêmico mais amplo):

- Cardiomiopatias primárias:
  - Genéticas (p. ex., HCM, cardiomiopatia arritmogênica do RV, não compactação isolada do ventrículo).
  - Adquiridas (p. ex., pós-miocardite, relacionadas com o estresse, periparto, induzidas por taquicardia).
  - Mistas (p. ex., DCM, cardiomiopatia restritiva).

- Cardiomiopatias secundárias:
  - Infiltrativas (p. ex., amiloidose).
  - De depósito (p. ex., hemocromatose, doença de Fabry).
  - Por toxicidade (p. ex., drogas).
  - Do endomiocárdio (p. ex., fibrose endomiocárdica).
  - Inflamatórias (p. ex., sarcoidose).
  - Endócrinas (p. ex., diabetes melito, acromegalia).
  - Cardiofaciais (p. ex., síndrome de Noonan).
  - Neuromusculares/neurológicas (p. ex., ataxia de Friedreich).
  - Por deficiências nutricionais (p. ex., beribéri, escorbuto).
  - Autoimunes/colágeno (p. ex., lúpus eritematoso sistêmico).
  - Por desequilíbrio eletrolítico.
  - Como consequência da terapia para o câncer (p. ex., antraciclinas).

A avaliação ecocardiográfica de qualquer cardiomiopatia requer um estudo detalhado com particular ênfase na morfologia, dimensões e função da câmara (incluindo funções sistólica e diastólica ventriculares), como descrito nos Capítulos 15-18 e 21, juntamente com uma avaliação completa da função valvar. Além disso, você precisará procurar por aspectos específicos relativos à cardiomiopatia em questão. Este capítulo descreve os aspectos-chave das cardiomiopatias mais prováveis de serem encontradas na prática clínica diária.

CARDIOMIOPATIA DILATADA

A DCM é caracterizada pela dilatação e deficiência sistólica do ventrículo esquerdo (LV), geralmente acompanhada pela dilatação do RV e dos átrios. A DCM pode resultar de várias condições, incluindo:

- Miocardite.
- Álcool.
- Taquicardia prolongada (cardiomiopatia induzida por taquicardia).
- Gravidez (cardiomiopatia periparto).

A DCM familiar também é reconhecida, definida pela presença de DCM em dois ou mais indivíduos na mesma família. A DCM é também observada nas doenças ligadas ao cromossomo X, como as distrofias musculares de Becker e de Duchenne. A DCM sem uma causa identificável é denominada DCM idiopática. A dilatação do LV e a deficiência secundária à cardiopatia hipertensiva, isquêmica ou valvar geralmente não é classificada como DCM.

Achados ecocardiográficos

A avaliação ecocardiográfica da DCM inclui uma avaliação abrangente de:

- Dimensões e função do LV (Capítulos 15-17).
- Dimensões e função do RV (Capítulo 21).
- Dimensões do átrio esquerdo (LA) (Capítulo 18).
- Dimensões do átrio direito (Capítulo 21).
- Função valvar (Capítulos 19-21).

Exemplos de DCM são apresentados nas Figuras 24.1 e 24.2. O estudo ecocardiográfico geralmente não pode identificar a etiologia da DCM.

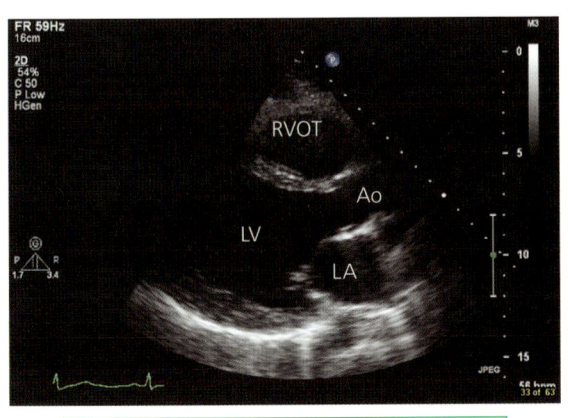

Corte	Paraesternal de eixo longitudinal
Modalidade	2D

Figura 24.1 Cardiomiopatia dilatada (Ao = aorta; LA = átrio esquerdo; LV = ventrículo esquerdo; RVOT = via de saída do ventrículo direito).

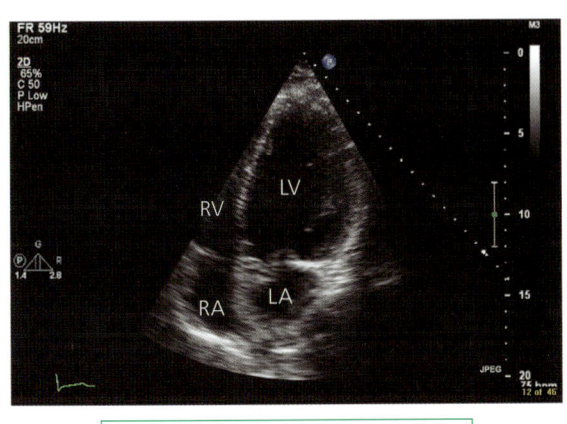

Corte	Apical de 4 câmaras
Modalidade	2D

Figura 24.2 Cardiomiopatia dilatada (LA = átrio esquerdo; LV = ventrículo esquerdo; RA = átrio direito; RV = ventrículo direito).

CARDIOMIOPATIA POR BALONAMENTO APICAL

Uma forma rara de cardiomiopatia, primeiramente descrita no Japão, é o balonamento apical ou cardiomiopatia induzida por estresse. Também é conhecida como cardiomiopatia de takotsubo ("armadilha para capturar polvo"), denominada após ser observada a forma característica do LV nessa condição. Esta cardiomiopatia é comumente observada em mulheres na pós-menopausa e é induzida por estresse clínico ou emocional extremo, que causa um balonamento do ápice do LV. Os pacientes apresentam dor torácica e/ou insuficiência cardíaca com alterações no ECG sugestivas de um infarto miocárdico anterior (mas na ausência de doença arterial coronariana). Na maioria dos casos, a função do LV recupera-se em 2 meses da manifestação do episódio.

CARDIOMIOPATIA HIPERTRÓFICA

A HCM é uma condição autossômica dominante que afeta uma em 500 pessoas na população e é uma causa comum de morte cardíaca súbita, particularmente em jovens. A hipertrofia do LV na HCM geralmente é (mas não sempre) assimétrica e a função sistólica está preservada, mas a função diastólica encontra-se prejudicada.

Se a hipertrofia estiver localizada na via de saída do LV (LVOT), pode obstruir o fluxo de sangue do LV para a aorta – denominada cardiomiopatia hipertrófica *obstrutiva* (HOCM). Outro padrão comum é a hipertrofia apical, que fornece à cavidade do LV um aspecto característico de "ás de espadas".

A ecocardiografia transtorácica é parte da avaliação inicial de todos os pacientes com suspeita de HCM e deve ser repetida em pacientes clinicamente estáveis a cada 1-2 anos para avaliar a hipertrofia do LV, a função do LV e qualquer obstrução dinâmica. Com a alteração no estado clínico, deve-se solicitar que estudo ecocardiográfico de acompanhamento seja realizado precocemente.

A ecocardiografia também deve ser incluída na avaliação dos membros da família. O exame é recomendado para todos os parentes de primeiro grau de um paciente com HCM.

Aspectos ecocardiográficos

Na HCM, observa-se a hipertrofia do LV na ausência de uma condição de base, como hipertensão, estenose aórtica ou coarctação aórtica. Em uma avaliação ecocardiográfica de HCM, procurar os seguintes aspectos:

- Hipertrofia do LV, que geralmente é assimétrica (mas algumas vezes é concêntrica).
- Funções sistólica e diastólica do LV (Capítulos 15-17).
- Evidência de obstrução (subaórtica, medioventricular).
- Movimento sistólico anterior do folheto anterior da valva mitral.
- Regurgitação mitral.

Morfologia do LV

Na HCM, o LV não está dilatado; de fato, a cavidade do LV geralmente é pequena. Avaliar a morfologia e as dimensões do LV buscando-se, em particular, por evidências de hipertrofia assimétrica (Fig. 24.3). Se a hipertrofia estiver presente, examinar sua distribuição cuidadosamente, utilizando múltiplos planos do LV – cortes de eixo curto em vários níveis são particularmente úteis. Descrever a localização da hipertrofia (p. ex., apical, LVOT) e sua gravidade (leve/moderada/grave).

Medir as dimensões do LV, relatando não apenas a espessura da parede na região com hipertrofia, mas também compará-la à espessura da parede em regiões normais.

Figura 24.3 Hipertrofia septal assimétrica na cardiomiopatia hipertrófica (Ao = aorta; LA = átrio esquerdo; LV = ventrículo esquerdo; RVOT = via de saída do ventrículo direito).

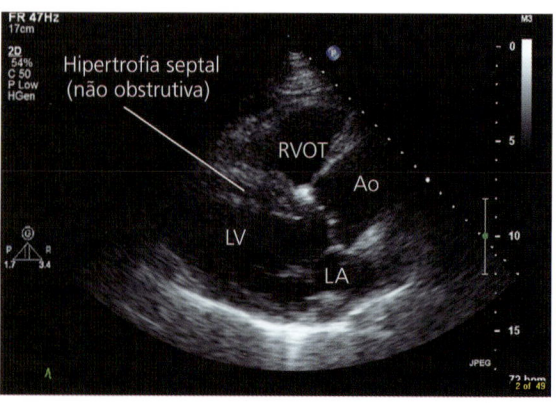

Corte	Paraesternal de eixo longitudinal
Modalidade	2D

Por exemplo, em casos de hipertrofia septal assimétrica, calcular a proporção entre a espessura das paredes septal e posterior, quando mensurada no corte paraesternal de eixo longitudinal. A hipertrofia assimétrica é definida por uma proporção de parede ventricular septal para posterior ≥ 1,5:1.

Medir a espessura da parede:

- Do septo e da parede posterior do LV no corte paraesternal de eixo longitudinal.
- Do LV basal, em quatro pontos (as posições "3, 6, 9 e 12 horas") no corte paraesternal de eixo curto.
- Do LV médio, em quatro pontos (as posições "3, 6, 9 e 12 horas") no corte paraesternal de eixo curto.
- Do LV apical, em dois pontos (as posições "6 e 12 horas") no corte paraesternal de eixo curto.

Historicamente, acreditava-se que uma espessura da parede do LV ≥ 15 mm indicasse HCM. Todavia, estudos genéticos mais recentes demonstraram que a HCM pode causar graus mais leves de hipertrofia. A hipertrofia grave (uma espessura de parede ≥ 30 mm) é um fator de risco para a morte cardíaca súbita.

Avaliar as funções sistólica e diastólica do LV como descritas nos Capítulos 15-17. Analisar as dimensões do LA, que geralmente estão aumentadas e também medir a espessura da parede do RV (nos cortes paraesternais de eixo longitudinal e eixo curto modificado ou, se necessário, no corte apical de 4 câmaras modificado). A hipertrofia do RV está presente, se a espessura da parede do RV for > 5 mm. Avaliar o influxo do RV e o fluxo na via de saída do RV (RVOT) para procurar evidência de obstrução do RVOT.

Obstrução do fluxo

Avaliar o fluxo no LV, procurando por qualquer evidência de obstrução (aumento da velocidade de fluxo). A obstrução é na maioria das vezes subaórtica, em razão do movimento sistólico anterior dos folhetos da valva mitral (ver a seguir), causando a obstrução ao fluxo na LVOT, mas a obstrução pode ser localizada algumas vezes na porção medioventricular. Realizar o Doppler colorido para procurar evidência de fluxo turbulento na LVOT ou na cavidade do LV e utilizar o Doppler de onda contínua (CW) no plano apical de 5 câmaras para medir qualquer gradiente da LVOT. Você também pode utilizar o Doppler de onda pulsada (PW) para avaliar o fluxo em diferentes regiões na LVOT, para distinguir entre os gradientes causados pela hipertrofia assimétrica e qualquer gradiente que passa pela valva aórtica. Procurar cuidadosamente por evidência de fechamento precoce da valva aórtica.

A obstrução da LVOT é caracteristicamente dinâmica, com elevação da taxa de aumento na velocidade do fluxo quando ocorre o aumento na velocidade – isto fornece ao rastreamento pelo Doppler espectral um aspecto característico em "forma de sabre" (Fig. 24.4). A obstrução na LVOT pode ocorrer (ou aumentar) com o exercício – denominada obstrução latente e pode ser avaliada pela realização de um estudo ecocardiográfico pelo Doppler, enquanto o paciente realiza o exercício de bicicleta. A HCM pode ser categorizada de acordo com o tipo de obstrução:

- Obstrução de repouso – gradiente ≥ 30 mmHg em repouso.
- Obstrução latente – gradiente < 30 mmHg em repouso, mas ≥ 30 mmHg com provocação.
- Não obstrutiva – gradiente < 30 mmHg em repouso e com provocação.

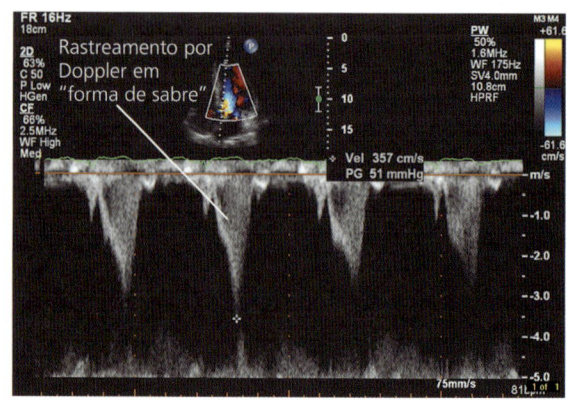

Figura 24.4 Obstrução dinâmica da via de saída do ventrículo esquerdo na cardiomiopatia hipertrófica obstrutiva (PG = gradiente de pressão; Vel = velocidade).

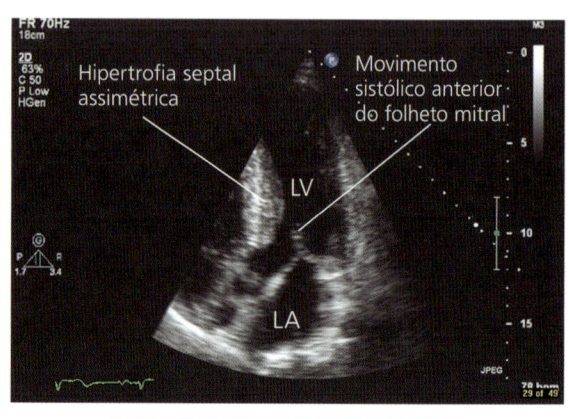

Figura 24.5 Movimento sistólico anterior na cardiomiopatia hipertrófica obstrutiva.

Movimento sistólico anterior

Inspecionar a valva mitral em busca de anormalidades estruturais e procurar cuidadosamente pelo movimento sistólico anterior (SAM) dos folhetos da valva mitral (Fig. 24.5). O SAM é causado por fluxo acelerado na LVOT, causando um efeito de Venturi que "arrasta" o folheto anterior em direção ao septo (levando ao contato da extremidade do folheto com o septo) durante a sístole. Isto abre a valva mitral, levando a um jato excêntrico (posteriormente direcionado) da regurgitação mitral para o LA. Avaliar o grau de regurgitação mitral (Capítulo 20).

O SAM não é unicamente visto na HCM, pois pode ser visto também na LVH concêntrica, com função hiperdinâmica do LV e após o reparo da valva mitral.

ARMADILHAS NA AVALIAÇÃO ECOCARDIOGRÁFICA DA HCM
Dificuldades no diagnóstico ecocardiográfico de HCM incluem:

- Superestimar a espessura septal do LV ao realizar uma medida empregando-se um corte oblíquo ou incluindo uma banda moderadora ou falso tendão na medida, levando a um diagnóstico falso positivo de HCM.

- Confundir a variante normal do septo sigmoide por hipertrofia septal assimétrica. O septo sigmoide é uma protuberância evidente ou angulação do septo na região da LVOT, comumente observado em pacientes idosos. A angulação pode fazer o septo aparecer hipertrofiado, particularmente no modo M, mesmo quando a espessura da parede é normal.

- Distinguir entre HCM e a hipertrofia normal observada em atletas altamente treinados. No "coração de atleta", a cavidade do LV está dilatada (diâmetro diastólico final do LV [LVEDd] > 55 mm), em contraste à pequena cavidade vista na HCM. O LA não está dilatado no coração de atletas, ao contrário do observado na HCM.

DOENÇA DE FABRY

A doença de Fabry (também conhecida como doença de Anderson-Fabry) é um distúrbio de depósito lisossômico ligado ao cromossomo X em que os glicoesfingolipídios acumulam-se e danificam vários órgãos, incluindo o coração. Os aspectos ecocardiográficos incluem:

- Hipertrofia do LV (geralmente concêntrica).
- Disfunção sistólica e/ou diastólica.
- Regurgitação valvar (mais comumente mitral).

Sempre considerar o diagnóstico de doença de Fabry em pacientes com hipertrofia do LV sem causa explicada.

CARDIOMIOPATIA POR NÃO COMPACTAÇÃO ISOLADA DO VENTRÍCULO

A não compactação isolada do ventrículo (IVNC), também conhecida como não compactação do LV, é uma cardiomiopatia causada por uma insuficiência de compactação normal ou processo de "condensação" que ocorre no miocárdio do LV durante a vida intrauterina. O resultado final é um LV que é altamente trabeculado com recessos profundos intertrabeculares. Isto pode causar disfunção sistólica e/ou diastólica e pode predispor o paciente à tromboembolia e arritmias. Alguns (mas não todos) casos são familiares.

Aspectos ecocardiográficos

Jenni *et al.* (ver Leitura Complementar) descreveram os critérios diagnósticos para IVNC com base em quatro aspectos ecocardiográficos:

1. O miocárdio do LV é formado por duas camadas, com uma camada fina (compactada) de epicárdio e uma camada mais espessa (não compactada) de endocárdio que é trabecular e com espaços profundos. Medir a proporção entre a espessura das camadas não compactada (N) e compactada (C) no final da sístole; na IVNC esta proporção é caracteristicamente > 2.
2. O miocárdio não compactado é predominantemente observado em níveis apical e médio-ventricular nas paredes inferior e lateral. Para propósitos de descrição da IVNC, um modelo de LV de nove segmentos é utilizado (mais do que o modelo de segmento de 16 ou 17 segmentos) com um segmento único apical e quatro segmentos médios e basais (anterior, septal, lateral e inferior).
3. O Doppler colorido mostra perfusão profunda dos recessos intertrabeculares.
4. Além das anormalidades já descritas, não deve haver (por definição) outras anormalidades cardíacas.

Vários especialistas em ecocardiografia expressam preocupação a respeito do "excesso de diagnóstico" da cardiomiopatia por não compactação e é certamente o caso em que a trabeculação bem evidente do LV algumas vezes é detectada em casos de hipertrofia do LV, podendo ser identificada indevidamente como não compactação. Portanto, um diagnóstico de não compactação deve ser feito com cuidado, e o uso de agentes de contraste na ecocardiografia pode ser frequentemente útil no esclarecimento dos achados endocárdicos.

CARDIOMIOPATIA RESTRITIVA

Na cardiomiopatia restritiva, o LV não se encontra dilatado, e sua função sistólica é normal. Entretanto, o LV pode estar hipertrofiado, e sua função diastólica prejudicada, causando "rigidez" do miocárdio. A cardiomiopatia restritiva é, comumente, resultante de:

- Infiltração do miocárdio, como observada na amiloidose, hemocromatose ou doença de depósito do glicogênio.
- Fibrose endomiocárdica (incluindo síndrome de Loeffler).
- Sarcoidose.

Aspectos ecocardiográficos

Uma avaliação completa do LV é necessária, buscando-se, em particular:

- Dimensões e a espessura da parede do LV.
- Função sistólica do LV (geralmente normal).
- Função diastólica do LV (alterada).

O miocárdio do LV geralmente aparece ecorreflexivo e "salpicado" na infiltração amiloide, e o endocárdio é ecorreflexivo na fibrose endomiocárdica. A cardiomiopatia restritiva pode envolver também o RV, e geralmente ambos os átrios estão significativamente dilatados como consequência das pressões de enchimento ventricular elevadas.

Na amiloidose cardíaca, uma pequena efusão pericárdica pode estar presente e pode haver espessamento não apenas do miocárdio do LV, mas também do RV e do septo interatrial e das valvas. Todavia, embora a disfunção valvar leve possa estar presente, é incomum observar disfunção valvar grave como resultado da amiloidose.

A distinção entre cardiomiopatia restritiva e pericardite constritiva pode ser um desafio. Os aspectos que diferenciam as duas condições estão listados na Tabela 25.5 (p. 257).

CARDIOMIOPATIA ARRITMOGÊNICA DO VENTRÍCULO DIREITO

A cardiomiopatia ou displasia arritmogênica do RV (ARVC ou ARVD) é uma cardiomiopatia hereditária rara, primariamente afetando o RV, com perda de miócitos e substituição por tecido adiposo/fibroso. Pacientes podem apresentar arritmias ventriculares, e morte cardíaca súbita também pode ocorrer.

O diagnóstico de ARVC é com base na identificação de diversos critérios denominados "maiores" e "menores" por meio de várias categorias (disfunção global ou regional e alterações estruturais, caracterização tecidual, anormalidades de repolarização, anormalidades de despolarização/condução, arritmias e história familiar). Os detalhes completos dos critérios diagnósticos podem ser encontrados no artigo de Marcus *et al.* (ver Leitura Complementar).

Aspectos ecocardiográficos

A ecocardiografia tem um papel-chave no diagnóstico de ARVC ao facilitar a avaliação da disfunção global ou regional e das alterações estruturais.

Um critério ecocardiográfico "maior" é definido por:

- Acinesia, discinesia ou aneurisma regional do RV.
- *E* um dos seguintes (medido no final da diástole):
  - Diâmetro de RVOT ≥ 32 mm (ou ≥ 19 mm/m^2 indexado para a área de superfície corporal) no corte paraesternal de eixo longitudinal.
  - Diâmetro de RVOT ≥ 36 mm (ou ≥ 21 mm/m^2 indexado para a área de superfície corporal) no corte paraesternal de eixo curto.
  - *Ou* mudança da área fracionada $\leq 33\%$ no corte apical de 4 câmaras.

Um critério ecocardiográfico "menor" é definido por:

- Acinesia ou discinesia regional do RV.
- *E* um dos seguintes (medido no final da diástole):
  - Diâmetro de RVOT ≥ 29 e < 32 mm (ou ≥ 16 e < 19 mm/m^2 indexado para a área de superfície corporal) no corte paraesternal de eixo longitudinal.
  - Diâmetro de RVOT ≥ 32 e < 36 mm (ou ≥ 18 e < 21 mm/m^2 indexado para a área de superfície corporal) no corte paraesternal de eixo curto.
  - *Ou* mudança da área fracionada > 33 e $\leq 40\%$ no corte apical de 4 câmaras.

Portanto, uma avaliação ecocardiográfica no caso de suspeita da ARVC deve incluir uma avaliação do RV para evidência de acinesia, discinesia ou aneurisma regional, mais a medida cuidadosa do diâmetro de RVOT e/ou mudança da área fracionada do RV. Para informação mais detalhada na avaliação ecocardiográfica, ver Capítulo 21. O RV está sempre envolvido na ARVC, mas também podem ser observadas anormalidades do LV. Os achados ecocardiográficos podem ser algumas vezes sutis, tornando o diagnóstico de ARVC desafiador. Vários testes, incluindo imagem por ressonância magnética cardíaca e biópsia endomiocárdica, podem ser necessários para estabelecer o diagnóstico.

Leitura complementar

Gersh BJ, Maron BJ, Bonow RO, et al. 2011 ACCF/AHA guideline for the diagnosis and treatment of hypertrophic cardiomyopathy: executive summary: a report of the American College of Cardiology Foundation/American Heart Association task Force on Practice Guidelines. *Circulation* 2011;**124**:2761–96.

Jenni R, Oechslin E, Schneider J, et al. Echocardiographic and pathoanatomical characteristics of isolated left ventricular non-compaction: a step towards classification as a distinct cardiomyopathy. *Heart* 2001;**86**:666–71.

Marcus FI, McKenna WJ, Sherrill D, et al. Diagnosis of arrhythmogenic right ventricular cardiomyopathy/dysplasia: proposed modification of the task force criteria. *Circulation* 2010;**121**:1533–41.

Maron BJ, Towbin JA, Thiene G, et al. Contemporary definitions and classification of the cardiomyopathies. *Circulation* 2006;**113**:1807–16.

Nef HM, Möllmann H, Elsässer A. Tako-tsubo cardiomyopathy (apical ballooning). *Heart* 2007;**93**:1309–15.

Prior DL, La Gerche A. The athlete's heart. *Heart* 2012;**98**:947–55.

Richardson P, McKenna W, Bristow M, et al. Reports of the 1995 World Health Organization/International Society and Federation of Cardiology task Force on the definition and classification of cardiomyopathies. *Circulation* 1996;**93**:841–42.

CAPÍTULO 25

Pericárdio

ASPECTOS ECOCARDIOGRÁFICOS DO PERICÁRDIO NORMAL

O pericárdio é visível em cada um dos planos de imagem-padrão do coração e desse modo deve ser examinado em cada corte de visualização. Como o pericárdio normal é delgado (1-2 mm), não é evidente na ecocardiografia, mas pode aparecer como uma linha fina brilhante ao redor do coração. O sinal do fluido pericárdico que normalmente está presente pode ser visível como uma linha fina escura separando as duas camadas de pericárdio seroso (Fig. 25.1).

Utilizar a ecocardiografia 2D para inspecionar o pericárdio em várias imagens quanto possível e descrever seu aspecto:

- O pericárdio aparece normal ou anormal?
- O espessamento do pericárdio é observado?
- O pericárdio apresenta calcificação?
- A efusão pericárdica está presente? Descrever seu aspecto. Quão grande é, onde está localizada e quais são seus efeitos hemodinâmicos?
- Há evidências de constrição pericárdica? Quais são os efeitos hemodinâmicos?
- Observam-se massas pericárdicas?

EFUSÃO PERICÁRDICA

Qualquer processo que causa inflamação ou lesão ao pericárdio pode resultar em uma efusão pericárdica (Tabela 25.1).

Avaliação ecocardiográfica da efusão pericárdica

Pericárdica ou pleural?

Em primeiro lugar, certifique-se sobre o que está avaliando. À primeira vista, as efusões pericárdicas e pleurais podem parecer similares na ecocardiografia, mas existem importantes aspectos que as diferenciam. Empregar a ecocardiografia 2D no corte paraesternal de eixo longitudinal para analisar onde a efusão está localizada em relação à aorta descendente. Uma efusão pericárdica se estenderá apenas até o espaço entre o átrio esquerdo (LA) e a porção *frontal* da aorta descendente (Fig. 25.2). Por outro lado, a efusão pleural se estende *por trás* da aorta e ao redor do LA (Fig. 25.3). No entanto, tenha em mente que alguns pacientes apresentarão efusões pericárdicas *e* pleurais coexistentes.

Modo 2D e modo M

Utilizar a ecocardiografia 2D para avaliar a extensão da efusão – é circunferencial enchendo todo o pericárdio, ou é localizada? Se localizada, registrar onde a efusão está situada em relação aos átrios e/ou ventrículos. Efusões muito localizadas podem ser algumas vezes difíceis de localizar – por exemplo, se estão localizadas no seio oblíquo –

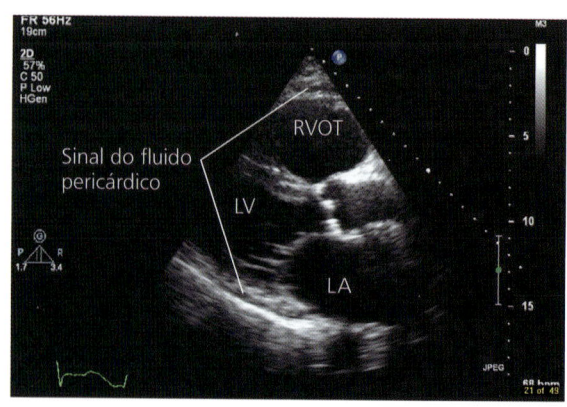

Figura 25.1 Sinal do fluido pericárdico (normal) (LA = átrio esquerdo; LV = ventrículo esquerdo; RVOT = via de saída do ventrículo direito).

Corte	Paraesternal de eixo longitudinal
Modalidade	2D

Tabela 25.1 Causas de efusão pericárdica

Infecciosa	Viral
	Bacteriana (principalmente tuberculose)
Maligna	Disseminação primária de um tumor local (p. ex., pulmão, mama)
	Metástase distante (p. ex., melanoma)
Inflamatória	Síndrome de Dressler (após infarto do miocárdio)
	Uremia (insuficiência renal)
	Doenças vasculares do colágeno (p. ex., artrite reumatoide, lúpus eritematoso sistêmico)
	Pós-cirurgia cardíaca
	Pós-radioterapia
Lesão/trauma	Pós-cirurgia cardíaca
	Dissecção aórtica
	Trauma/contusão torácica direta ou fechada
Idiopática	

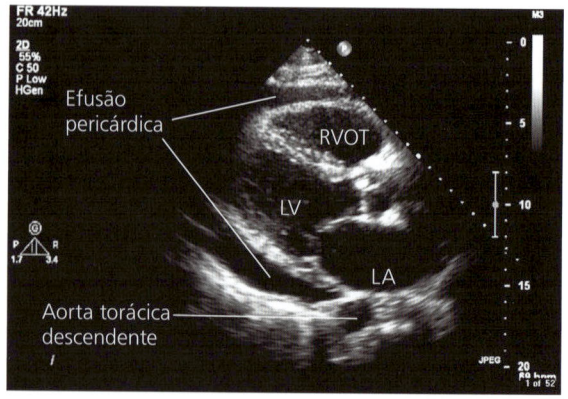

Figura 25.2 Efusão pericárdica (anterior à aorta torácica descendente) (LA = átrio esquerdo; LV = ventrículo esquerdo; RVOT = via de saída do ventrículo direito).

Corte	Paraesternal de eixo longitudinal
Modalidade	2D

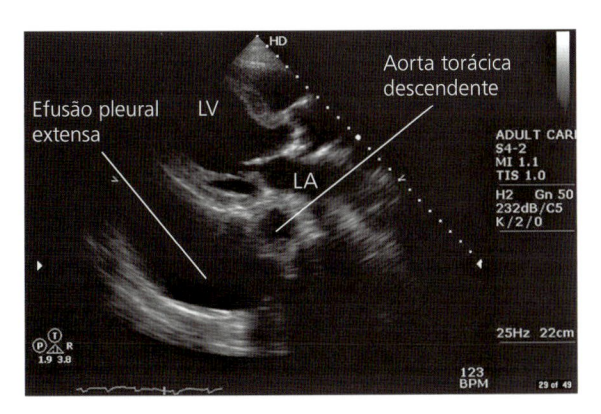

Figura 25.3 Efusão pleural (posterior à aorta torácica descendente) (LA = átrio esquerdo; LV = ventrículo esquerdo).

Corte	Paraesternal de eixo longitudinal
Modalidade	2D

Tabela 25.2 Tamanho da efusão pericárdica

	Traço	Pequeno	Moderado	Grande
Profundidade (cm)	< 0,5	0,5-1,0	1,0-2,0	> 2,0
Volume (mL)	< 100	100-250	250-500	> 500

e pode ser evidente apenas por meio da compressão das estruturas adjacentes (p. ex., átrios ou veias pulmonares). Lembre-se que a posição do paciente pode afetar a distribuição da efusão pericárdica – por exemplo, a efusão pode estar localizada posteriormente em um paciente na posição supina.

Analisar o tamanho da efusão a partir de vários planos distintos empregando-se a ecocardiografia 2D e/ou modo M. Registrar tanto a profundidade da efusão (em cm) e a localização onde cada medida for realizada. O tamanho de uma efusão pode ser aferido pela sua profundidade (Tabela 25.2). É importante notar que o tamanho da efusão não é o mesmo que a gravidade clínica – pequenas efusões que se acumulam rapidamente podem ter um efeito hemodinâmico maior do que as efusões mais extensas que se acumulam lentamente.

As efusões pericárdicas podem conter um fluido caracterizado por transudato ou exsudato, sangue ou pus. Pode ser difícil distinguir entre estes achados ecocardiográficos, e o fluido pericárdico geralmente aparecerá ecolucente independentemente de sua natureza. Entretanto, podem ser observados filamentos de fibrina visíveis no fluido que comumente aderem ao lado externo do coração. Algumas vezes, massas podem ser visíveis dentro do pericárdio (Fig. 25.4). Descrever o aspecto de quaisquer filamentos ou massas, incluindo seu tamanho e localização.

Uma vez que os aspectos da efusão pericárdica tenham sido avaliados, seguir para a avaliação de seus efeitos hemodinâmicos, buscando-se evidência que confirme um diagnóstico clínico de tamponamento cardíaco (ver a seguir).

> **ESTIMATIVA DO VOLUME DE UMA EFUSÃO PLEURAL**
> Geralmente não é necessário estimar o volume de uma efusão pleural, mas se você deseja fazê-lo, você pode. No corte apical de 4 câmaras, você pode rastrear o contorno do pericárdio e utilizar o *software* do equipamento de ecocardiografia para calcular ao mesmo tempo o volume de efusão pericárdica e total do coração. Em seguida, traçar o contorno do coração e calcular o seu volume. Ao subtrair a última medida da primeira, você terá o volume aproximado da efusão pericárdica.

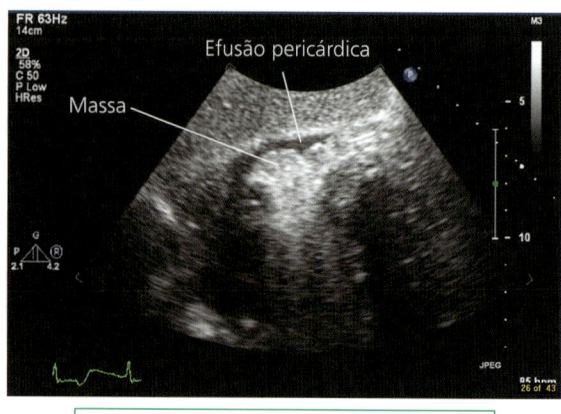

Figura 25.4 Massa dentro de uma efusão pericárdica.

Corte	Subcostal
Modalidade	2D

Manejo da efusão pericárdica

Investigar pacientes com efusão pericárdica conforme apropriado para determinar a condição de base. A pericardiocentese é indicada para:

- Tamponamento cardíaco (ver a seguir).
- Suspeita de efusões purulentas ou tuberculosas.
- Efusões medindo > 2 cm (na diástole).

A pericardiocentese pode ser realizada com propósitos diagnósticos para efusões < 2 cm, mas deve ser realizada apenas por profissionais qualificados em um centro experiente neste procedimento.

TAMPONAMENTO CARDÍACO

O tamponamento cardíaco refere-se à descompensação hemodinâmica que ocorre quando a pressão dentro de uma efusão pericárdica comprime o coração. É um diagnóstico clínico indicado pela presença de:

- Dispneia (com pulmões limpos).
- Taquicardia (> 100 batimentos/min).
- Hipotensão (pressão sanguínea sistólica < 100 mmHg).
- Pulso paradoxal (queda > 10 mmHg na pressão sanguínea sistólica durante a inspiração).
- Pressão venosa jugular elevada.
- Abafamento de bulhas cardíacas.

Avaliação ecocardiográfica do tamponamento cardíaco

Modo 2D e modo M

Utilizar o modo 2D e o modo M para confirmar a presença de uma efusão pericárdica e para analisar sua extensão, conforme descrito anteriormente. Procurar cuidadosamente por sinais de colapso da câmara durante a diástole. Quando a pressão no pericárdio aumenta, as câmaras do lado direito sofrem colapso (pelo menos em

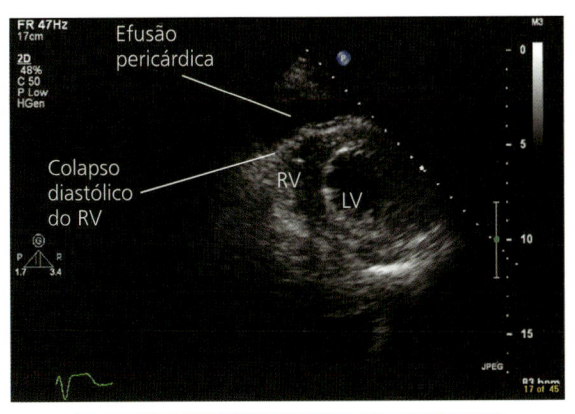

Figura 25.5 Tamponamento cardíaco (colapso diastólico do ventrículo direito [RV]) (LV = ventrículo esquerdo).

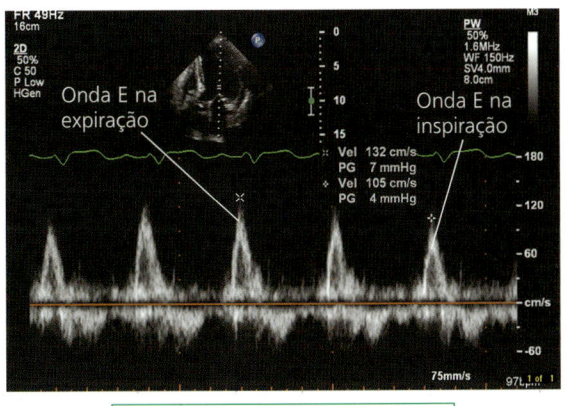

Corte	Paraesternal de eixo curto
Modalidade	2D

Figura 25.6 Tamponamento cardíaco (variação respiratória exacerbada no tamanho da onda E no influxo mitral) (PG = gradiente de pressão; Vel = velocidade).

Corte	Apical de 5 câmaras
Modalidade	Doppler de PW

parte) durante a diástole (Fig. 25.5). A primeira câmara a ser afetada é o átrio direito (RA), que sofre colapso durante a diástole atrial, seguido pelo ventrículo direito (começando pela via de saída do ventrículo direito, RVOT). Raramente, o colapso do LA ou mesmo do ventrículo esquerdo (LV) pode ser observado em casos graves.

Medir a veia cava inferior (IVC) no plano subcostal e avaliar em quanto o seu diâmetro reduz (se no todo) durante a inspiração. A IVC tem normalmente 1,5-2,5 cm de diâmetro, e esta medida cai para > 50% na inspiração. Na presença de tamponamento, a IVC dilata-se, e a queda do diâmetro na inspiração é reduzida ou ausente.

Doppler de PW

Utilizar o Doppler pulsado (PW) para avaliar o influxo ventricular direito e esquerdo e investigar a variação respiratória exacerbada vista no tamponamento. Em um indivíduo normal, a inspiração aumenta o fluxo sanguíneo que retorna ao coração direito e diminui o fluxo de sangue para o coração esquerdo; o oposto ocorre na expiração. O tamponamento cardíaco exacerba esta variação respiratória.

Tabela 25.3 Variação respiratória no tamponamento cardíaco

	Normal	Tamponamento cardíaco
Tamanho da onda E tricúspide		
Inspiração		
Expiração	$\dfrac{\text{Máximo}}{\text{Mínimo}}$ Variação < 25%	$\dfrac{\text{Máximo}}{\text{Mínimo}}$ Variação > 25%
Tamanho da onda E mitral		
Inspiração		
Expiração	$\dfrac{\text{Mínimo}}{\text{Máximo}}$ Variação < 15%	$\dfrac{\text{Mínimo}}{\text{Máximo}}$ Variação > 15%
RVOT $V_{máx}$ e VTI		
Inspiração		
Expiração	$\dfrac{\text{Máximo}}{\text{Mínimo}}$ Variação < 10%	$\dfrac{\text{Máximo}}{\text{Mínimo}}$ Variação > 10%
LVOT $V_{máx}$ e VTI		
Inspiração		
Expiração	$\dfrac{\text{Mínimo}}{\text{Máximo}}$ Variação < 10%	$\dfrac{\text{Mínimo}}{\text{Máximo}}$ Variação > 15%

LVOT = via de saída do ventrículo esquerdo; RVOT = via de saída do ventrículo direito; $V_{máx}$ = velocidade máxima; VTI = integral velocidade-tempo.

Para investigar este fenômeno, utilizar o Doppler de PW no corte apical de 4 câmaras para interrogar os influxos tricúspide e mitral. Para ambas as valvas, medir as velocidades, máxima e mínima de onda E, observadas durante o ciclo cardíaco (para a valva tricúspide, a máxima ocorrerá durante a inspiração e a mínima durante a expiração; vice-versa para a valva mitral). A variação respiratória normal no tamanho da onda E é < 25% para a valva tricúspide, e < 15% para a valva mitral. Na presença de tamponamento cardíaco, a mesma variação ocorre, mas é exacerbada em extensão (Fig. 25.6). Essas informações encontram-se sumarizadas na Tabela 25.3.

Similarmente, a variação respiratória na saída ventricular também pode ser avaliada. Utilizar o Doppler de PW no corte paraesternal de eixo curto para interrogar o fluxo da RVOT e registrar a integral da velocidade-tempo (VTI) e a velocidade máxima ($V_{máx}$); como no influxo do RV, a saída encontra-se em sua máxima na inspiração e mínima na expiração. No corte apical de 5 câmaras, faça as mesmas medidas para a LVOT; como no influxo do LV, a saída está em sua mínima na inspiração e máxima na expiração. A variabilidade respiratória normal em ambos os parâmetros é < 10%, mas é maior na presença de tamponamento.

RELATÓRIO MODELO

Observa-se uma efusão pericárdica circunferencial ampla, medindo 3,4 cm adjacente ao ventrículo direito e 3,2 cm adjacente ao LV. Pequenos filamentos de fibrina são visíveis aderindo-se à parede livre do RV. O colapso diastólico é visto no átrio e ventrículo direitos. Há uma variação respiratória exacerbada na avaliação pelo Doppler para o influxo mitral/tricúspide e saída pulmonar/aórtica. A IVC está dilatada com colapso inspiratório ausente. Os achados ecocardiográficos sustentam o diagnóstico clínico de tamponamento cardíaco.

Manejo do tamponamento cardíaco

O tamponamento cardíaco requer a drenagem urgente (pericardiocentese). Este procedimento é comumente realizado por meio da abordagem subxifoesternal, e a ecocardiografia é muito útil no planejamento da rota ideal para minimizar a distância da parede torácica à efusão e para evitar as estruturas intermediárias.

As orientações ecocardiográficas podem ajudar a determinar quando a agulha da pericardiocentese está corretamente localizada dentro do pericárdio. A agulha em si é frequentemente difícil de visualizar, e, se houver dúvida sobre a posição da agulha, é possível instilar uma pequena quantidade de solução salina agitada (9,5 mL de salina estéril, agitada com 0,5 mL de ar em uma seringa de 10 mL, para criar uma suspensão com pequenas bolhas de ar) na agulha que pode ser detectada pelo exame ecocardiográfico como contraste com bolhas dentro da efusão. Se a agulha da pericardiocentese inadvertidamente puncionar o coração, as bolhas serão observadas dentro de uma das câmaras cardíacas.

CONSTRIÇÃO PERICÁRDICA

O espessamento e a fibrose do pericárdio seroso podem comprimir o coração, como um envelope rígido, prejudicando o enchimento dos ventrículos na diástole e levando à equalização das pressões diastólicas em ambos os ventrículos. O enchimento do coração no início da diástole é rápido, mas depois bruscamente param nos platôs de pressão diastólica. Como o coração torna-se envolto dentro de uma "concha" rígida, os ventrículos tornam-se interdependentes – em outras palavras, o influxo de sangue em um ventrículo afetará o influxo em outro ventrículo, como se ambos os ventrículos funcionassem dentro de um espaço fixo.

A constrição pericárdica pode resultar de uma inflamação pericárdica, frequentemente após um longo tempo e é mais comum após a cirurgia cardíaca, radioterapia e (onde a tuberculose é comum) pericardite tuberculosa.

Aspectos clínicos da constrição pericárdica

Os aspectos clínicos da constrição pericárdica (Tabela 25.4) tendem a ser vagos, e o diagnóstico frequentemente é tardio ou totalmente perdido.

Tabela 25.4 Aspectos clínicos da constrição pericárdica

Sintomas	Sinais
Fadiga	JVP elevada
Dispneia	Aumento da JVP na inspiração
Inchaço e desconforto abdominal	Hipotensão com baixa pressão de pulso
	Sons cardíacos silenciosos
	Efusões pleurais
	Hepatomegalia
	Ascites
	Edema periférico
	Desgaste muscular

JVP = pressão da veia jugular.

Avaliação ecocardiográfica da constrição pericárdica

Modo 2D e modo M

Utilizar as ecocardiografias com os modos 2D e M para avaliar a estrutura do pericárdio em vários planos distintos:
- O pericárdio apresenta espessamento?
- Observa-se qualquer calcificação do pericárdio? É localizada ou generalizada?

ARMADILHAS COMUNS
- O espessamento pericárdico pode ser difícil de analisar na ecocardiografia transtorácica e é confiavelmente avaliado na ecocardiografia transesofágica, que possui uma sensibilidade > 90% para a detecção de uma espessura pericárdica > 3 mm.
- Tomografia computadorizada (CT) ou imagem por ressonância magnética (MRI) do coração são métodos valiosos para avaliar a espessura do pericárdio; contudo, a ecocardiografia é mais útil para examinar a hemodinâmica e desse modo para realizar o diagnóstico real de constrição.
- Em torno de 20% dos casos de constrição pericárdica, o pericárdio em si aparece normal. Portanto, a ausência de espessamento do pericárdio (ou calcificação), não descarta a possibilidade de constrição pericárdica.
- Por outro lado, o achado de um pericárdio com espessamento não necessariamente implica a presença de constrição pericárdica. Uma avaliação hemodinâmica cuidadosa é sempre necessária.

As dimensões e função do LV geralmente estão normais. A avaliação do septo ventricular pelo modo M no plano paraesternal de eixo longitudinal pode mostrar:

- Movimento posterior súbito no início da diástole, causado pelo rápido enchimento diastólico no ventrículo direito, seguido por.
- Pequeno movimento na fase intermediária da diástole, causado pela equalização das pressões ventriculares direita e esquerda, seguido por.
- Movimento anterior abrupto no final da diástole (após contração atrial) quando há enchimento adicional do RV.

Pode haver também um "salto" do septo ventricular durante a inspiração. O enchimento elevado do RV durante a inspiração causa o deslocamento do septo para a esquerda, em razão da interdependência ventricular. Isto pode ser visto como uma alteração no septo ventricular em direção ao LV com a inspiração e em direção ao RV com a expiração.

Medir o LA no corte paraesternal de eixo longitudinal – ocorre expansão do LA resultante da pressão diastólica do LV cronicamente elevada. O RA também está aumentado.

Medir a IVC no corte subcostal e avaliar o quanto de colapso observa-se durante a inspiração. A IVC tem normalmente 1,5-2,5 cm de diâmetro e geralmente entra em colapso em > 50% na inspiração. Na presença de constrição pericárdica, a IVC está dilatada, e o colapso inspiratório é reduzido ou ausente.

Doppler de PW

Utilizar o Doppler de PW para avaliar os influxos ventriculares direito e esquerdo e buscar por variação respiratória exacerbada, como encontrada no tamponamento cardíaco (ver anteriormente).

Tabela 25.5 Constrição pericárdica *versus* cardiomiopatia restritiva

	Constrição pericárdica	Cardiomiopatia restritiva
Pericárdio	Geralmente com espessamento	Normal
Aumento atrial	Leve-moderado	Moderado-grave
Influxo mitral	Variação respiratória da onda E > 25%	Variação respiratória da onda E < 15%
Influxo tricúspide	Variação respiratória da onda E > 25%	Variação respiratória da onda E < 15%
Movimento septal ventricular	Movimento diastólico inicial súbito; "salto" septal na inspiração	Normal

Pesquisar particularmente com cuidado o influxo na valva mitral, quando registrado pelo Doppler de PW no corte apical de quatro câmaras. A constrição pericárdica causa:

- Uma exacerbação da razão E/A normal (a onda E é maior do que o normal *e* a onda A é menor).
- Um tempo de rápida desaceleração da onda E (< 160 ms).

Constrição pericárdica *versus* cardiomiopatia restritiva

A distinção entre a constrição pericárdica e a cardiomiopatia restritiva pode ser um desafio e é considerada um tópico popular nos exames de acreditação ecocardiográficos! A cardiomiopatia restritiva é discutida no Capítulo 24 e compartilha muitos aspectos clínicos da constrição pericárdica, assim a realização de investigações apropriadas para diferenciar as duas é importante. A Tabela 25.5 lista alguns dos aspectos ecocardiográficos que podem ajudar a diferenciar a constrição da restrição.

> **RELATÓRIO MODELO**
> O pericárdio apresenta espessamento e calcificação. Ambos os átrios estão levemente aumentados. Os influxos mitral e tricúspide (onda E) mostram uma variação de > 25% entre a inspiração e a expiração. O influxo mitral também apresenta uma razão E/A exagerada e um tempo de rápida desaceleração da onda E. Observa-se um movimento diastólico súbito precoce do septo ventricular. A IVC está dilatada com variação inspiratória reduzida no diâmetro. Não há efusão pericárdica. Os achados ecocardiográficos confirmam o diagnóstico clínico de constrição pericárdica.

Manejo da constrição pericárdica

A intervenção cirúrgica (pericardiectomia) é o tratamento definitivo da constrição pericárdica permanente, com uma mortalidade de 6-12% e a normalização dos parâmetros hemodinâmicos em aproximadamente 60%. A mortalidade após pericardiectomia tende a ser pior, se a ecocardiografia indicar a presença de calcificação pericárdica.

OUTRAS ANORMALIDADES PERICÁRDICAS

Ausência congênita do pericárdio

A ausência congênita é uma anormalidade rara (em torno de 1:10.000) que pode afetar parte (esquerdo mais comum do que o direito) ou o pericárdio inteiro. Pacientes geralmente são assintomáticos, mas é possível que partes do coração tornem-se herniadas ou mesmo estranguladas por lacunas no pericárdio. Com a ausência parcial do pericárdio, a herniação de parte do coração pode ser visível na ecocardiografia 2D. Com a ausência completa do pericárdio, a posição do coração como um todo pode estar anormal (geralmente rotacionado posteriormente).

Cistos pericárdicos

Os cistos pericárdicos são discutidos na página 276. Pequenas efusões pericárdicas loculadas podem ser confundidas com cistos congênitos.

Tumores pericárdicos

Os tumores pericárdicos são raros. Podem ser primários ou secundários e incluem tumores, como lipoma, lipossarcoma, mesotelioma e linfoma. Notar a presença de quaisquer massas pericárdicas e descrever seu aspecto com o máximo possível de informações.

Leitura complementar

Dal-Bianco JP, Sengupta PP, Mookadam F, et al. Role of echocardiography in the diagnosis of constrictive pericarditis. *J Am Soc Echocardiogr* 2009;**22**:24–33.

Hancock EW. Differential diagnosis of restrictive cardiomyopathy and constrictive pericarditis. *Heart* 2001;**86**:343–49.

Oakley CM. Myocarditis, pericarditis and other pericardial diseases. *Heart* 2000;**84**:449–54.

Soler-Soler J, Sagristà-Sauleda J, Permanyer-Miralda G. Management of pericardial effusion. *Heart* 2001;**86**:235–40.

The Task Force on the Diagnosis and Management of Pericardial Diseases of the European Society of Cardiology. Guidelines on the diagnosis and management of pericardial diseases: executive summary. *Eur Heart J* 2004;**25**:587–610.

CAPÍTULO 26

Aorta

ASPECTOS ECOCARDIOGRÁFICOS DA AORTA NORMAL

A aorta estende-se desde a valva aórtica até o ponto onde ela bifurca-se para as artérias ilíacas comuns, direita e esquerda. Diferentes partes da aorta são visíveis em vários cortes-padrão na ecocardiografia transtorácica (TTE) (Capítulo 6):

- Janela paraesternal esquerda:
  - Corte paraesternal de eixo longitudinal.
  - Corte paraesternal de eixo curto.
- Janela paraesternal direita.
- Janela apical:
  - Corte apical de 5 câmaras.
  - Corte apical de 3 câmaras (eixo longitudinal).
- Janela subcostal.
- Janela supraesternal:
  - Corte da aorta.

O corte paraesternal de eixo longitudinal é o plano preferido para medir as dimensões da raiz aórtica, que são realizadas em quatro diferentes níveis (Fig. 26.1):

- Ânulo aórtico.
- Seios de Valsalva.
- Junção sinotubular.
- Aorta tubular ascendente.

Sempre medir as dimensões aórticas perpendiculares ao eixo do fluxo sanguíneo, no diâmetro mais largo, da extremidade mais interna para a interna. É preferível utilizar a ecocardiografia 2D para realizar as medidas mais do que o modo M.

Os valores normais do diâmetro aórtico em cada um desses níveis são:

- 2-3,1 cm ao nível de ânulo aórtico.
- 2,4-4 cm ao nível dos seios de Valsalva.
- 2,2-3,6 cm ao nível de junção sinotubular.
- 2,2-3,6 cm ao nível de aorta tubular ascendente.

Além disso, as faixas de valores normais publicadas para o diâmetro aórtico são indexadas pela área de superfície corpórea, na forma de nomogramas (p. ex., British Society of Echocardiography: Guidelines for valve quantification, p. 304; ou ver Roman MJ *et al.* Two-dimensional echocardiographic aortic root dimensions in normal adults, American Journal of Cardiology 1989;**64**:507–12).

Também, você pode avaliar:

- Arco aórtico na janela supraesternal.
- Aorta torácica descendente (localizada atrás do átrio esquerdo) no corte paraesternal de eixo longitudinal.
- Aorta abdominal proximal no corte subcostal.

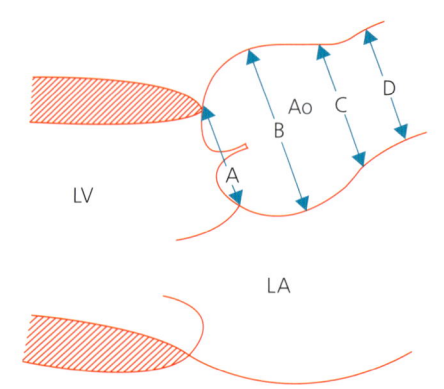

Figura 26.1 Onde medir as dimensões da raiz aórtica (A = ânulo aórtico; Ao = aorta; B = seios de Valsalva; C = junção sinotubular; D = aorta tubular ascendente; LA = átrio esquerdo; LV = ventrículo esquerdo).

Faixas de valores normais indexados comumente citadas nesses níveis incluem:

- $< 1,9$ cm/m² ao nível de arco aórtico.
- $< 1,6$ cm/m² ao nível de aorta torácica descendente.
- $< 1,6$ cm/m² ao nível de aorta abdominal (em ou acima da artéria mesentérica superior).

Para avaliação ecocardiográfica completa da aorta, inspecionar cada parte da aorta e:

- Descrever seu aspecto (normal ou anormal).
- Comentar qualquer dilatação (indicando a localização e as dimensões).
- Identificar qualquer ateroma ou trombo (indicando a localização, aspecto, gravidade e se é móvel).
- Identificar qualquer dissecção (indicando o ponto de entrada e saída e se há qualquer trombo no falso lúmen).
- Identificar qualquer hematoma intramural (indicando a localização).
- Identificar qualquer transecção (indicando a localização).
- Identificar e caracterizar qualquer coarctação aórtica (p. 287).

DILATAÇÃO DA AORTA

A dilatação da aorta pode resultar de:

- Aterosclerose.
- Hipertensão.
- Trauma.
- Pós-estenose (dilatação da aorta ascendente acima da valva aórtica com estenose).

A dilatação aórtica (e dissecção) é também mais provável em pacientes com valva aórtica bicúspide (p. 286) e correlaciona-se com o grau de regurgitação aórtica que pode estar presente. Pacientes com valva aórtica bicúspide têm 10 vezes mais chances de apresentar dissecção aórtica do que aqueles com valva normal.

Diversas doenças inflamatórias e do tecido conectivo podem causar dilatação aórtica:

- Síndrome de Marfan.
- Lúpus eritematoso sistêmico.

- Artrite reumatoide.
- Síndrome de Reiter.
- Aortite sifilítica.

Na dilatação aórtica decorrente da síndrome de Marfan, as proporções relativas da raiz aórtica (mais largas nos seios de Valsalva, tornando-se mais estreitas novamente na junção sinotubular) são perdidas, e os limites entre os seios de Valsalva e a aorta ascendente tornam-se menos evidentes – isto se refere à obliteração da junção sinotubular. A síndrome de Marfan é discutida na página 296. A dilatação localizada de um ou mais seios de Valsalva é denominada aneurisma do seio de Valsalva (p. 265).

Avaliação ecocardiográfica da dilatação aórtica

A dilatação aórtica pode ocorrer em mais de um sítio, assim para uma avaliação da aorta é importante medir as suas dimensões em um maior número possível de sítios (Fig. 26.2):

- Ânulo aórtico.
- Seios de Valsalva.
- Junção sinotubular.
- Aorta ascendente.
- Arco aórtico.
- Aorta torácica descendente.
- Aorta abdominal proximal.

Investigar e descrever quaisquer anormalidades aórticas associadas:

- Ateroma.
- Trombo.
- Dissecção.
- Coarctação.

Em muitos casos que envolvem a raiz aórtica, avaliar cuidadosamente os efeitos na estrutura e função da valva aórtica. A dilatação da raiz aórtica pode levar à coaptação reduzida entre as cúspides da valva aórtica, dessa forma buscar por qualquer distorção da valva e utilizar a interrogação pelo Doppler para analisar a regurgitação aór-

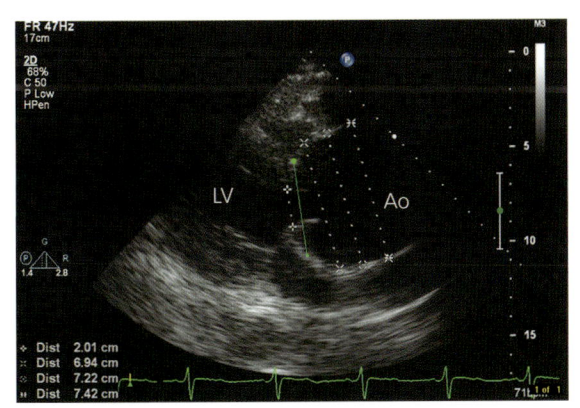

Corte	Paraesternal de eixo longitudinal
Modalidade	2D

Figura 26.2 Dilatação grave da raiz aórtica (Ao = aorta; LV = ventrículo esquerdo).

tica. Lembrar-se também que uma valva aórtica anormal pode algumas vezes ser a *causa* da dilatação aórtica (p. ex., valva aórtica bicúspide, dilatação pós-estenose na estenose aórtica), e um exame completo da valva aórtica deve ser realizado com isto em mente.

Manejo da dilatação aórtica

Quando a aorta dilata-se, um evento potencialmente catastrófico, como dissecção ou ruptura, torna-se cada vez mais provável. O monitoramento cuidadoso com a intervenção cirúrgica no tempo certo é a chave para o manejo bem-sucedido.

Pacientes com dilatação da raiz aórtica leve-moderada devem, quando possível, receber tratamento com um betabloqueador e serem submetidos ao seguimento ecocardiográfico a cada 6-12 meses (considerando-se que quanto maior o aneurisma, mais rapidamente ela se dilata). A cirurgia eletiva é geralmente realizada se o diâmetro da aorta medir ≥ 5,5 cm (com limites mais baixos para pacientes com síndrome de Marfan ou na valva aórtica bicúspide). A rápida dilatação de um aneurisma (≥ 0,5 cm/ano) é considerada também uma indicação para cirurgia.

DISSECÇÃO AÓRTICA

Se uma laceração ocorrer na camada íntima da aorta, o sangue que flui no lúmen aórtico pode penetrar pela camada medial para criar um canal extra ou "falso lúmen". O sangue que entra na camada medial pode propagar-se proximal ou distalmente dentro da parede da aorta. A laceração inicial ("ponto de entrada") pode ocorrer em qualquer lugar na aorta, embora a grande maioria das dissecções aórticas tenha origem tanto nos primeiros centímetros da aorta ascendente, ou apenas distal à origem da artéria subclávia esquerda. O sangue fluindo no falso lúmen pode entrar novamente no lúmen "verdadeiro" da aorta por mais uma laceração na íntima em qualquer local ("ponto de saída"). As dissecções aórticas são classificadas de acordo com a região da aorta acometida (Tabela 26.1).

A dissecção aórtica pode ocorrer em pacientes com dilatação aórtica preexistente ou condições que colocam a aorta sob pressão ou afetam a resistência da parede (p. ex., hipertensão, gravidez, síndrome de Marfan, síndrome de Ehlers-Danlos, valva aórtica bicúspide, coarctação aórtica).

A dissecção aórtica é uma emergência médica, 50% dos pacientes morrem nas primeiras 48 horas se não tratados. O sintoma clássico presente é uma dor interescapular de início súbito e "dilacerante". Os pacientes podem exibir uma diferença na pressão sanguínea (> 20 mmHg) entre os braços direito e esquerdo. Uma variedade de outros aspectos clínicos pode ser encontrada, dependendo da extensão da dissecção e se ocorrer prejuízo do suprimento sanguíneo para outros órgãos.

Tabela 26.1 Classificação da dissecção aórtica

Classificação de Stanford	Classificação de DeBakey
Dissecções do tipo A envolvem a aorta ascendente	Dissecções do tipo I envolvem a aorta ascendente, arco e aorta descendente
Dissecções do tipo B não envolvem a aorta ascendente	Dissecções do tipo II são confinadas à aorta ascendente
	Dissecções do tipo III originam-se distalmente à artéria subclávia esquerda e são confinadas à aorta descendente

Avaliação ecocardiográfica da dissecção aórtica

Os cortes limitados da TTE significam que um resultado negativo não pode excluir o diagnóstico. Uma imagem adicional com a ecocardiografia transesofágica (TOE) ou tomografia computadorizada (CT)/imagem por ressonância magnética (MRI) pode ser necessária.

Modo 2D e modo M

Inspecionar a aorta com o máximo possível de cortes. Lembrar que a maioria das dissecções surge no segmento inicial da aorta ascendente ou logo após a artéria subclávia esquerda. Procurar cuidadosamente:

- Evidência de dilatação aórtica.
- Evidência de "lâmina de dissecção".

Uma lâmina de dissecção é uma estrutura linear dentro da aorta que é móvel, mas seu padrão de movimento é mais errático do que da parede aórtica (Fig. 26.3). Identificar a localização da dissecção e tentar identificar os pontos de entrada e saída quando possível.

Doppler colorido

Utilizar o Doppler colorido para avaliar o fluxo no interior dos lúmens verdadeiro e falso – seus padrões de fluxo geralmente são diferentes. O fluxo sistólico anterógrado geralmente está presente no lúmen verdadeiro, mas pode estar reduzido ou ausente no falso lúmen. O Doppler colorido pode auxiliar a identificar os pontos de entrada e saída do falso lúmen, com o fluxo vindo do lúmen verdadeiro para o lúmen falso durante a sístole. Notar que pode haver múltiplos sítios de entrada/saída onde o fluxo entre os lumens verdadeiro e falso podem ocorrer.

Algumas vezes pode ser difícil decidir qual é o lúmen verdadeiro e qual é o falso, particularmente na aorta descendente. Assim como nas diferenças de fluxo descritas anteriormente, o lúmen verdadeiro geralmente é menor em tamanho do que o falso, normalmente mais regular do que o falso e é mais provável que apresente pulsação expansível durante a sístole (o lúmen falso pode exibir compressão sistólica).

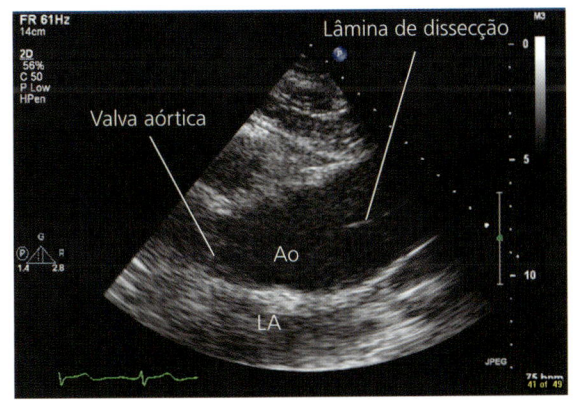

Corte	Paraesternal de eixo longitudinal
Modalidade	2D

Figura 26.3 Dissecção aórtica na aorta ascendente (Ao = aorta; LA = átrio esquerdo).

O sangue no falso lúmen pode dar início à trombose, nesse caso o lúmen falso pode mostrar contraste ecocardiográfico espontâneo ou fluxo ausente. Notar a presença de trombo no lúmen falso em seu relatório.

Aspectos associados
A TTE é útil para identificar complicações da dissecção aórtica:
- Regurgitação aórtica – se a dissecção afetar a raiz aórtica, a estrutura normal da valva aórtica pode estar distorcida, causando regurgitação.
- Isquemia/infarto do miocárdio – o acometimento das artérias coronárias (mais comumente a artéria coronária direita) pode levar à isquemia/infarto, evidenciados pelas anormalidades no movimento regional da parede ventricular.
- Efusão pericárdica/tamponamento cardíaco – ruptura da dissecção no espaço pericárdico causa uma efusão pericárdica hemorrágica e/ou tamponamento cardíaco.

ARMADILHAS NA AVALIAÇÃO ECOCARDIOGRÁFICA DA DISSECÇÃO AÓRTICA
- Diagnóstico falso negativo – um exame de TTE normal não exclui uma dissecção aórtica.
- Diagnóstico falso positivo – artefato ecocardiográfico no lúmen aórtico pode ser confundido com dissecção. Causas comuns de artefato incluem reverberação ou artefato na largura do feixe (p. 21). Artefatos geralmente perdem o movimento caótico visto com uma lâmina de dissecção.
- Em um paciente com dor torácica aguda e anormalidade no movimento da parede do ventrículo esquerdo, sempre checar a presença de dissecção aórtica como uma causa potencial de isquemia/infarto do miocárdio.

RELATÓRIO MODELO
A raiz aórtica está dilatada (diâmetro de 5,8 cm ao nível dos seios de Valsalva). Há uma estrutura ecogênica linear com movimento errático surgindo na raiz aórtica e estendendo-se para a aorta descendente, em posição distal à origem da artéria subclávia esquerda, indicando uma lâmina de dissecção aórtica. Um falso lúmen é notado contendo fluxo sanguíneo no Doppler colorido, com um ponto de entrada na junção sinotubular. Observa-se discreta aposição das cúspides da valva aórtica e regurgitação aórtica moderada. Não há efusão pericárdica. A função ventricular esquerda é normal. Os achados indicam uma dissecção aórtica (Tipo A de Stanford) com uma raiz aórtica dilatada e regurgitação aórtica moderada.

Manejo da dissecção aórtica
Pacientes com dissecção aórtica podem estar gravemente doentes e hemodinamicamente comprometidos, necessitando de estabilização imediata. As dissecções envolvendo a aorta ascendente são tratadas com intervenção cirúrgica urgente. As dissecções confinadas à aorta descendente geralmente são tratadas farmacologicamente (p. ex., controle assíduo da hipertensão), com cirurgia reservada para quaisquer complicações (p. ex., ruptura) que possam ocorrer.

HEMATOMA INTRAMURAL
O hematoma intramural pode apresentar sintomas semelhantes à dissecção aórtica e é tratado similarmente. Entretanto, no hematoma intramural observa-se sangramento na camada medial da aorta, não a partir do lúmen aórtico, mas dos vasos que suprem a aorta em si – portanto, não há comunicação entre o sangue na aorta e no hematoma. Todavia, o hematoma intramural pode levar à dissecção ou ruptura aórtica. Na ecocardiografia, um hematoma intramural aparece como uma 'massa' ecogênica circular ou crescêntica na parede da aorta, com espessura > 5 mm, entre as camadas íntima e adventícia.

ANEURISMA DO SEIO DE VALSALVA

Logo acima do nível da valva aórtica estão localizados os três seios de Valsalva, cada um correspondendo a uma das cúspides da valva aórtica (coronária direita, coronária esquerda e não coronária). Embora qualquer um dos seios de Valsalva possa desenvolver dilatação pelo aneurisma, o seio direito é afetado com mais frequência (em torno de dois terços dos casos), e o seio não coronário em aproximadamente um quarto dos casos; o seio esquerdo é raramente afetado.

O aneurisma do seio de Valsalva pode ser congênito, ocorrendo como resultado de uma anormalidade da aorta média e do tecido elástico, conduzindo à dilatação de um único seio. Os aneurismas congênitos podem tornar-se alongados e são classicamente descritos como tendo um aspecto de "cata-vento" na ecocardiografia. Causas adquiridas incluem aterosclerose, endocardite, necrose cística medial, trauma torácico e sífilis. Causas adquiridas frequentemente afetam os três seios. O aneurisma do seio de Valsalva é observado em aproximadamente 10% dos pacientes com síndrome de Marfan.

O aneurisma do seio de Valsalva pode levar a:

- Regurgitação aórtica.
- Compressão ou distorção de estruturas locais (p. ex., artérias coronárias, via de saída do ventrículo direito, sistema de condução).
- Ruptura do aneurisma em uma estrutura adjacente (mais comumente no ventrículo direito ou átrio direito, ou mais raramente nas câmaras cardíacas do lado esquerdo, artéria pulmonar ou pericárdio).

A avaliação ecocardiográfica de aneurisma do seio de Valsalva inclui:

- Medida das dimensões da raiz aórtica.
- Descrição do(s) seio(s) envolvido(s).
- Avaliação da estrutura e função da valva aórtica, buscando-se, principalmente, pela regurgitação aórtica.
- Busca por evidência de compressão ou distorção de quaisquer estruturas vizinhas pelo aneurisma.
- Avaliação da presença ou não de ruptura, qual câmara está envolvida e quais são os efeitos hemodinâmicos.
- Investigar anormalidades associadas (defeito septal ventricular, valva aórtica bicúspide).

O reparo de um aneurisma do seio de Valsalva rompido pode ser realizado cirúrgica ou percutaneamente, utilizando um dispositivo oclusor. Os aneurismas sem ruptura podem ser reparados cirurgicamente, embora o tempo ideal para a cirurgia seja controverso.

ATEROMA AÓRTICO

As placas ateroscleróticas podem formar-se na aorta, particularmente em pacientes com doença vascular em outros locais (p. ex., doença da artéria coronária, doença cerebrovascular, doença vascular periférica). O ateroma aórtico é detectado como espessamento ecogênico irregular da camada íntima da aorta, é encontrado com mais frequência na aorta descendente do que na aorta ascendente e é mais bem estudado com a TOE (mas pode ser visto também durante os estudos de TTE).

Aspectos clínicos do ateroma aórtico

O ateroma aórtico é comumente um achado incidental e desse modo é frequentemente assintomático. Todavia, pode ser uma fonte de embolias arteriais a jusante da placa, causando acidente vascular encefálico e/ou embolias periféricas. A doença ateromatosa da aorta também pode ser um precursor para a dilatação e/ou dissecção da aorta (ver anteriormente).

Pacientes com ateroma aórtico podem ter doença ateromatosa em qualquer local no sistema arterial, e isto pode causar sintomas, por exemplo:

- Doença da artéria coronária – causando angina e/ou síndromes coronárias agudas.
- Doença cerebrovascular – causando ataques isquêmicos transitórios e/ou acidente vascular encefálico.
- Doença vascular periférica – causando claudicação intermitente.

Revisar os pacientes com ateroma aórtico, buscando-se sintomas e sinais de doença vascular e também por principais fatores de risco tratáveis para doença vascular:

- Hiperlipidemia.
- Tabagismo.
- Diabetes melito.
- Hipertensão.

Avaliação ecocardiográfica do ateroma aórtico

Utilizar a ecocardiografia 2D para examinar a aorta quanto à presença de ateroma. Se o ateroma estiver presente, descrever sua localização:

- Raiz aórtica.
- Aorta ascendente.
- Arco aórtico.
- Aorta torácica descendente.
- Aorta abdominal.

Descrever o aspecto do ateroma:

- Há qualquer calcificação do ateroma?
- Observa-se protrusão do ateroma no interior do lúmen do vaso? Qual é a espessura da placa com protrusão?
- O ateroma é móvel?
- A placa ateromatosa é ulcerada (vista como uma "bolsa" semelhante a uma cratera)?

Finalmente, classificar a extensão de qualquer ateroma aórtico como leve, moderada ou grave. Embora essas classificações não sejam claramente definidas, é razoável considerar a doença da placa que é móvel, ulcerada e/ou protrusiva com uma espessura de 5 mm ou mais como "grave" ou "complexa". As placas sem qualquer um desses aspectos são algumas vezes denominadas placas "simples".

RELATÓRIO MODELO

Observa-se uma placa ateromatosa calcificada visível na aorta ascendente e uma placa calcificada moderada no arco aórtico, com protrusão no lúmen da aorta com uma espessura de até 3 mm. A placa ateromatosa não é móvel.

Manejo do ateroma aórtico

Aconselhar os pacientes com ateroma aórtico sobre o manejo do fator de risco (p. ex., parar de fumar, modificação da dieta). O tratamento com medicamentos empregando-se um antiplaquetário (p. ex., aspirina) e uma estatina muitas vezes é apropriado. O ateroma associado à dilatação ou dissecção da aorta pode necessitar de intervenção cirúrgica.

Leitura complementar

Anderson RH. Clinical anatomy of the aortic root. *Heart* 2000;**84**:670–73.

Braverman AC. Aortic involvement in patients with a bicuspid aortic valve. *Heart* 2011;**97**:506–13.

Erbel R, Eggebrecht H. Aortic dimensions and the risk of dissection. *Heart* 2006;**92**:137–42.

Evangelista A, Flachskampf FA, Erbel R, et al. on behalf of the European Association of Echocardiography. Echocardiography in aortic diseases: EAE recommendations for clinical practice. *Eur J Echocardiogr* 2010;**11**:645–58.

Hiratzka LF, Bakris GL, Beckman JA, et al. 2010 ACCF/AHA/AATS/ACR/ASA/SCA/SCAI/SIR/STS/SVM guidelines for the diagnosis and management of patients with thoracic aortic disease. *Circulation* 2010;**121**:e266–69.

Nataf P, Lansac E. Dilation of the thoracic aorta: medical and surgical management. *Heart* 2006;**92**:1345–52.

Von Kodolitsch Y, Robinson PN. Marfan syndrome: an update of genetics, medical and surgical management. *Heart* 2007;**93**:755–60.

CAPÍTULO 27

Massas cardíacas

A detecção de uma massa cardíaca frequentemente tem implicações clínicas significativas, sendo necessária a avaliação ecocardiográfica cuidadosa para determinar, à medida do possível, sua provável origem. Algumas estruturas inofensivas, como a banda moderadora no ventrículo direito (RV), podem dar o aspecto de uma massa e desse modo é particularmente importante tentar distinguir uma massa que é patológica de outra que seja uma variante normal. As massas cardíacas na ecocardiografia podem resultar de:

- Tumores:
  - Tumores cardíacos primários:
    – Benigno.
    – Maligno.
  - Tumores cardíacos secundários.
- Trombo.
- Vegetações.
- Variantes normais e outras condições:
  - Banda moderadora.
  - Excrescências de Lambl.
  - Valva de Eustáquio.
  - Rede de Chiari.
  - Hipertrofia lipomatosa do septo interatrial.
  - Vasos dilatados.
  - Cistos.
  - Dispositivos implantados.

TUMORES

A avaliação ecocardiográfica de um tumor cardíaco inclui uma descrição de:

- Tamanho (medir suas dimensões).
- Localização.
- Forma (p. ex., esférica, pedunculada, papilar, achatada).
- Aspecto na superfície (p. ex., regular, irregular, multilobular).
- Textura (p. ex., sólida, em camadas, cística, calcificada, heterogênea).
- Mobilidade (móvel ou fixa).
- Aspectos associados (invasão local, efusão pericárdica).

Como a ecocardiografia não permite um diagnóstico *preciso*, de modo geral é mais apropriado relatar uma massa cardíaca como sendo, por exemplo, "sugestiva de um mixoma" do que como um mixoma "definitivo".

As características mais comuns dos tumores e os aspectos que os distinguem de outras massas cardíacas são descritos a seguir.

Tumores cardíacos primários

Os tumores cardíacos primários são aqueles que se originam do próprio coração. São raros (uma em 2.000 necrópsias) e 75% são benignos (Tabela 27.1).

Os tumores cardíacos primários podem apresentar aspectos sistêmicos, como febre e perda de peso, ou mais especificamente com:

- Embolia – tanto da parte do tumor em si ou do trombo aderente.
- Obstrução – geralmente de um orifício da valva ou via de saída.
- Arritmias – tanto taquiarritmias, como taquicardia ventricular, quanto bloqueio atrioventricular.

Entretanto, os tumores cardíacos são comumente descobertos incidentalmente durante os estudos ecocardiográficos em outras condições.

Mixoma

O mixoma é o tumor cardíaco primário mais comum, sendo responsável por 50% dos casos e é mais comum em mulheres. É geralmente diagnosticado na faixa etária entre 30 e 60 anos. Os mixomas são normalmente (mas não sempre) solitários: 75-80% são encontrados no átrio esquerdo (LA, Fig. 27.1), 15-20% no átrio direito (RA) e raramente nos ventrículos.

Aproximadamente 7% dos mixomas são familiares (autossômico dominante) e são frequentemente múltiplos e encontrados nos ventrículos. Os mixomas familiares tendem a estar presentes na idade mais jovem. Podem ser observadas anormalidades associadas, incluindo sardas faciais e tumores endócrinos, e tais síndromes são agrupadas em conjunto como um "complexo de Carney". Outras síndromes mixomatosas incluem a síndrome NAME e a síndrome LAMB. O rastreamento dos parentes de primeiro grau é adequado em casos familiares suspeitos.

Os mixomas estão ligados ao coração por uma base pedunculada – nos casos dos mixomas atriais, eles se ligam ao septo interatrial na fossa oval. Os achados ecocardiográficos de um mixoma são de uma massa bem definida, frequentemente móvel, e o pedículo pode ser visível. O tumor aparece heterogêneo e pode conter pequenas áreas lucentes e ocasionalmente manchas de cálcio. A ecocardiografia transtorácica (TTE) é geralmente adequada para realizar o diagnóstico, mas a ecocardiografia transesofágica (TOE) tem uma sensibilidade e especificidade maiores e fornece um estudo mais detalhado do mixoma.

Tabela 27.1 Tumores cardíacos primários

Benigno (75%)	Maligno (25%)
Mixoma	Angiossarcoma
Fibroelastoma papilar	Rabdomiossarcoma
Lipoma	
Hemangioma	
Teratoma	
Rabdomioma	
Fibroma	

Figura 27.1 Mixoma extenso no átrio esquerdo, com prolapso na valva mitral durante a diástole (LA = átrio esquerdo; LV = ventrículo esquerdo; RA = átrio direito; RV = ventrículo direito).

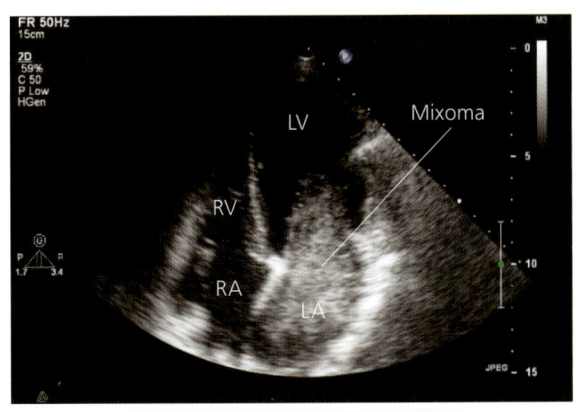

Corte	Apical de 4 câmaras
Modalidade	2D

> **RELATÓRIO MODELO**
> O LA contém uma massa ligada ao septo interatrial via pedúnculo. A massa é aproximadamente esférica, medindo 1,6 cm por 1,4 cm e tem superfície irregular e textura heterogênea com áreas lucentes e calcificadas. A massa é móvel, mas não está causando qualquer obstrução do fluxo na valva mitral. Outras massas intracardíacas não são observadas. Os achados são sugestivos de um mixoma no átrio esquerdo.

A ressecção cirúrgica do mixoma é o tratamento de escolha. Após a ressecção, o acompanhamento a longo prazo é adequado para monitorar a recorrência do tumor (particularmente em casos familiares, onde a taxa de recorrência é de 20%).

Outros tumores cardíacos benignos

Fibroelastoma papilar é um pequeno (< 1,5 cm) tumor benigno e é comumente encontrado ligado à valva aórtica ou mitral. São responsáveis por 10% dos tumores cardíacos primários. Geralmente são detectados incidentalmente durante a ecocardiografia, cirurgia cardíaca ou *post-mortem*, e sua similaridade com as vegetações pode levar ao diagnóstico errôneo de endocardite infecciosa. De modo geral, são altamente móveis e descritos como possuindo um aspecto "cintilante" ao redor das bordas na ecocardiografia. Os tumores podem ser uma fonte de embolias trombóticas, ou fragmentos de fibroelastoma podem embolizar; assim, a ressecção cirúrgica deve ser considerada, particularmente se forem grandes (> 1 cm), móveis e presentes no coração esquerdo.

Lipomas geralmente são vistos abaixo do pericárdio. A imagem por ressonância magnética (MRI) é uma técnica útil para confirmar o diagnóstico. Os lipomas são distintos da hipertrofia lipomatosa do septo interatrial (ver a seguir).

Hemangioma é um tumor vascular benigno raro que pode ocorrer em qualquer câmara.

Rabdomioma é o tumor cardíaco mais comum observado em bebês e crianças. Geralmente é múltiplo e encontrado nos ventrículos. É comumente associado à esclerose tuberosa.

Fibromas são também mais comuns em bebês e crianças, são geralmente solitários e principalmente afetam o septo interventricular. Os fibromas apresentam até 10 cm de diâmetro e aparecem heterogêneos com calcificação multifocal na ecocardiografia. Frequentemente causam obstrução e arritmias.

Teratomas são tumores de linhagens germinativas observados em bebês e crianças, que geralmente afetam o pericárdio e estão associados a uma efusão pericárdica. A ecocardiografia mostra uma massa cística complexa no pericárdio e geralmente no lado direito do coração.

Tumores cardíacos malignos primários

Os tumores malignos representam 25% dos tumores cardíacos primários, e a grande maioria são sarcomas. Existem vários tipos de sarcoma cardíaco, incluindo angiossarcoma (o mais comum), rabdomiossarcoma, histiocitoma fibroso maligno e osteossarcoma.

Os angiossarcomas quase sempre afetam o RA (ao contrário de outros sarcomas que podem ter origem a partir de qualquer região no coração, mas com mais frequência no esquerdo) e ocorrem mais comumente em homens, geralmente na faixa etária de 30-50 anos. Os pacientes frequentemente apresentam sintomas de obstrução do coração direito e, em razão do acometimento pericárdico ser comum, observa-se o tamponamento cardíaco. Na ecocardiografia, a massa possui base alargada, que muitas vezes surge próxima da junção da veia cava inferior com o RA e pode ser invasiva.

Os linfomas cardíacos primários geralmente são linfomas não Hodgkin. Embora não seja incomum o acometimento do coração como consequência do linfoma em outra região, o linfoma cardíaco primário (p. ex., confinado apenas ao coração e pericárdio) é muito raro, mas é observado com mais frequência na síndrome da imunodeficiência adquirida e em pacientes transplantados e imunossuprimidos. A ecocardiografia revela massas, afetando comumente o coração direito, muitas vezes com uma efusão pericárdica.

Tumores cardíacos secundários

Os tumores cardíacos secundários são aqueles que têm origem em qualquer parte do corpo e que têm metástase para o coração (Fig. 27.2). São muito mais comuns do que os tumores cardíacos primários (estima-se entre 30 e 1.000 vezes mais comum), mas apenas 10% causam sintomas ou sinais durante a vida. Os tumores que têm me-

Figura 27.2 Tumor secundário extenso no átrio direito (IVC = veia cava inferior).

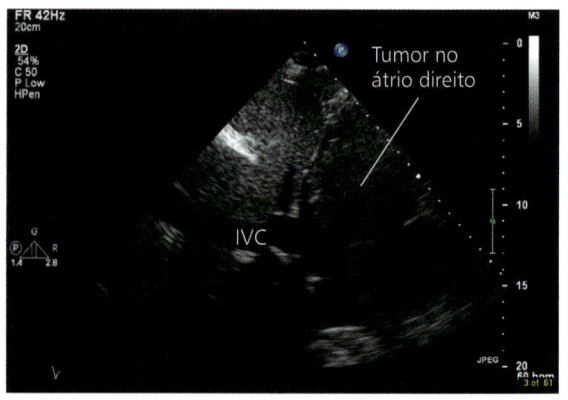

Corte	Subcostal
Modalidade	2D

tástase para o coração muitas vezes incluem melanoma, carcinoma de mama, carcinoma brônquico, linfoma e leucemia. Os pacientes sintomáticos geralmente apresentam arritmias ou insuficiência cardíaca e podem manifestar efusão pericárdica.

A ecocardiografia comumente detecta espessamento epicárdico, embora o miocárdio e o endocárdio possam também ser afetados, frequentemente com efusão pericárdica. Os tumores podem disseminar-se também para o coração diretamente ao longo dos vasos – o carcinoma de células renais pode invadir o coração pela veia cava inferior, e o carcinoma brônquico pelas veias pulmonares.

TROMBO

O trombo cardíaco provavelmente se forma quando:

1. Observa-se estase (ou fluxo lento) do sangue.
2. O endocárdio é anormal (permitindo ao trombo se ligar).
3. O sangue é hipercoagulável (tornando-o mais propenso à coagulação).

Portanto, a formação do trombo ocorre com mais frequência no LA durante a fibrilação atrial (AF), quando há perda de contração atrial normal e no ventrículo esquerdo (LV) após o infarto do miocárdio, quando a contratilidade reduzida predispõe à formação de trombo (particularmente se ocorre formação de aneurisma). A presença de um dispositivo intracardíaco, como uma prótese valvar ou um fio de marca-passo, pode agir também como um foco de trombose. Onde há alto risco de trombose (ou quando um trombo já se formou), utiliza-se um medicamento anticoagulante, como a varfarina.

Quando há suspeita da ocorrência de um trombo cardíaco, é importante perguntar a si mesmo, "Qual é o substrato"? Em outras palavras, qual é a anormalidade subjacente que permitiu a formação do trombo? Se você não puder encontrar um substrato, reavaliar se você está observando um trombo ou um tipo diferente de massa cardíaca. Por exemplo, a formação de trombo no LV seria muito incomum na presença de um LV estruturalmente normal com boa função.

Avaliação ecocardiográfica do trombo

A avaliação ecocardiográfica de um trombo cardíaco deve incluir uma descrição de:

- Tamanho (medir suas dimensões).
- Localização.
- Forma (p. ex., chata, protrusa, esférica).
- Aspecto da superfície (p. ex., regular, irregular).
- Textura (p. ex., sólida, em camadas, calcificada).
- Mobilidade (móvel ou fixa).
- Aspectos associados (p. ex., LA dilatado, aneurisma do LV).

Comparado a um mixoma, um trombo geralmente possui uma forma mais irregular. O trombo geralmente se liga ao endocárdio por uma via de base larga mais do que um pedículo e é consequentemente menos móvel. Uma grande proporção de trombos no LA está localizada no apêndice do LA, que pode ser difícil de investigar totalmente na TTE. O apêndice é, porém, claramente observado na TOE. É importante tentar distinguir entre trombo e os músculos pectíneos, as cristas musculares normais encontradas nas paredes de ambos os átrios e o apêndice. Os músculos pec-

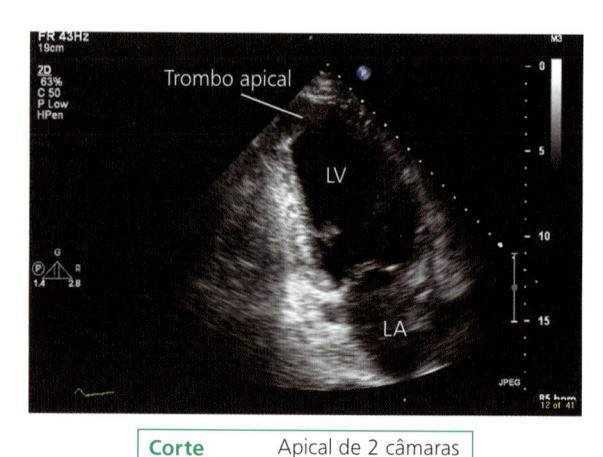

Figura 27.3 Trombo apical no ventrículo esquerdo (LA = átrio esquerdo; LV = ventrículo esquerdo).

Corte	Apical de 2 câmaras
Modalidade	2D

tíneos são imóveis e estendem-se em bandas; o trombo geralmente é mais arredondado e móvel.

A estase sanguínea no coração (e às vezes, mesmo na aorta) pode ser evidenciada como um "contraste ecocardiográfico espontâneo", que apresenta o aspecto de uma "nuvem" com movimento circular de pequenas partículas, sendo dessa forma algumas vezes referida como uma "fumaça". Embora seja detectada com frequência (e mais evidentemente) durante os estudos de TOE, pode ser observada também durante a TTE. O contraste espontâneo é causado por reflexões ecocardiográficas formadas por agregados de hemácias movendo-se em baixa velocidade e é mais comumente observado no LA em pacientes na AF, principalmente se também apresentam estenose mitral. Indica um risco elevado de formação de trombo.

O trombo no LV normalmente ocorre em associação a uma área com anormalidade no movimento da parede e/ou formação de aneurisma, comumente o ápice (Fig. 27.3). A textura ecocardiográfica do trombo geralmente é distinta do miocárdio adjacente. Com o passar do tempo, o trombo pode tornar-se organizado e em camadas e pode haver calcificação associada. A TTE é melhor do que a TOE para a detecção do trombo ventricular, quando o ventrículo é mais próximo à sonda na imagem da TTE.

O trombo no coração direito é observado com menos frequência e pode representar uma tromboembolia que surgiu nas veias periféricas e está "em trânsito" para tornar-se uma embolia pulmonar. Outra causa de trombos no coração direito é a presença de dispositivos, como cabos-eletrodos de marca-passo/desfibriladores ou cateteres intravasculares, que podem agir como um foco para a formação de trombo.

RELATÓRIO MODELO

O LV contém uma massa imóvel em seu ápice. A massa tem 1,8 cm de largura e 0,8 cm de profundidade e apresenta uma superfície regular e uma textura em camadas. Não há calcificação. Os segmentos apicais subjacentes do LV são acinéticos. Os achados são sugestivos de um trombo mural no ápice do LV, secundário a um infarto apical.

VEGETAÇÕES

As vegetações são discutidas com mais detalhes no Capítulo 23. As vegetações geralmente são irregulares em forma, móveis e ligadas aos folhetos da valva no lado a montante (ao contrário do fibroelastoma papilar, que se liga a jusante). A endocardite infecciosa também pode causar abscessos, que também possuem aspecto de massas cardíacas. Assim como nos achados ecocardiográficos, o contexto clínico é importante na diferenciação entre vegetações e outras causas de massas cardíacas.

VARIANTES NORMAIS E OUTRAS CONDIÇÕES

Banda moderadora

A banda moderadora é uma crista muscular proeminente do tecido que corre pelo RV e é bem observada particularmente na janela apical. Pode ser confundida com uma massa cardíaca. Similarmente, as "cordas falsas" no LV (e mesmo os músculos papilares) podem ser inadvertidamente confundidas com massas anormais.

Excrescências de Lambl

As excrescências de Lambl são pequenas fitas filamentosas no lado ventricular da valva aórtica e correspondem a um achado normal em idosos e acredita-se que tenham origem do "desgaste e laceração" nas bordas das cúspides. Na ecocardiografia, podem ser confundidas com os fibroelastomas papilares, mas normalmente são menores.

Valva de Eustáquio

A valva de Eustáquio é um remanescente embriológico membranoso – seu papel na vida fetal é direcionar o sangue oxigenado para o forame oval e longe da valva tricúspide. Na vida adulta geralmente é vista como uma alça fina na junção da veia cava inferior com o RA. O tamanho e a mobilidade da valva de Eustáquio é muito variável entre os indivíduos, mas isto representa uma variação normal.

Rede de Chiari

Uma rede de Chiari é um remanescente embriológico do seio venoso e forma uma estrutura similar a uma rede atravessando o RA em aproximadamente 2% da população. Não há significado clínico, embora possa tornar mais difícil a passagem dos cateteres no coração direito.

Hipertrofia lipomatosa do septo interatrial

A hipertrofia lipomatosa do septo interatrial é caracterizada por um acúmulo de tecido adiposo não encapsulado no septo interatrial. Apresenta uma incidência que varia de 1 a 8% e é mais comum com obesidade e idade avançada. Embora geralmente assintomática, foram relatadas associações a arritmias. Os achados ecocardiográficos característicos são:

- Espessamento acentuado do septo interatrial (≥ 15 mm).
- Aspecto ecogênico de tecido lipomatoso.
- Sem comprometimento da fossa oval (dando um formato de halteres).

Vasos dilatados

Um **seio coronário dilatado** pode dar um aspecto de uma massa cística atrás do coração (Fig. 27.4). O alargamento do seio coronário geralmente ocorre como resultado da drenagem anômala do *lado esquerdo* da veia cava superior. Isto pode ser confir-

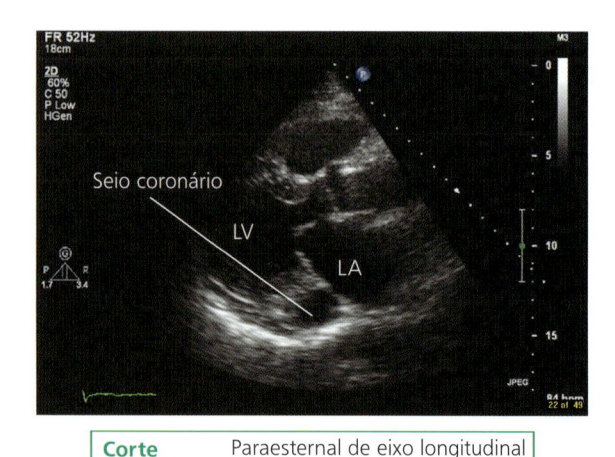

Figura 27.4 Seio coronário dilatado (LA = átrio esquerdo; LV = ventrículo esquerdo).

Corte	Paraesternal de eixo longitudinal
Modalidade	2D

mado por uma injeção de solução salina agitada em uma veia do braço esquerdo – as bolhas serão observadas preenchendo o seio coronário, seguido pelo RA.

Um **aneurisma na artéria coronária** também pode dar um aspecto de uma massa cística cardíaca ao longo da rota das artérias coronárias. A artéria coronária direita é mais comumente afetada do que a esquerda. O diagnóstico pode ser confirmado pela angiografia coronária ou tomografia computadorizada (CT)/imagem por ressonância magnética (MRI) do coração.

Cistos

Os cistos pericárdicos são uma anormalidade benigna que geralmente são congênitos, mas são relatados também após a cirurgia cardíaca. São mais comumente localizados no ângulo cardiofrênico direito. A maioria é assintomática e descoberta incidentalmente, mas alguns cistos podem apresentar sintomas compressivos. Na ecocardiografia, os cistos têm um aspecto de uma cavidade oval, semelhante a uma efusão pericárdica loculada e geralmente apresentam um tamanho de 1-5 cm. As opções de manejo incluem observação, drenagem percutânea e ressecção cirúrgica.

Dispositivos implantados

À primeira vista, os dispositivos implantados podem, às vezes, ter o aspecto de uma massa cardíaca. O diagnóstico geralmente é esclarecido simplesmente perguntando-se ao paciente sobre quaisquer procedimentos cardíacos anteriores. Os dispositivos que podem causar confusão incluem:

- Eletrodos de marca-passo e desfibriladores (no RV e RA).
- Cateteres intravasculares.
- Próteses valvares.
- Dispositivos oclusores no septo atrial.
- Dispositivo de assistência ao LV.

Leitura complementar

Auger D, Pressacco J, Marcotte F, et al. Cardiac masses: an integrative approach using echocardiography and other imaging modalities. *Heart* 2011;**97**:1101–9.

Bruce CJ. Cardiac tumours: diagnosis and management. *Heart* 2011;**97**:151–60.

Nadra I, Dawson D, Schmitz SA, et al. Lipomatous hypertrophy of the interatrial septum: a commonly misdiagnosed mass often leading to unnecessary cardiac surgery. *Heart* 2004;**90**:e66.

Patel J, Park C, Michaels J, et al. Pericardial cyst: case reports and a literature review. *Echocardiography* 2004;**21**:269–72.

CAPÍTULO 28

Cardiopatia congênita

Este livro trata da ecocardiografia *adulta*, sendo assim, as anormalidades congênitas descritas neste capítulo são principalmente aquelas que podem ser encontradas em pacientes adultos, frequentemente após cirurgia cardíaca ou correção percutânea. Uma discussão detalhada a respeito da cardiopatia congênita está além do escopo deste livro, mas vários trabalhos de referência excelentes estão disponíveis para leitura complementar.

DEFEITO DO SEPTO ATRIAL

O defeito do septo atrial (ASD) é a forma mais comum de cardiopatia congênita vista em adultos. A forma mais comum de defeito é o **ASD tipo** *ostium secundum*, responsável por dois terços dos casos, cuja fossa oval está ausente, ocasionando um defeito no centro do septo interatrial. O **ASD tipo** *ostium primum* é mais raro e causa um defeito no septo interatrial inferior, frequentemente associado a uma fenda no folheto anterior da valva mitral. O ASD do tipo seio venoso também é raro e é observado próximo ao local onde a veia cava superior ou inferior se junta ao átrio direito (RA). Ele está associado à drenagem venosa pulmonar anômala parcial, em que uma ou mais veias pulmonares drenam diretamente para o RA (ou uma das veias cavas) em vez do átrio esquerdo (LA).

Um ASD pode ser adquirido também como resultado de uma punção intencional do septo interatrial, durante a valvoplastia mitral por cateter-balão ou procedimentos eletrofisiológicos do lado esquerdo, ou mesmo, em razão da punção acidental durante o cateterismo do coração direito ou implante de marca-passo.

Aspectos clínicos do defeito do septo atrial

O ASD pode permanecer assintomático por muitos anos e pode manifestar-se tardiamente na vida adulta. Também pode ser um achado incidental. Os aspectos clínicos estão sumarizados na Tabela 28.1. Em casos avançados, o fluxo sanguíneo pulmonar elevado com um ASD eventualmente leva à hipertensão pulmonar e insuficiência do coração direito.

Avaliação ecocardiográfica do defeito do septo atrial

O melhor corte transtorácico do septo interatrial é obtido a partir da **janela subcostal**, embora o septo possa ser observado também a partir da janela apical (corte de 4 câmaras) e da janela paraesternal (corte de eixo curto, nível da valva aórtica). Em cada plano, utilizar a ecocardiografia 2D para avaliar a estrutura do septo interatrial:

- O septo interatrial aparece normal ou observa-se a formação de aneurisma (ver quadro)?
- Há qualquer evidência de *drop-out* (ausência do sinal) ecocardiográfico para avaliação do septo que indique um defeito? No corte apical, não é incomum observar áreas de *drop-out* "aparente" no septo interatrial, que é um longo caminho a partir

Tabela 28.1 Aspectos clínicos do defeito do septo atrial

Sintomas	Sinais
Podem ser assintomáticos	Fibrilação atrial pode ocorrer
Dispneia	Desdobramento amplo e fixo da segunda bulha
Infecções respiratórias reincidentes	Sopro sistólico (fluxo) na área pulmonar
Palpitações (fibrilação atrial)	Insuficiência do coração direito (casos avançados)
Embolia paradoxal	

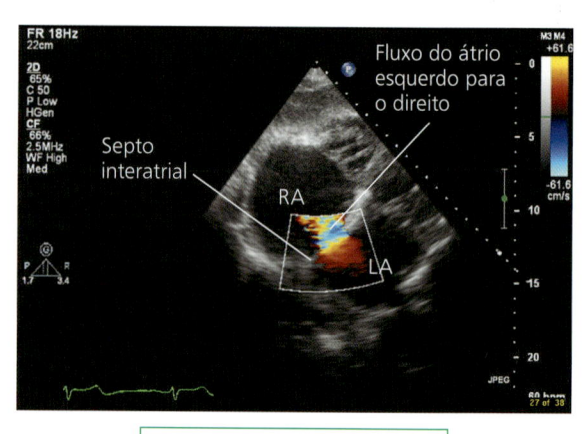

Figura 28.1 Defeito do septo atrial tipo *ostium secundum* (LA = átrio esquerdo; RA = átrio direito).

Corte	Subcostal
Modalidade	Doppler colorido

da sonda, desse modo, seja cuidadoso para não relatar o *dropout* como um ASD, a menos que você possa detectá-lo em outros cortes e/ou que você tenha também mais evidências que sustentem este achado.

- Avaliar o tamanho/função do átrio e do ventrículo direito – eles estão dilatados como consequência de um *shunt* (desvio) da esquerda para direita? Há evidências de sobrecarga de volume do coração direito (movimento paradoxal no septo interventricular)?

Utilizar o Doppler colorido para investigar a presença de fluxo através do ASD que é normalmente da esquerda para a direita, principalmente durante a diástole e também na sístole (Fig. 28.1).

No corte subcostal, utilizar o Doppler de onda pulsada (PW) para avaliar o fluxo sanguíneo que passa pelo defeito.

Se você identificar um ASD, comentar em relação ao seu tamanho e localização (*secundum*, *primum* ou seio venoso) e certifique-se de verificar quaisquer anormalidades associadas (p. ex. fenda no folheto anterior da valva mitral). Observar também a presença de regurgitação pulmonar e/ou da tricúspide e, quando possível, avaliar a pressão da artéria pulmonar no caso de desenvolvimento de hipertensão pulmonar. Realizar o cálculo para estimar a razão ou índice do *shunt* (ver quadro).

CÁLCULOS DO *SHUNT*

Geralmente o volume sistólico do coração direito iguala-se ao do esquerdo. Todavia, a presença de um *shunt* da esquerda para a direita significa que uma porção do sangue que normalmente deixaria o coração esquerdo em cada batimento cardíaco, em vez disso, entra no coração direito e é bombeada pelos pulmões antes de retornar ao coração esquerdo novamente. Portanto, na presença de um *shunt* esquerda-direita, o volume sistólico do coração direito é maior do que o do esquerdo, e a razão entre os dois é a medida da gravidade do *shunting*. A razão frequentemente é referida como Qp/Qs, onde Qp é o fluxo sanguíneo pulmonar, e Qs é o fluxo sanguíneo sistêmico. Para calcular a razão ou índice de *shunt*:

- No corte paraesternal de eixo curto (nível de valva aórtica), medir o diâmetro da via de saída do ventrículo direito (RVOT) em cm, depois utilizar essa medida para calcular a área de secção transversa (CSA) da RVOT em cm^2:

$$CSA_{RVOT} = 0,785 \times (\text{diâmetro de RVOT})^2$$

- No mesmo corte, medir a integral de velocidade-tempo (VTI) do fluxo na RVOT (empregando o Doppler de PW) para fornecer a VTI_{RVOT}, em cm.
- O volume sistólico na RVOT (SV_{RVOT}), em mL/batimento, pode então ser calculado a partir:

$$SV_{RVOT} = CSA_{RVOT} \times VTI_{RVOT}$$

- No corte paraesternal de eixo longitudinal, medir o diâmetro de LVOT em cm, em seguida utilizar essa medida para calcular a CSA de LVOT em cm^2:

$$CSA_{LVOT} = 0,785 \times (\text{diâmetro de LVOT})^2$$

- No corte apical de cinco câmaras, medir a VTI do fluxo na LVOT (utilizando o Doppler de PW) para fornecer a VTI_{LVOT}, em cm.
- O volume sistólico na LVOT (SV_{LVOT}), em mL/batimento, pode então ser calculado a partir de:

$$SV_{LVOT} = CSA_{LVOT} \times VTI_{LVOT}$$

O índice de *shunt* é a razão entre SV_{RVOT} e SV_{LVOT} que, na presença de *shunt* da esquerda para a direita, será maior que um. Uma limitação significativa dos cálculos de *shunt* é que são fortemente dependentes da medida acurada do diâmetro de RVOT e LVOT – como o cálculo envolve o quadrado dessas medidas, mesmo uma pequena imprecisão na medida pode levar a um grande erro no resultado final.

Se houver dúvida quanto à presença de um ASD, pode ser necessário realizar um estudo de contraste com solução salina "agitada" como aquele realizado para o forame oval patente (PFO) (ver quadro). Embora a ecocardiografia transtorácica (TTE) possa frequentemente detectar evidência de ASD, a ecocardiografia transesofágica (TOE) geralmente será necessária para avaliar um ASD em detalhes (ou para excluir um ASD, se a suspeita clínica permanecer após uma TTE normal). Defeitos do tipo seio venoso podem ser muito difíceis de visualizar na TTE.

ANEURISMA DO SEPTO ATRIAL

Acredita-se que os aneurismas do septo atrial tenham uma prevalência de aproximadamente 1%. São definidos como uma protuberância ou deformação do septo interatrial com protrusão de, pelo menos, 10 mm no átrio direito ou esquerdo (ou, se móvel, balançando por, pelo menos, 10 mm de lado a lado) e com um diâmetro ao longo de sua base de, pelo menos, 15 mm. São relatados em associação ao ASD e PFO (e também ao prolapso da valva mitral) e também se acredita que sejam uma potencial fonte cardíaca de embolias.

Conduta terapêutica para defeitos do septo atrial

Um ASD pode ser fechado percutânea ou cirurgicamente. O fechamento percutâneo é realizado para os ASDs tipo *ostium secundum*, se houver uma borda adequada de tecido ao redor do defeito que permita a implantação de um dispositivo oclusor septal sem afetar as estruturas adjacentes. O fechamento cirúrgico requer uma toracostomia para abrir um dos átrios e suturar um remendo (feito de Dacron ou de pericárdio do próprio paciente) sobre o defeito.

Avaliação ecocardiográfica após o reparo

Utilizando os mesmos cortes realizados para o ASD sem reparo:

- Comentar quanto à presença de um dispositivo oclusor ou remendo septal.
- Verificar qualquer *shunt* residual.
- Avaliar o tamanho e função do coração direito.
- Avaliar a pressão arterial pulmonar.

ASD E ECOCARDIOGRAFIA 3D
A ecocardiografia 3D pode ser útil na avaliação da cardiopatia congênita e tem um valor particular na avaliação dos ASDs, fornecendo informação sobre a morfologia do septo interatrial e das estruturas adjacentes. Também é utilizada para guiar o fechamento do dispositivo.

FORAME OVAL PATENTE

No útero, o forame oval é uma estrutura semelhante a uma aba que permite o *shunting* do sangue diretamente do RA para o LA. A aba normalmente se fecha após o nascimento, quando a pressão do LA aumenta e torna-se fechada em 12 meses. Entretanto, em aproximadamente 25% da população geral o forame não se fecha completamente, e o PFO resultante é um potencial canal entre os átrios direito e esquerdo.

Aspectos clínicos do forame oval patente

Na maioria das pessoas o PFO não causa problemas e nem achados clínicos diretos, mas em um pequeno número de indivíduos pode ser uma causa de acidente vascular encefálico (permitindo a passagem de um coágulo do lado venoso da circulação para o lado arterial: "embolia paradoxal") e também está associado à doença da descompressão em mergulhadores (embolia gasosa paradoxal). Há também uma elevada incidência de PFO entre pacientes com enxaqueca.

Avaliação ecocardiográfica de forame oval patente

Com a sonda ecocardiográfica na **janela apical**, obter um corte de quatro câmaras e visualizar o septo interatrial.

Utilizar o Doppler colorido para verificar a presença de qualquer fluxo pelo septo interatrial. Pedir ao paciente para realizar e, então, liberar uma manobra de Valsalva (respiração profunda e "forçar para baixo") pode momentaneamente abrir um PFO e revelar um breve jato de fluxo da direita para esquerda.

Em seguida, mover a sonda para a janela subcostal (que geralmente permite um corte mais adequado do septo interatrial, como é visto pela frente) e investigar o septo interatrial novamente utilizando o Doppler colorido, repetindo a manobra de Valsalva, quando necessário.

Pode ser necessário continuar a realizar um estudo de contraste com bolhas utilizando solução salina "agitada" (p. 79). Embora a TTE possa, algumas vezes, detectar um PFO, a TOE é considerada a investigação de escolha.

Conduta terapêutica do forame oval patente

O PFO é comum e não requer tratamento se for um achado incidental. Para pacientes que apresentam acidente vascular encefálico resultante de embolia paradoxal, o tratamento com aspirina ou varfarina geralmente é considerado. Alguns pacientes também podem ser candidatos ao reparo do PFO, que pode ser realizado tanto por via percutânea (utilizando um dispositivo oclusor de PFO) ou cirurgicamente. O papel do fechamento do PFO no tratamento de enxaquecas permanece controverso.

Avaliação ecocardiográfica após o reparo
Utilizar os mesmos cortes realizados para o PFO sem reparo:
- Comentar em relação à presença de um dispositivo oclusor ou remendo de septo.
- Verificar qualquer *shunt* residual.

DEFEITO DO SEPTO VENTRICULAR

O septo interventricular contém duas partes: o septo muscular e o septo membranoso fibroso, mais fino (que se encontra logo abaixo da valva aórtica). Um defeito do septo ventricular (VSD) permite o fluxo diretamente entre os ventrículos esquerdo e direito e pode ser uma anormalidade congênita (na verdade, o VSD é o defeito cardíaco congênito mais comum) ou pode ser adquirido como uma complicação do infarto do miocárdio (p. 139).

O VSD pode ser categorizado de acordo com a sua localização como:

- **VSD (peri)membranoso** – o tipo mais comum, localizado na parte membranosa do septo abaixo da valva aórtica. É bem observado no corte paraesternal de eixo longitudinal.
- **VSD muscular** – encontrado na parte muscular do septo. Os VSDs musculares podem ser múltiplos ("septo do tipo queijo suíço").
- **VSD na via de entrada** – também conhecido como tipo canal ou VSD posterior, é encontrado em posição posterior ao folheto septal da tricúspide e pode estar associado ao defeito do canal atrioventricular. É detectado com facilidade no corte apical de quatro câmaras.
- **VSD subpulmonar** – também conhecido como VSD supracristal, na via de saída ou duplamente comprometido, este tipo é incomum e localiza-se logo abaixo das valvas aórtica e pulmonar. É observado facilmente no corte paraesternal de eixo curto. Este tipo de VSD é comumente associado à regurgitação aórtica em razão do prolapso da cúspide coronária direita da valva aórtica.

Um grande VSD pode manifestar-se com a insuficiência cardíaca na infância; os pequenos VSDs são geralmente assintomáticos. Os VSDs causam um sopro panssistólico em nível da borda esternal esquerda baixa e, como regra geral, quanto menor o defeito, mais alto o sopro. O *shunting* do sangue da esquerda para direita pode levar à hipertensão pulmonar que pode causar reversão do *shunt* (síndrome de Eisenmenger; ver quadro). As decisões quanto ao fechamento do VSD podem ser complexas e devem levar em consideração os sintomas, a presença de insuficiência cardíaca, o grau de *shunting* e a presença de hipertensão pulmonar.

Avaliação ecocardiográfica do defeito do septo ventricular
Investigar o septo interventricular com o maior número de cortes possíveis. Utilizar a ecocardiografia 2D para avaliar a estrutura do septo interventricular:

- Há qualquer *dropout* na ecocardiografia do septo para indicar um defeito? Descrever o tipo de VSD de acordo com a sua localização [(peri)membranoso, muscular, na via de entrada ou subpulmonar)]. Avaliar se múltiplos defeitos estão presentes.

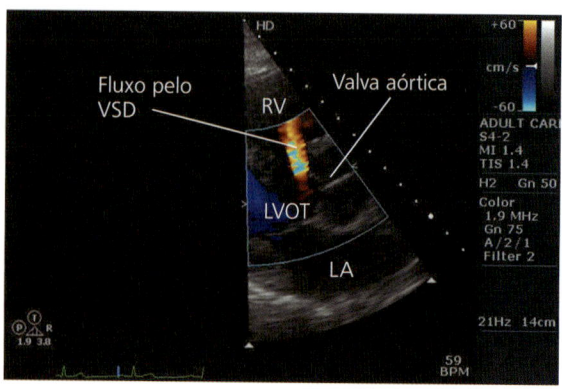

Figura 28.2 Defeito do septo ventricular (VSD) (LA = átrio esquerdo; LVOT = via de saída do ventrículo esquerdo; RV = ventrículo direito).

Corte	Paraesternal de eixo longitudinal
Modalidade	Doppler colorido

- Medir o tamanho do VSD.
- Avaliar o tamanho e função do RV – está dilatado como consequência de um *shunt* da esquerda para direita?
- Avaliar o tamanho do LA – está dilatado como resultado da sobrecarga de volume?
- Avaliar o tamanho e função do LV (geralmente normal).

Utilizar o Doppler colorido para investigar a presença de fluxo pelo septo interventricular para o RV (Fig. 28.2).

No corte subcostal, utilizar o Doppler de ondas contínua (CW) e pulsada (PW) para avaliar o fluxo pelo defeito. Geralmente se observa um jato de alta velocidade do ventrículo esquerdo para o direito durante a sístole, com fluxo de menor velocidade durante a diástole.

Se você identificar um VSD, verificar quaisquer anormalidades associadas (p. ex. prolapso da cúspide aórtica, regurgitação aórtica). Investigar também a presença de regurgitação da tricúspide e/ou pulmonar e, quando possível, avaliar a pressão da artéria pulmonar no caso de desenvolvimento de hipertensão pulmonar. Realizar o cálculo para estimar o índice de *shunt*.

Avaliação ecocardiográfica após o reparo

Utilizar os mesmos cortes realizados para a visualização do VSD sem reparo:

- Comentar sobre a presença de um remendo septal.
- Verificar qualquer *shunt* residual.
- Investigar por regurgitação aórtica (após o fechamento do VSD na via de saída).
- Avaliar o tamanho e função do coração esquerdo.
- Avaliar o tamanho e função do coração direito.
- Avaliar a pressão da artéria pulmonar.

CANAL ARTERIAL PERSISTENTE

O canal arterial persistente (PDA) é, às vezes, referido como canal arterial *patente*. No feto, o canal arterial age como um *shunt* conectando a artéria pulmonar (na junção das artérias pulmonares principal e esquerda) ao arco aórtico (logo após a origem da artéria subclávia esquerda). Isto permite que grande parte (90%) do sangue bombeado pelo RV alcance a circulação sistêmica diretamente, evitando a passagem pelos pulmões. O canal arterial normalmente começa a fechar-se imediatamente após o nascimento e é geralmente fechado completamente em poucos dias, deixando para trás apenas um remanescente semelhante a um cordão (o ligamento arterioso).

A falha no fechamento do canal arterial significa que um *shunt* esquerda-direita persiste entre o arco aórtico e a artéria pulmonar, com fluxo de sangue da aorta de alta pressão para a artéria pulmonar de baixa pressão. Isto leva ao fluxo excessivo de sangue pela circulação pulmonar e, a longo prazo, pode causar hipertensão pulmonar.

Aspectos clínicos do canal arterial persistente

Neonatos com PDA geralmente são assintomáticos, mas podem apresentar às vezes dificuldade para se alimentarem ou deficiência no crescimento. Os aspectos clínicos do PDA podem incluir taquicardia, uma pressão de pulso aumentada e pulso célere, um "sopro em maquinaria" sistólico-diastólico contínuo, baqueteamento e cianose.

Avaliação ecocardiográfica do canal arterial persistente

Com a sonda ecocardiográfica na **janela supraesternal**, obter um corte da aorta para visualizar o PDA quando se origina do arco aórtico.

Utilizar o Doppler colorido para analisar o fluxo na aorta, buscando-se principalmente por evidência de um PDA surgindo imediatamente além da origem da artéria subclávia esquerda.

Em seguida, mover a sonda para a janela paraesternal esquerda e inclinar a sonda para obter um **corte paraesternal da RVOT** ou rotacioná-la para obter um **corte paraesternal de eixo curto em nível de valva aórtica**.

Em ambos os cortes, empregar o Doppler colorido para avaliar o fluxo na artéria pulmonar, verificando-se particularmente por evidência de fluxo sanguíneo na artéria pulmonar via PDA (Fig. 28.3).

Investigar cuidadosamente por efeitos secundários do *shunt* no restante do coração, incluindo o desenvolvimento de hipertensão pulmonar e dilatação do coração direito.

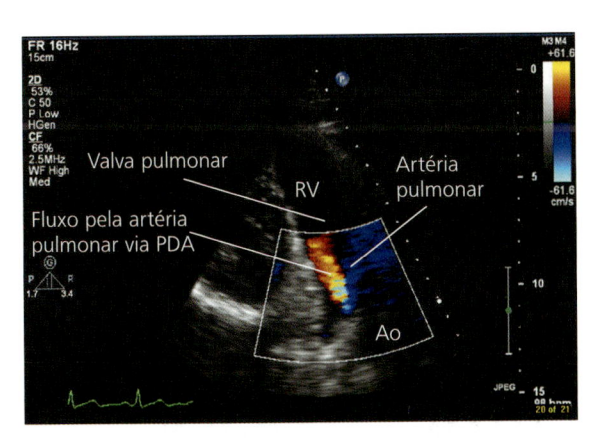

Corte	Via de saída do ventrículo direito
Modalidade	Doppler colorido

Figura 28.3 Canal arterial persistente (PDA) (Ao = Aorta; RV = ventrículo direito).

Conduta terapêutica do canal arterial persistente

Neonatos prematuros com PDA podem ser tratados com inibidores de prostaglandina (p. ex., indometacina intravenosa). As técnicas invasivas que fecham o PDA incluem o uso de dispositivos de fechamento percutâneo ou de ligadura cirúrgica.

A presença de um PDA pode, às vezes, ser vantajosa, por exemplo, na transposição dos grandes vasos (quando permite que o sangue oxigenado alcance a circulação sistêmica) e sob essas circunstâncias o PDA pode ser mantido aberto com a administração de prostaglandinas.

Avaliação ecocardiográfica após o reparo

Utilizar os mesmos cortes realizados para o PDA sem reparo:

- Verificar qualquer *shunt* residual.
- Avaliar o tamanho e função do coração direito.
- Avaliar a pressão da artéria pulmonar.

SÍNDROME DE EISENMENGER

A presença de um *shunt* esquerda-direita (como um ASD, VSD ou PDA) permite a passagem do sangue diretamente do lado esquerdo da circulação para o direito, aumentando o volume de sangue que flui pela circulação pulmonar. Isto leva à pressão elevada nos vasos pulmonares (hipertensão pulmonar) e, com o passar do tempo, os vasos desenvolvem uma resistência aumentada ao fluxo sanguíneo que, por sua vez, acarreta o aumento de pressão do retorno no coração direito e o desenvolvimento de hipertrofia ventricular direita. Gradualmente, as pressões do lado direito aumentam e começam a se igualar, e em seguida, excedem as pressões encontradas no coração esquerdo. Quando isto ocorre, o *shunt* esquerda-direita é revertido, causando o início do *shunting* do sangue da direita para a esquerda. Nesse ponto, o paciente é dito ter desenvolvido a síndrome de Eisenmenger (ou reação). Isto significa que uma porção do sangue venoso (desoxigenado) entra no coração direito cruzando diretamente para o coração esquerdo, contornando os pulmões e reduzindo o teor de oxigênio total na circulação arterial. Clinicamente, o paciente desenvolve cianose, uma descoloração azul da pele e da língua, juntamente com a dispneia e uma queda na capacidade de praticar exercícios.

VALVA AÓRTICA BICÚSPIDE

Uma valva aórtica bicúspide possui duas cúspides funcionais, geralmente de tamanho desigual, com apenas uma única linha de coaptação. As valvas pseudobicúspides são compostas por três cúspides, mas com a fusão de duas das cúspides (bicúspides "funcionalmente ativas"). Há uma forte associação à coarctação aórtica (p. 287), uma valva aórtica bicúspide estando presente em, pelo menos, 50% dos casos.

A prevalência da valva aórtica bicúspide é de 1-2% na população e acredita-se que seja responsável por aproximadamente metade dos casos de estenose aórtica grave em adultos. Corresponde à anormalidade mais comum da valva aórtica congênita. O processo de estenose é similar ao observado na calcificação degenerativa, mas ocorre na idade mais jovem. A fibrose tipicamente tem início em pacientes adolescentes, com calcificação gradual a partir dos 30 anos em diante. Os pacientes que necessitam de cirurgia para estenose de uma valva aórtica bicúspide fazem este tipo de cirurgia em média 5 anos antes daquela realizada para a calcificação degenerativa de uma valva aórtica tricúspide.

A valva aórtica bicúspide frequentemente é assintomática, mas com o início da disfunção valvar, os pacientes podem desenvolver aspectos clínicos de estenose ou regurgitação da aorta. Os pacientes estão em risco de dilatação da raiz aórtica e endocardite infecciosa. O exame clínico frequentemente revela um clique de ejeção sistólica, e características de estenose aórtica ou regurgitação podem estar presentes.

Figura 28.4 Valva aórtica bicúspide.

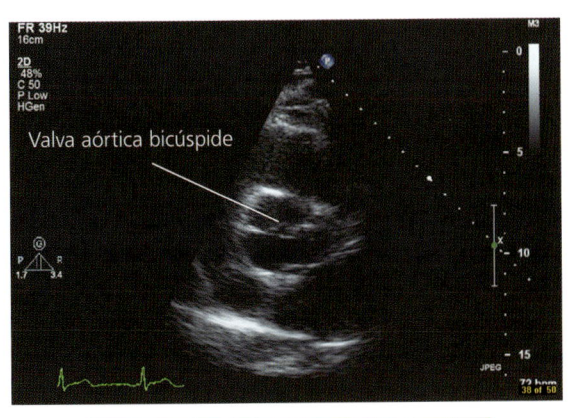

Corte	Paraesternal de eixo curto (nível de valva aórtica)
Modalidade	2D

Uma vez que a valva aórtica bicúspide tenha sido diagnosticada, o acompanhamento ecocardiográfico sequencial é necessário para monitorar o início da disfunção da valva aórtica e/ou dilatação da raiz aórtica, que deve ser tratada adequadamente.

Avaliação ecocardiográfica da valva aórtica bicúspide

- Nos cortes paraesternais de eixos longitudinal e curto (nível de valva aórtica), utilizar a ecocardiografia 2D para:
  - Avaliar as características e dimensões da valva aórtica (Fig. 28.4). A fibrose e a calcificação de uma valva aórtica bicúspide podem distorcer a valva, tornando o reconhecimento de sua natureza bicúspide difícil de ser detectada na ecocardiografia.
  - Procurar por evidência de fusão da cúspide (valva pseudobicúspide) – a linha onde as cúspides se fundem é chamada rafe. Descrever quais cúspides se fundiram.
  - Visualizar a linha de fechamento da valva aórtica no corte paraesternal de eixo longitudinal – a imagem no modo M é a mais apropriada para isso. Uma valva bicúspide geralmente terá uma linha de fechamento excêntrica (p. ex. não está localizada no meio do ânulo aórtico).
  - Avaliar as dimensões da raiz aórtica.
- Utilizar o Doppler colorido para buscar evidência de regurgitação aórtica.
- Utilizar o Doppler de CW e PW para avaliar o fluxo pela valva aórtica e avaliar a gravidade de qualquer estenose ou regurgitação aórtica (Capítulo 19).

Realizar um estudo ecocardiográfico completo, investigando-se principalmente evidência de coarctação aórtica associada.

ESTENOSE AÓRTICA SUBVALVAR E SUPRAVALVAR

A avaliação ecocardiográfica de estenose aórtica é discutida no Capítulo 19, página 156.

COARCTAÇÃO AÓRTICA

A coarctação aórtica é um estreitamento da aorta que comumente ocorre em posição imediatamente distal à origem da artéria subclávia esquerda. É responsável por 5-8% das cardiopatias congênitas, ocorrendo em um a cada 3.000 nascidos vivos (mais frequentemente em indivíduos do gênero masculino). Entretanto, observa-se mais coarctação aórtica do que apenas um estreitamento da aorta, e as condições devem ser consideradas como parte de uma arteriopatia mais generalizada.

Aspectos clínicos da coarctação aórtica

Crianças com coarctação aórtica podem manifestar insuficiência cardíaca ou problemas resultantes da perfusão arterial reduzida para a metade inferior do corpo. Adultos com coarctação aórtica são frequentemente assintomáticos, e o diagnóstico é feito durante a avaliação da hipertensão ou como um achado incidental (Tabela 28.2). Os pacientes podem apresentar aspectos clínicos de uma condição associada, como valva aórtica bicúspide ou síndrome de Turner. Também está associada à estenose aórtica subvalvar, valvar ou supravalvar e à valva mitral em paraquedas.

Avaliação ecocardiográfica da coarctação aórtica

Com a sonda ecocardiográfica na **janela supraesternal**, obter um corte da aorta para visualizar o arco aórtico:

- Utilizar a ecocardiografia 2D para avaliar os aspectos e dimensões do arco aórtico. A coarctação aórtica é detectada muitas vezes em porção distal à origem da artéria subclávia esquerda. Pode haver uma dilatação da aorta em ambos os lados da coarctação.
- Utilizar o Doppler colorido para avaliar o fluxo na aorta, procurando-se principalmente por evidência de fluxo em alta velocidade ou turbulento na região de uma coarctação suspeita.
- Utilizar o Doppler de CW para avaliar o fluxo na aorta descendente, buscando-se por evidência de velocidade de fluxo elevada pela coarctação. Todavia, lembre-se que altas velocidades de fluxo mensuradas com o Doppler de CW *não* são um guia confiável para a gravidade da coarctação. Um guia mais adequado é a presença de fluxo diastólico anterógrado sustentado na aorta ("cauda" ou "escoamento" diastólico), cuja presença sugere uma coarctação significativa (Fig. 28.5).

Realizar um estudo ecocardiográfico completo para inspecionar cuidadosamente por quaisquer outras anormalidades que podem estar associadas à, ou resultante da, coarctação aórtica, incluindo:

- Valva aórtica bicúspide (presente em, pelo menos, 50% dos casos).
- Estenose aórtica subvalvar ou supravalvar.
- VSD.
- Disfunção ou hipertrofia do LV (LVH) (como consequência da hipertensão).

Conduta terapêutica da coarctação aórtica

A coarctação aórtica pode ser tratada por excisão cirúrgica da área de coarctação (seguida tanto por anastomose integral da aorta ou com o uso de um enxerto para pre-

Tabela 28.2 Aspectos clínicos da coarctação aórtica

Sintomas	Sinais
Frequentemente assintomática	Hipertensão
	Sopro sistólico
	Pulso femoral fraco
	Atraso radial-femoral (pulso femoral ocorre depois do radial)

Figura 28.5 Coarctação aórtica – estudo com Doppler de onda contínua (CW) realizado a partir da janela supraesternal mostrando a "cauda" diastólica e uma velocidade máxima de 3,5 m/s na aorta torácica descendente.

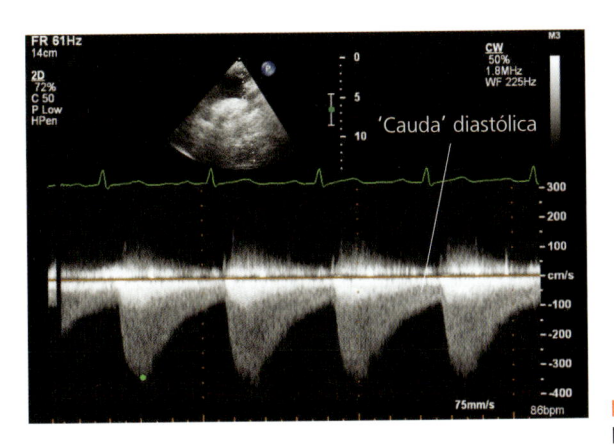

Corte	Supraesternal
Modalidade	Doppler de CW

encher a lacuna resultante). Pode ser tratada também percutaneamente por angioplastia e/ou uso de *stent* na coarctação.

Avaliação ecocardiográfica após o reparo

Após correção, os pacientes com coarctação aórtica necessitam de acompanhamento contínuo com estudos ecocardiográficos anuais. Utilizar os mesmos cortes realizados para a coarctação sem reparo:

- Medir qualquer gradiente residual.
- Inspecionar o desenvolvimento de qualquer dilatação da aorta.
  Além disso:
- Avaliar qualquer LVH (pacientes podem permanecer hipertensos).
- Avaliar quaisquer anormalidades associadas, como valva aórtica bicúspide.

A recoarctação é mais comum naqueles que foram submetidos a reparo como neonatos (incidência de recoarctação de 2,4-5,5%) do que na idade avançada (incidência < 1%). Pode ser um desafio avaliar a recoarctação (e a coarctação residual) utilizando a ecocardiografia, visto que a área de reparo pode ser difícil de visualizar, e os gradientes de Doppler tendem a ser superestimados. Como descrito anteriormente, verificar o fluxo diastólico anterógrado sustentado na aorta como indicativo de uma recoarctação significativa.

ESTENOSE PULMONAR SUBVALVAR, VALVAR E SUPRAVALVAR

A avaliação ecocardiográfica da estenose pulmonar é discutida no Capítulo 21, página 206.

ANOMALIA DE EBSTEIN

Na anomalia de Ebstein, a valva tricúspide (principalmente os folhetos septal e posterior) é deslocada em direção ao ápice do RV. Como resultado, parte do RV torna-se "atrializada" – embora se torne parte do RA, ainda se contrai com o RV, que prejudica a função hemodinâmica do coração direito e tende a exacerbar a regurgitação da tricúspide que geralmente está presente (e varia em gravidade de leve à grave). Existem várias condições associadas:

- ASD e VSD.
- Estenose pulmonar.
- Via acessória (síndrome de Wolff-Parkinson-White).

Quando a anomalia de Ebstein manifesta-se na vida adulta, pode ser observado:

- Dispneia e fadiga.
- Regurgitação tricúspide.
- Insuficiência do coração direito.
- Cianose.
- Palpitações.

Avaliação ecocardiográfica da anomalia de Ebstein

A valva tricúspide pode ser estudada em:

- Janela paraesternal esquerda:
  - Corte paraesternal do influxo ventricular direito.
  - Corte paraesternal de eixo curto.
- Janela apical:
  - Corte apical de quatro câmaras.
- Janela subcostal:
  - Corte subcostal de eixo longitudinal.

2D

Utilizar a ecocardiografia 2D para avaliar a estrutura da valva tricúspide:

- A posição da valva tricúspide é normal ou está deslocada apicalmente? Na anomalia de Ebstein, o folheto tricúspide septal ou posterior encontra-se deslocado em direção ao ápice do RV em, pelo menos, 0,8 cm/m^2 (em adultos, o deslocamento deve ser indexado pela área de superfície corpórea), em comparação ao plano da valva mitral.
- Os folhetos da valva tricúspide são morfologicamente normais ou anormais? Observa-se coaptação normal ou excêntrica dos folhetos?
- O RA está dilatado?
- O RV está dilatado? A função do RV está prejudicada?

Doppler colorido

Utilizar o Doppler colorido para:

- Avaliar a gravidade da regurgitação da tricúspide.
- Procurar por *shunts* (ver "Aspectos associados" a seguir).

Doppler de CW e PW

Utilizar o Doppler de CW para obter o rastreamento do fluxo regurgitante pela valva tricúspide. Obter os sinais do ápice e de, pelo menos, outra posição, como os cortes paraesternais de eixo curto ou de influxo do RV. Avaliar a gravidade da regurgitação da tricúspide e calcular a pressão sistólica da artéria pulmonar.

Aspectos associados

Diversas condições podem estar associadas à anomalia de Ebstein, desse modo realizar um estudo ecocardiográfico completo para investigar:

- ASD.
- PFO (como consequência da dilatação do RA).
- VSD.
- Estenose pulmonar.

Conduta terapêutica da anomalia de Ebstein

A conduta terapêutica da anomalia de Ebstein inclui o tratamento de qualquer insuficiência e arritmias do RV. As opções cirúrgicas incluem reparo da valva tricúspide (ou às vezes substituição), ressecção da porção atrializada do RV e correção de quaisquer *shunts*.

TETRALOGIA DE FALLOT

A tetralogia de Fallot (ToF) é responsável por 3,5% dos casos de cardiopatia congênita e, como a palavra 'tetralogia' sugere, consiste em quatro anormalidades principais (Fig. 28.6):

- VSD.
- Aorta cavalgando o septo.
- Obstrução da RVOT.
- Hipertrofia do RV.

A obstrução da RVOT pode ser decorrente do estreitamento da parte muscular (infundíbulo) da RVOT que vai até a artéria pulmonar ou por condições que afetam a própria valva pulmonar (onde pode haver um grau de aprisionamento da cúspide). A hipertrofia do RV desenvolve-se em resposta à sobrecarga de pressão que resulta da obstrução da RVOT.

Em alguns casos, a ToF pode ser diagnosticada no útero com a varredura do ultrassom fetal. Após o nascimento, a gravidade clínica depende primariamente de quão grave é a obstrução da RVOT. Recém-nascidos podem apresentar deficiência no desenvolvimento e/ou cianose, embora os episódios cianóticos possam não apare-

Figura 28.6 Tetralogia de Fallot (AoV = valva aórtica; LV = ventrículo esquerdo; RVH = hipertrofia do ventrículo direito; RVOT = via de saída do ventrículo direito; VSD = defeito do septo ventricular).

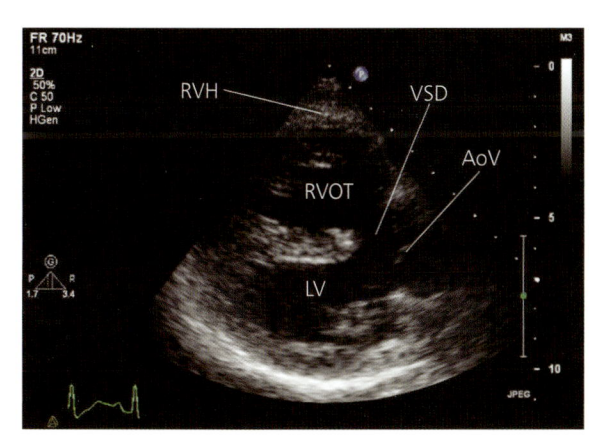

Corte	Paraesternal de eixo longitudinal
Modalidade	2D

cer até um período mais tardio. Os aspectos clínicos incluem um sopro sistólico de ejeção intenso na área pulmonar, cianose e baqueteamento.

Conduta terapêutica e seguimento ecocardiográfico na tetralogia de Fallot

É muito raro encontrar adultos com ToF não tratada, visto que menos de 10% dos pacientes com ToF não tratada sobrevivem até os 20 anos de idade. Como consequência, quase todos os adultos com história de ToF serão submetidos à correção cirúrgica. A ToF geralmente é tratada com o reparo primário (fechamento do VSD e alívio da obstrução da RVOT) antes do primeiro ano de vida. No entanto, quando necessário é possível realizar um procedimento de *shunt* de Blalock-Taussig modificado (colocação de um enxerto entre a artéria subclávia e a artéria pulmonar) como uma medida paliativa – não corrige totalmente a ToF, mas aumenta o fluxo sanguíneo para a circulação pulmonar.

Após o reparo da ToF primária na infância, a sobrevida aos 30 anos de idade é acima de 90%. Como resultado, atualmente existem muitos adultos com reparo prévio de ToF que necessitam de seguimento. Os problemas principais para a avaliação durante o acompanhamento ecocardiográfico incluem:

- Regurgitação pulmonar.
- Gravidade de qualquer obstrução residual de RVOT.
- Qualquer *shunting* residual pelo VSD.

A regurgitação pulmonar é comum após o reparo, e isto pode levar à dilatação e disfunção do RV (e um risco de taquicardia ventricular). Portanto, é importante a análise do grau de qualquer regurgitação pulmonar, além da avaliação de seu impacto nas dimensões e funções do RV (Capítulo 21). Quantificar qualquer obstrução residual de RVOT a partir de estudos realizados com o Doppler. Utilizar o Doppler colorido para detectar qualquer *shunting* pelo VSD residual e, então, seguir com a avaliação do grau de *shunting*.

Notar que embora a ecocardiografia tenha um papel importante no seguimento após o reparo da ToF, a imagem por ressonância magnética do coração pode fornecer informação mais detalhada a respeito das anormalidades residuais do coração direito.

Leitura complementar

Brickner ME, Hillis LD, Lange RA. Congenital heart disease in adults: first of two parts. *N Engl J Med* 2000;**342**:256–63.

Brickner ME, Hillis LD, Lange RA. Congenital heart disease in adults: second of two parts. *N Engl J Med* 2000;**342**:334–42.

Krieger E, Stout K. the adult with repaired coarctation of the aorta. *Heart* 2010;**96**:1676–81.

Shinebourne EA, Babu-Narayan SV, Carvalho JS. Tetralogy of Fallot: from fetus to adult. *Heart* 2006;**92**:1353–59.

The Task Force on the Management of Grown-up Congenital Heart Disease of the European Society of Cardiology. ESC guidelines for the management of grown-up congenital heart disease (new version 2010). *Eur Heart J* 2010;**31**:2915–57.

Vettukattil JJ. Three dimensional echocardiography in congenital heart disease. *Heart* 2012;**98**:79–88.

CAPÍTULO 29

Solicitações comuns do exame ecocardiográfico

Diversas solicitações do exame ecocardiográfico surgem comumente, como "Falta de ar como causa"? e "Acidente vascular encefálico? Como fonte cardíaca dos êmbolos". Este capítulo considera algumas das solicitações que você observará com mais frequência e discute os pontos principais que você deve avaliar em cada caso.

DISPNEIA

A dispneia é um sintoma comum que tem inúmeras causas possíveis. Em muitos casos, o médico vai solicitar a ecocardiografia para examinar evidências de insuficiência cardíaca (sistólica ou diastólica), mas é importante estar alerta para uma ampla gama de possíveis diagnósticos ao realizar o estudo ecocardiográfico. Mesmo se você encontrar alguma evidência de disfunção do ventrículo esquerdo (LV), lembre-se de que um determinado paciente pode apresentar mais de um fator que contribui para os seus sintomas. As causas comuns de dispneia estão listadas a seguir:

- Insuficiência cardíaca:
  - Medir as dimensões dos ventrículos esquerdo e direito.
  - Avaliar a função sistólica dos ventrículos esquerdo e direito.
  - Verificar a disfunção diastólica do LV.
  - Descrever quaisquer anormalidades de movimento regional da parede.
  - Investigar a presença de doença valvar associada.
- Doença valvar:
  - Avaliar a estrutura e função valvar.
  - Avaliar a função e as dimensões das câmaras.
  - Analisar a pressão da artéria pulmonar (se possível).
- Cardiopatia isquêmica:
  - Observam-se quaisquer anormalidades no movimento regional da parede?
  - Considerar a ecocardiografia sob estresse.
- Doença pulmonar:
  - Avaliar a função e as dimensões do ventrículo direito (RV).
  - Avaliar a pressão da artéria pulmonar (se possível).
  - Há qualquer evidência de embolia pulmonar?

Permanecer alerta para causas não cardíacas de dispneia que poderiam, ainda assim, ser detectadas na ecocardiografia, como a efusão pleural (Fig. 25.3, p. 251).

ARRITMIAS

A ecocardiografia frequentemente é solicitada em pacientes com arritmias para verificar a ocorrência de cardiopatia estrutural. Embora o coração em geral seja comprovado como estruturalmente normal, é importante, ainda assim, realizar um estudo ecocardiográfico completo, visto que podem ser encontradas várias anormalidades possíveis. É útil ter o máximo de detalhes possíveis sobre a natureza da arritmia para auxiliar na condução do estudo ecocardiográfico. Uma ecocardiografia é parte da avaliação dos pacientes com taquiarritmias supraventriculares ou ventriculares sustentadas (ou não sustentadas). Geralmente não é útil naqueles com batimentos ectópicos supraventriculares ou ventriculares isolados, na ausência de quaisquer outros achados.

Fibrilação atrial

A fibrilação atrial (AF) é a arritmia sustentada mais comum, afetando 0,5% da população adulta (e 10% daqueles com idade acima de 75 anos). Muitas condições podem causar AF (Tabela 29.1), e uma ecocardiografia pode evidenciá-las, em particular:

- Cardiopatia valvar.
- Cardiomiopatia.
- Hipertrofia do LV (LVH) na hipertensão.
- Anormalidades do coração direito na doença pulmonar ou embolia pulmonar.
- Doença pericárdica.

Uma AF prolongada conduz à dilatação dos átrios esquerdo e direito (Fig. 29.1), mas esteja certo de investigar outras causas da expansão atrial, como a doença da valva mitral/tricúspide ou cardiomiopatia restritiva (ver a seguir).

Tabela 29.1 Causas de fibrilação atrial

Cardiopatia isquêmica	Doença pulmonar
Cardiopatia valvar	Embolia pulmonar
Hipertensão	Pneumonia
Cardiomiopatia	Pericardite
Miocardite	Fibrilação atrial "solitária" (causa não identificada)
Álcool	
Tirotoxicose	

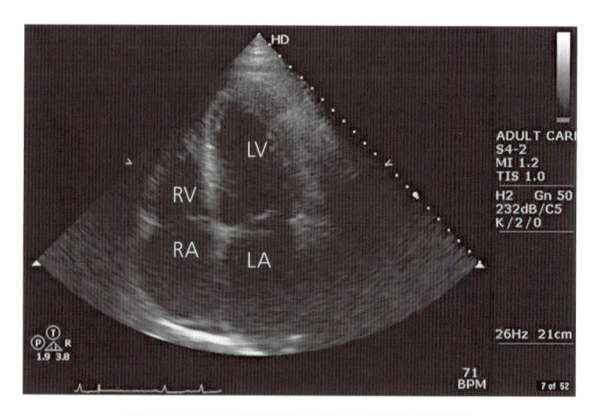

Figura 29.1 Átrios dilatados na fibrilação atrial a longo prazo (LA = átrio esquerdo; RA = átrio direito; RV = ventrículo direito); LV = ventrículo esquerdo.

Corte	Apical de 4 câmaras
Modalidade	2D

A AF é um fator de risco de AVE embólico, e pacientes em alto risco devem ser considerados quanto à administração de anticoagulantes, como a varfarina. Os indicadores ecocardiográficos de alto risco de AVE incluem a presença de doença valvar ou função prejudicada do ventrículo [indicadores clínicos incluem insuficiência cardíaca, ataque isquêmico transitório (TIA)/AVE prévio ou eventos de embolia periférica ou, naqueles com idade superior ou igual a 75 anos, presença de hipertensão, diabetes ou doença vascular].

A cardioversão da AF persistente de volta ao ritmo sinusal deve ser considerada em pacientes em que o procedimento provavelmente será bem-sucedido (e o ritmo sinusal mantido a longo prazo). A presença de cardiopatia estrutural na ecocardiografia [como um átrio esquerdo (LA) > 5,5 cm ou estenose mitral] sugere uma probabilidade menor de cardioversão bem-sucedida.

Se a cardioversão for realizada em um paciente que manifestou AF por mais de 48 horas, é importante minimizar o risco de embolia, realizando-se a anticoagulação terapêutica por um período de, pelo menos, 3 semanas antes da cardioversão ou a ecocardiografia transesofágica (TOE) para excluir o trombo intracardíaco – denominada cardioversão guiada pela TOE. Se o trombo não estiver presente, a cardioversão é normalmente realizada utilizando a cobertura com heparina e o paciente tratado com varfarina por 4 semanas depois.

Arritmias ventriculares

A taquicardia e/ou fibrilação ventricular comumente resultam da cardiopatia estrutural subjacente. Portanto, a ecocardiografia é parte da avaliação de pacientes que tiveram ou são considerados como em alto risco de arritmias ventriculares, buscando-se, particularmente, por evidência de:

- Infarto/isquemia miocárdica.
- Cardiopatia valvar (principalmente, prolapso da valva mitral).
- Cardiomiopatia (p. ex., cardiomiopatia hipertrófica, cardiomiopatia dilatada, cardiomiopatia arritmogênica do RV).

Uma avaliação completa das dimensões, morfologia e função do LV e RV é necessária. Se a isquemia miocárdica for suspeita, um estudo ecocardiográfico sob estresse pode ser necessário (Capítulo 8).

Uma opção de tratamento para pacientes em risco de arritmias ventriculares é um dispositivo desfibrilador cardioversor implantável (ICD), e a medida precisa da fração de ejeção do LV tem um papel fundamental na identificação de pacientes com maiores chances de se beneficiarem da implantação do ICD.

SOPRO SISTÓLICO DE EJEÇÃO

Um sopro sistólico de ejeção tem início após a primeira bulha, aumenta em intensidade para atingir um pico durante a sístole e em seguida cai em intensidade para terminar antes da segunda bulha (Fig. 29.2). O sopro é descrito também como "em forma de diamante" ou "crescendo-decrescendo".

Causas de sopro sistólico de ejeção incluem:

- Estenose aórtica.
- Valva aórtica bicúspide.
- Estenose pulmonar.
- Cardiomiopatia obstrutiva hipertrófica.

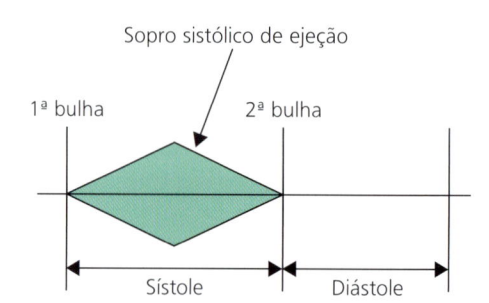

Figura 29.2 Sopro sistólico de ejeção.

Lembrar-se que a estenose aórtica e pulmonar pode ocorrer não apenas na valva, mas também com a obstrução para a via de saída em nível subvalvar ou supravalvar.

"Sopro sistólico de ejeção? como causa" é um pedido comum para a realização do exame ecocardiográfico e deve incluir uma busca por todas essas anormalidades estruturais. Se a cardiopatia estrutural não for encontrada, o sopro é provável que seja resultante do fluxo aumentado por uma valva aórtica ou pulmonar normal, como observado nas condições de fluxo hiperdinâmico (p. ex., exercício, anemia, gravidez, tirotoxicose) e é denominado sopro "inocente".

HIPERTENSÃO

A hipertensão é arbitrariamente definida como uma pressão sanguínea > 140/90 mmHg e é o principal fator de risco da doença cardiovascular. Em 95% dos casos, a hipertensão é idiopática, mas em 5%, observa-se uma causa subjacente identificável, como doença renal, anormalidades metabólicas/endócrinas ou coarctação da aorta.

A avaliação ecocardiográfica é adequada para pacientes com suspeita de cardiopatia hipertensiva, mas não como uma ferramenta de triagem de rotina na hipertensão sem complicações. Ao realizar uma ecocardiografia na hipertensão, verificar a coarctação aórtica (Capítulo 28) e dano em órgãos-alvo decorrente da hipertensão:

- LVH e disfunção diastólica.
- Dilatação do LV e disfunção sistólica.
- Dilatação da raiz aórtica e regurgitação aórtica.

Calcular a massa do LV em pacientes com LVH (p. 122). A LVH é um fator de risco independente significativo de morbidade e mortalidade cardiovasculares.

ANORMALIDADES DO COLÁGENO

A **síndrome de Marfan** é uma condição genética com um padrão de herança autossômico dominante (embora em um quarto dos casos não haja história familiar, p. ex., uma nova mutação) e uma incidência de 2-3 por 10.000 indivíduos na população. Pacientes com síndrome de Marfan apresentam anormalidade na fibrilina, um constituinte do tecido conectivo, podendo causar anormalidades que afetam os sistemas muscular esquelético e cardiovascular, além de pele e olhos.

O diagnóstico da síndrome de Marfan é baseado nos critérios de Ghent, que requerem a presença de critérios "principais" em dois sistemas orgânicos e um critério "menor" em um terceiro sistema. Os principais critérios cardiovasculares incluem:

- Dilatação da raiz aórtica.
- Dissecção da aorta ascendente.

Critérios cardiovasculares menores incluem:

- Prolapso da valva mitral.
- Calcificação da valva mitral (< 40 anos).
- Dilatação da artéria pulmonar.
- Dilatação/dissecção da aorta descendente.

A ecocardiografia tem um papel importante no diagnóstico da síndrome de Marfan. É essencial também no seguimento; pacientes com síndrome de Marfan necessitam de monitoramento ecocardiográfico regular com atenção particular para a raiz aórtica, medida ao nível do ânulo aórtico, dos seios de Valsalva (onde a dilatação geralmente começa), da junção sinotubular e da aorta ascendente (proximal, média e distal).

Também medir a aorta no arco, na aorta torácica descendente e na aorta abdominal (em ou acima do nível da artéria mesentérica superior). Realizar as medidas de uma borda interna a outra borda, obtendo o maior diâmetro em cada nível e compará-lo aos valores normais em nomogramas, que devem considerar a idade e a área de superfície corpórea do paciente.

O exame ecocardiográfico na síndrome de Marfan também inclui:

- Inspeção da morfologia da junção sinotubular.
- Inspeção da valva mitral para ocorrência de prolapso, calcificação e regurgitação.
- Medida do diâmetro da artéria pulmonar (normalmente 1,7-2,3 cm no ânulo da valva pulmonar e 1,5-2,1 cm distal à valva pulmonar).

É recomendado que uma ecocardiografia seja realizada no tempo do diagnóstico da síndrome de Marfan e 6 meses depois, para avaliar as dimensões da raiz aórtica e a taxa de progressão de qualquer dilatação. Para estudos de seguimento, é importante garantir que as medidas sejam reprodutíveis e, desse modo, possam ser comparadas de um estudo a outro. O acompanhamento ecocardiográfico a longo prazo deve ocorrer pelo menos anualmente em adultos (e a cada 6-12 meses em crianças), se as dimensões aórticas forem estáveis ou mais frequentemente, se o diâmetro aórtico máximo possuir ≥ 4,5 cm ou houver um significativo aumento no tamanho comparado à linha de base ou de referência.

O risco de dissecção aórtica está relacionado com o diâmetro aórtico, e o risco de ruptura é particularmente alto, se o diâmetro da raiz aórtica exceder 5,5 cm. O tratamento com betabloqueadores deve ser considerado se qualquer grau de dilatação aórtica estiver presente, e a indicação cirúrgica deve ser feita, se o diâmetro da raiz aórtica for superior a 5 cm (algumas autoridades recomendam a cirurgia para diâmetros aórticos menores). Decisões quanto ao tempo de cirurgia podem ser influenciadas também pela taxa de dilatação aórtica, a presença de regurgitação aórtica significativa ou uma história familiar de dissecção aórtica. Para detalhes sobre os riscos da gravidez na síndrome de Marfan, ver posteriormente.

A **síndrome de Ehlers-Danlos** é um grupo de distúrbios genéticos, classificada em seis subgrupos, caracterizada por anormalidades do colágeno. Alguns pacientes desenvolvem prolapso da valva mitral, e a avaliação ecocardiográfica é importante, se houver suspeita. Pacientes com o subtipo vascular da síndrome de Ehlers-Danlos (tipo IV) são propensos a desenvolverem aneurismas arteriais que podem incluir a aorta, tornando assim apropriada a realização de uma ecocardiografia de triagem para avaliar a raiz e o arco aórtico.

INSUFICIÊNCIA RENAL

A análise ecocardiográfica de pacientes com insuficiência renal crônica inclui uma avaliação completa das dimensões do LV, e das funções sistólica e diastólica. A hipertensão é comum na insuficiência renal crônica e pode estar associada à LHV. Ambas as disfunções, sistólica e diastólica, podem ser observadas.

A amiloidose refere-se a um grupo de condições em que ocorre o acúmulo de proteína amiloide nos tecidos, incluindo os rins e o coração. Portanto, pacientes com insuficiência renal relacionada com a proteína amiloide podem manifestar sinais de amiloidose cardíaca na ecocardiografia (p. 246).

A calcificação do ânulo mitral é um achado frequente na insuficiência renal crônica e sua presença está associada ao mau prognóstico. É reconhecida como uma área calcificada (ecodensa) na junção do folheto posterior da valva mitral e do sulco atrioventricular (Fig. 29.3).

A uremia é uma consequência da insuficiência renal e pode causar pericardite urêmica, em que a efusão pericárdica (e possivelmente o tamponamento cardíaco) pode ocorrer.

A doença da artéria coronária (CAD) é a causa mais comum de morte em pacientes com insuficiência renal crônica, e sua detecção (e tratamento) antes do transplante renal é importante. A ecocardiografia sob estresse com dobutamina (DSE; Capítulo 8) tem provado ser uma técnica valiosa para detectar a CAD nesses pacientes (e é superior ao teste de exercício com esteira). Também fornece informação sobre o prognóstico – quanto maior a extensão da isquemia miocárdica (porcentagem de segmentos isquêmicos) durante a DSE, maior o risco de morte prematura.

ACIDENTE VASCULAR ENCEFÁLICO

Os êmbolos cardíacos são responsáveis por 15-30% dos AVEs embólicos. Em pacientes que apresentam TIA, AVE embólico ou embolia arterial periférica, um exame ecocardiográfico é sempre solicitado para verificar se há uma fonte cardíaca de êmbolos. Entretanto, o rendimento desses estudos tende a ser baixo, particularmente na ausência de quaisquer outros aspectos na história, exame ou ECG que apontem alguma anormalidade cardíaca. O uso da ecocardiografia para avaliar uma fonte embólica varia de centro para centro, mas uma ecocardiografia transtorácica (TTE) é

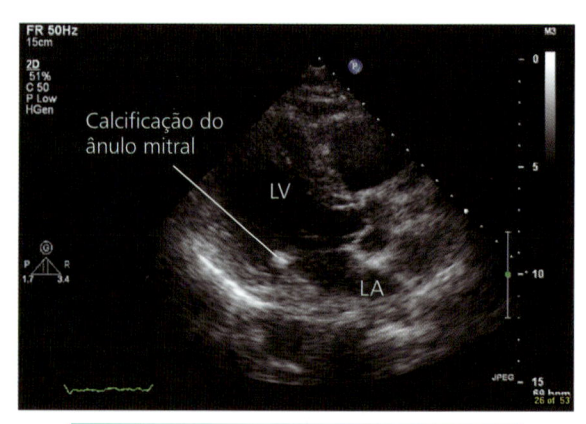

Figura 29.3 Calcificação do ânulo mitral (LA = átrio esquerdo; LV = ventrículo esquerdo).

Corte	Paraesternal de eixo longitudinal
Modalidade	2D

frequentemente solicitada em pacientes com idade inferior a 50 anos ou se a avaliação clínica for sugestiva de uma anormalidade cardíaca subjacente. O rendimento diagnóstico da ecocardiografia transesofágica (TOE) é melhor do que da TTE, e a TOE é frequentemente considerada em pacientes mais jovens (< 50 anos) ou se houver suspeita clínica permanente de uma fonte cardíaca dos êmbolos após uma TTE normal ou se uma anormalidade encontrada na TTE requer mais detalhes na avaliação.

A ecocardiografia pode identificar uma fonte direta de êmbolos:

- Trombo no LV.
- Trombo no LA (principalmente apêndice do LA).
- Tumor no coração esquerdo (p. ex., mixoma).
- Endocardite infecciosa.
- Ateroma aórtico.

Alternativamente, a ecocardiografia pode detectar uma condição associada a um risco aumentado de êmbolos:

- Aneurisma do septo atrial.
- Forame oval patente/defeito do septo atrial (embolia paradoxal).
- Defeito do septo ventricular (com hipertensão pulmonar).
- Infarto agudo do miocárdio.
- Cardiomiopatia dilatada.
- Estenose mitral.
- Prótese da valva cardíaca.

Uma das causas cardíacas mais comuns de êmbolos é a AF. Embora a AF seja diagnosticada com um ECG em vez de uma ecocardiografia, este último procedimento é, no entanto, importante na avaliação de pacientes com essa condição (ver anteriormente).

GRAVIDEZ

A ecocardiografia fornece um meio seguro e efetivo de avaliação do coração durante a gravidez. Pacientes grávidas podem necessitar de um exame ecocardiográfico para analisar problemas cardíacos preexistentes conhecidos (a cardiopatia materna é observada em 2% das mulheres grávidas, dos quais a cardiopatia congênita adulta é a mais comum) ou como uma investigação diagnóstica no caso de novos sintomas (p. ex., dispneia) ou sinais (p. ex., sopros). É importante estar ciente das alterações cardiovasculares normais na gravidez e o efeito que essas alterações podem ter naquelas com condições cardíacas prévias.

Durante uma gravidez normal, o débito cardíaco aumenta em torno de 40%, por causa da elevação da frequência cardíaca e do volume sistólico, atingindo um pico no final do segundo trimestre. Dessa forma, o débito cardíaco permanece no platô até o período do parto, no ponto em que há um aumento adicional (em razão de um aumento no retorno venoso ao coração, alívio da pressão na veia cava inferior e o retorno do sangue do útero contraído para a circulação) antes do retorno gradual ao normal ao longo das próximas 2 semanas (embora isto possa às vezes demorar mais tempo).

A "sobrecarga de volume" da gravidez leva a um aumento nos volumes sistólico e diastólico finais do LV (que podem ser detectáveis em 10 semanas de gestação) e também um aumento na massa do LV. Observa-se também um aumento nas dimensões do ventrículo direito e de ambos os átrios. A área do orifício das valvas mitral, tricúspide e pulmonar aumenta, elevando a probabilidade de regurgitação valvar. Apesar da sobrecarga de volume, as pressões de enchimento do coração permanecem praticamente inalteradas durante a gravidez, visto que o coração normal adapta-se bem ao estado hipervolêmico.

Ocorre uma queda na pós-carga em conformidade com uma queda da resistência vascular sistêmica, que está no seu nível mais baixo ao redor do final do segundo trimestre antes do aumento novamente durante o terceiro trimestre. A pré-carga depende da posição materna, caindo quando a mãe está na posição supina (quando a veia cava inferior é comprimida pelo útero, e o retorno venoso é reduzido). Os efeitos da compressão da veia cava são mais acentuados nas grávidas de gêmeos. Para minimizar os efeitos da compressão da veia cava, geralmente é melhor realizar a ecocardiografia com a mãe em posição de decúbito lateral esquerdo em vez da supina. A fração de ejeção do LV é influenciada por condições de pré-carga e pós-carga, que podem ser responsáveis pelo fato de os estudos de fração de ejeção na gravidez apresentarem resultados variáveis (alguns demonstraram um aumento, e outros, alteração não significativa).

A velocidade máxima da onda A mitral aumenta durante a gravidez (em até 20%). A velocidade máxima da onda E mitral (e a razão E/A) aumenta no início da gravidez, mas em seguida cai (abaixo dos níveis pré-gravidez) no final da gravidez, de acordo com um aumento inicial na função diastólica do LV, seguido por um declínio subsequente.

A cardiomiopatia dilatada preexistente é pouco tolerada durante a gravidez, com uma alta taxa de mortalidade materna, particularmente se a paciente tiver sintomas moderados/graves ou uma fração de ejeção < 20%. Uma cardiomiopatia também pode desenvolver-se como consequência da gravidez (**cardiomiopatia periparto**, definida como uma fração de ejeção < 45%, ocorrendo nos últimos meses de gravidez ou nos 5 meses do parto). O ventrículo esquerdo geralmente está dilatado (embora nem sempre), e o trombo ventricular esquerdo pode estar presente. O ventrículo direito pode apresentar também evidência de dilatação e danos, e a regurgitação mitral e tricúspide significativa pode ocorrer. Embora a evolução do feto geralmente seja boa, a mortalidade materna pode ser alta.

Após o parto, a função do LV retorna ao normal em um quarto e em até metade dos pacientes. Os pacientes com um diâmetro diastólico final do LV > 60 mm ou uma fração de ejeção do LV < 30% têm baixa probabilidade de normalização da função do LV. Todavia, mesmo se a função do LV normalizar, há sempre um risco de reincidência em gestações futuras. Para todas as pacientes, é importante avaliar o risco de reincidência – função do LV persistentemente anormal 1 ano após a gravidez pode predizer um alto risco (20%) de mortalidade em uma gravidez subsequente.

Sopros cardíacos "inocentes" relacionados com o fluxo são comuns na gravidez e são um motivo frequente para as indicações ecocardiográficas. Entretanto, nem todos os sopros na gravidez são benignos, e a doença valvar estrutural deve ser identificada e avaliada cuidadosamente. As lesões cardíacas obstrutivas, como estenose mitral e estenose aórtica (e também cardiomiopatia obstrutiva hipertrófica), podem ser muito pouco toleradas e necessitam de avaliação clínica e ecocardiográfica cuidadosa.

Pacientes com síndrome de Marfan (ver posteriormente) têm um risco de 1% de dissecção aórtica durante a gravidez, mesmo se as dimensões aórticas forem inicialmente normais. Esse risco é muito maior, se a raiz aórtica estiver dilatada > 4 cm (ou está rapidamente dilatando) ou se houver acometimento cardíaco ou uma história familiar ruim. A avaliação clínica e a ecocardiografia realizadas mensalmente são apropriadas, com a participação integral de uma equipe multidisciplinar de especialistas (particularmente durante o parto). Os betabloqueadores devem ser continuados durante a gravidez. Para mulheres com síndrome de Marfan que estão contemplando a gravidez, a substituição profilática da raiz aórtica e da aorta ascendente pode ser considerada, se o diâmetro for > 4 cm.

Pacientes com cardiopatia congênita preexistente devem receber avaliação adequada e aconselhamento antes de planejarem uma gravidez. Algumas condições são de alto risco – pacientes com síndrome de Eisenmenger, por exemplo, têm uma mortalidade materna de aproximadamente 40% e são aconselhadas a evitarem a gravidez (e de fato, a hipertensão pulmonar, seja qual for a causa, apresenta geralmente um alto risco na gravidez). Uma discussão detalhada sobre os riscos da gravidez em diferentes problemas cardíacos congênitos está além do escopo deste livro, mas uma orientação útil encontra-se disponível (ver Leitura Complementar).

ECOCARDIOGRAFIA EM PACIENTES CRÍTICOS

A ecocardiografia (tanto a TTE e a TOE) pode ser uma ferramenta inestimável na avaliação de muitas condições encontradas comumente no centro de unidade de terapia intensiva (ICU). Diversos protocolos de ecocardiografia "focados", com o objetivo de responder às questões principais em pacientes críticos, foram desenvolvidos nos últimos anos, incluindo:

- FEEL (Ecocardiografia Focada no Suporte de Emergência) utiliza os cortes paraesternal eixo longitudinal, paraesternal de eixo curto, apical de quatro câmaras e o subcostal para identificar os problemas potencialmente tratáveis na condição de parada cardíaca/pré- ou pós-parada cardíaca.
- FATE (Avaliação Ecocardiográfica Transtorácica Focalizada) utiliza os cortes paraesternal de eixo longitudinal, paraesternal de eixo curto, apical de quatro câmaras e subcostal (juntamente com uma avaliação pleural) para analisar pacientes críticos no cenário de ICU.
- FAST (Ultrassonografia com Avaliação Focada no Trauma) que utiliza um corte subcostal (para excluir o tamponamento cardíaco) em conjunto com os cortes abdominais e pélvicos em pacientes com trauma.

A TTE pode constituir um desafio na unidade de terapia intensiva, visto que pacientes podem ter sido submetidos a uma cirurgia torácica recente ou apresentado trauma torácico sustentado. Em pacientes ventilados, a inflação pulmonar e o uso de pressão expiratória final positiva (PEEP) podem interferir na imagem transtorácica. Pode ser possível reduzir a PEEP (se clinicamente segura fazê-la) durante o estudo TTE, mas a TOE pode ser preferível nessas situações.

No **paciente hipotenso**, a ecocardiografia auxilia na distinção entre causas cardíacas e não cardíacas de hipotensão. A ecocardiografia ajudará a identificar a disfunção no ventrículo esquerdo ou direito (e pode apresentar uma etiologia isquêmica), disfunção valvar, ruptura do septo ventricular após o infarto agudo do miocárdio, lesões cardíacas obstrutivas (estenose valvar e cardiomiopatia obstrutiva hipertrófica), embolia pulmonar aguda, dissecção aórtica ou tamponamento cardíaco.

Assim como as causas cardíacas, a hipotensão pode resultar também da **hipovolemia**, como observada na hemorragia aguda. A ecocardiografia revela uma pequena cavidade ventricular esquerda (subpreenchida) com função hiperdinâmica, levando à "obliteração da cavidade" no final da sístole. Às vezes a obstrução dinâmica da via de saída do LV é vista como resultado disso, e gradientes obstrutivos marcantemente elevados podem ocorrer (que se resolvem, quando a hipovolemia é corrigida).

A ecocardiografia geralmente não é considerada um método diagnóstico na **embolia pulmonar**, mas pode trazer indícios para o diagnóstico preciso. Na embolia pulmonar maciça, a obstrução do fluxo sanguíneo por causa da embolia leva a um aumento agudo na pressão sistólica a montante, causando dilatação da artéria pulmonar, dilatação do RV e a regurgitação da tricúspide. A pressão do RA aumenta, levando à dilatação (fixação) da veia cava inferior.

A ecocardiografia detecta um RV dilatado com hipocinesia que normalmente afeta a parede do RV, mas não o ápice (um achado ecocardiográfico conhecido como sinal de McConnell). Uma razão do diâmetro diastólico final de RV para LV > 0,6 é consistente com embolia pulmonar importante. O septo interventricular forma uma protuberância direcionada para a esquerda na sístole em decorrência da sobrecarga de pressão do RV, dando ao miocárdio do LV uma aparência "em forma de D" nos cortes de eixo curto. Algumas vezes, um trombo pode ser visto no coração direito (ou ocasionalmente transpondo um forame oval patente entre os átrios direito e esquerdo, conhecido como "trombo em trânsito", que pode acarretar a embolia arterial ou "paradoxal").

O reconhecimento e o tratamento da **dissecção aórtica** são discutidos na página 262 e do **tamponamento cardíaco** na página 252.

Leitura complementar

Dean JCS. Management of Marfan syndrome. *Heart* 2002;**88**:97–103.

Douglas PS, Khandheria B, Stainback RF, et al. ACCF/ASE/ACEP/ASNC/SCAI/SCCT/SCMR 2007 appropriateness criteria for transthoracic and transesophageal echocardiography. *J Am Coll Cardiol* 2007;**50**:187–204.

Feringa HHH, Bax JJ, Schouten O. Ischemic heart disease in renal transplant candidates: towards non-invasive approaches for preoperative risk stratification. *Eur J Echocardiogr* 2005;**6**:313–16.

Labovitz AJ, Noble VE, Bierig M, et al. Focused cardiac ultrasound in the emergent setting: a consensus statement of the American Society of Echocardiography and American College of Emergency Physicians. *J Am Soc Echocardiogr* 2010;**23**:1225–30.

Pepi M, Evangelista A, Nihoyannopoulos P, et al. Recommendations for echocardiography use in the diagnosis and management of cardiac sources of embolism. *Eur J Echocardiogr* 2010;**11**:461–76.

Regitz-Zagrosek V, Blomstrom Lundqvist C, Borghi C, et al. ESC guidelines on the management of cardiovascular diseases during pregnancy: the task Force on the Management of Cardiovascular Diseases during Pregnancy of the European Society of Cardiology (ESC). *Eur Heart J* 2011;**32**:3147–97.

Sliwa K, Hilfiker-Kleiner D, Petrie MC, et al. Current state of knowledge on aetiology, diagnosis, management, and therapy of peripartum cardiomyopathy: a position statement from the Heart Failure Association of the European Society of Cardiology Working Group on peripartum cardiomyopathy. *Eur J Heart Failure* 2010;**12**:767–78.

APÊNDICE 1

Recursos ecocardiográficos

LIVROS-TEXTOS

Manuais introdutórios

Kaddoura S. *Echo Made Easy*, 2nd edn. Edinburgh: Churchill Livingstone, 2009. ISBN-13: 978-0443103636.

Leeson P, Augustine D, Mitchell ArJ, Becher H. *Echocardiography*, 2nd edn. Oxford: Oxford University Press, 2012. ISBN-13: 978-0199591794.

Rimington H, Chambers J. *Echocardiography: A Practical Guide for reporting*, 2nd edn. Oxford: Informa Healthcare, 2007. ISBN-13: 978-1841846347.

Livros de referência gerais

Feigenbaum H, Armstrong WF. *Feigenbaum's Echocardiography*, 7th edn. Philadelphia: Lippincott Williams & Wilkins, 2009. ISBN-13: 978-0781795579.

Galiuto L, Badano L, Fox K, Sicari r, Zamorano JL. *The EAE Textbook of Echocardiography*. Oxford: Oxford University Press, 2011. ISBN-13: 978-0199599639.

Jae KO, Seward JB, tajik AJ. *The Echo Manual*, 3rd edn. Philadelphia: Lippincott Williams & Wilkins, 2006. ISBN-13: 978-0781748537.

Otto CM. *Textbook of Clinical Echocardiography*, 4th edn. Edinburgh: Elsevier Saunders, 2009. ISBN-13: 978-1416055594.

REVISTAS CIENTÍFICAS

Cardiovascular Ultrasound (online journal):
  http://www.cardiovascularultrasound.com

Echo – The Journal of the British Society of Echocardiography:
  http://www.bsecho.org

Echo*rdiography – A Journal of Cardiovascular Ultrasound and Allied Techniques*:
  http://www.blackwell-synergy.com/loi/echo

European Heart Journal – Cardiovascular Imaging:
  http://www.oxfordjournals.org/our_journals/ehjcimaging/

Journal of the American Society of Echocardiography:
  http://journals.elsevierhealth.com/periodicals/ymje

ORIENTAÇÕES-CHAVE

Orientações-chave publicadas pela British Society of Echocardiography (BSE) e disponíveis em sua página eletrônica (http://www.bsecho.org):

- "A Standard Transthoracic Echocardiogram."
- "A Standard Transoesophageal Echocardiogram."
- "Recommendations for Safe Practice in Sedation during Transoesophageal Echocardiography."

- "Protocol: Mitral stenosis".
- "Protocol: Pulmonary hypertension".
- "Protocol: Hypertrophic cardiomyopathy".

Pôsteres publicados pela BSE e British Heart Foundation (detalhes podem ser obtidos a partir da BSE):

- Ecocardiografia: orientações para a quantificação das câmaras.
- Ecocardiografia: orientações para quantificação das valvas.

Cerqueira MD, Weissman NJ, Dilsizian V, *et al.* Standardized myocardial segmentation and nomenclature for tomographic imaging of the heart. *Circulation* 2002;**105**:539–42.

Douglas PS, Khandheria B, Stainback RF, *et al.* ACCF/ASE/ACEP/ASNC/SCAI/SCCT/SCMR 2007 appropriateness criteria for transthoracic and transesophageal echocardiography. *J Am Coll Cardiol* 2007;**50**:187–204.

Douglas PS, Khandheria B, Stainback RF, *et al.* ACCF/ASE/ACEP/AHA/ASNC/SCAI/SCCT/SCMR 2008 appropriateness criteria for stress echocardiography. *J Am Coll Cardiol* 2008;**51**:1127–47.

Lancellotti P, tribouilloy C, Hagendorff A, *et al.* European Association of Echocardiography recommendations for the assessment of valvular regurgitation. Part 1: aortic and pulmonary regurgitation (native valve disease). *Eur J Echocardiogr* 2010;**11**:223–44.

Lancellotti P, Moura L, Pierard LA, *et al.* European Association of Echocardiography recommendations for the assessment of valvular regurgitation. Part 2: mitral and tricuspid regurgitation (native valve disease). *Eur J Echocardiogr* 2010;**11**:307–32.

Lang RM, Bierig M, Devereux RB, *et al.* Recommendations for Chamber Quantification: A report from the American Society of Echocardiography's Guidelines and Standards Committee and the Chamber Quantification Writing Group, developed in conjunction with the European Association of Echocardiography, a branch of the European Society of Cardiology. *J Am Soc Echocardiogr* 2005;**18**:1440–63.

The Task Force on the Management of Valvular Heart Disease of the European Society of Cardiology. Guidelines on the management of valvular heart disease. *Eur Heart J* 2007;**28**:230–68.

SOCIEDADES

American Society of Echocardiography
2100 Gateway Centre Boulevard
Suite 310
Morrisville, NC 27560
United States of America
Tel: +919 861 5574
Fax: +919 882 9900
Website: http://www.asecho.org

British Society of Echocardiography
Dockland Business Centre
10-16 Tiller Road
London E14 8PX

United Kingdom
Tel: 020 7345 5185
Fax: 020 7345 5186
Website: http://www.bsecho.org

European Association of Cardiovascular Imaging
European Society of Cardiology
The European Hearth House 2035, Route des Colles
BP 179 – Les Templiers
06903 Sophia Antipolis
France
Tel: +33.4.92.94.76.00
Fax: +33.4.92.94.76.01
Website: http://www.escardio.org/communities/EACVI

PÁGINAS ELETRÔNICAS

Além das páginas eletrônicas já listadas anteriormente, as seguintes páginas contêm material de interesse para qualquer pessoa que esteja aprendendo ou praticando ecocardiografia:

- *123sonography:* http://123sonography.com
- *Echocardiology.org:* http://www.echocardiology.org
- *e-Echocardiography:* http://e-echocardiography.com
- *Wikiecho:* http://wikiecho.com
- *Yahoo! Discussion Group – Cardiovascular Ultrasound:* http://health.groups.yahoo.com/group/echocardiography
- *Yale Atlas of Echocardiography:* http://www.yale.edu/imaging/echo_atlas/contents/

APÊNDICE 2

Auxílio na elaboração da próxima edição

Gostaríamos de saber o que deveria ser incluído (ou omitido!) na próxima edição de *Dando Sentido à Ecocardiografia*. Por favor, escrever seus comentários ou sugestões para:

Dr Andrew R. Houghton
Making Sense of Echocardiography
c/o CRC Press
The Taylor & Francis Group
2-4 Park Square
Milton Park, Abingdon
Oxfordshire
OX14 4RN

Agradeceremos todas as sugestões utilizadas.

Índice remissivo

Entradas acompanhadas por um *f* ou *t* em itálico indicam figuras e tabelas, respectivamente.

2 câmara(s)
  imagem de, 53
    apical, 53
      normal, 54*f*
3 câmara(s)
  imagem de, 54
    apical, 54
      eixo longo, 54
      normal, 55*f*
4 câmara(s)
  imagem de, 51, 52, 67*f*
    apical, 51, 52
      modificada, 52
5 câmara(s)
  imagem de, 52
    apical, 52
      normal, 53*f*

A

A_2 (Componente Aórtico), 11
Abscesso
  e endocardite infecciosa, 235
    avaliação ecocardiográfica do, 235
ACE (Enzima Conversora da Angiotensina), 131, 138, 187
Adenosina
  estresse por, 75
AF (Fibrilação Atrial), 273
  átrios dilatados na, 294*f*
    a longo prazo, 294*f*
  causas de, 294*f*
  crônica, 192
  e exame ecocardiográfico, 294
AHA (*American Heart Association*), 239
ALS (Suporte Avançado de Vida), 63
Amplitude
  da onda sonora, 13
Anatomia
  cardíaca, 5-11
    artérias coronárias, 9
    AV, 5
    câmaras, 5
      LA, 7
      LV, 6
      RA, 8
      RV, 8
    MV, 6
    pericárdio, 9
    válvulas, 5
      pulmonar, 8
      tricúspide, 8
Anel
  da tricúspide, 204*f*
    excursão sistólica do, 204*f*
    medição do plano de, 204*f*
Aneurisma
  da artéria coronária, 276
  do seio de valsalva, 265
  do septo atrial, 281
  ventricular, 139
    esquerdo, 139
      de parede inferolateral, 140*f*
Angiograma
  coronariano, 113*f*
Anomalia
  de Ebstein, 289
    avaliação ecocardiográfica, 290
      aspectos associados, 291
      2D, 290
      Doppler, 290
        colorido, 290
        de CW, 290
        de PW, 290
    conduta terapêutica, 291
Anormalidade(s)
  do colágeno, 296
    e exame ecocardiográfico, 296
  pericárdicas, 257
    ausência do pericárdio, 257
      congênita, 257
    cistos pericárdicos, 258
    tumores pericárdicos, 258
Ânulo
  mitral, 84*f*, 146*f*, 298*f*
    calcificação do, 298*f*
    TDI do, 84*f*, 146*f*
    de PW, 84*f*
Ao (Aorta), 45*f*, 53*f*, 55*f*, 156*f*, 259-267
  aneurisma, 265
    do seio de valsalva, 265

aspectos ecocardiográficos da, 259
ateroma aórtico, 265
  aspectos clínicos do, 266
  avaliação ecocardiográfica do, 266
  manejo do, 267
descendente, 263*f*
  dissecção aórtica na, 263
dilatação da, 260
  avaliação ecocardiográfica da, 261
  manejo da, 262
dissecção aórtica, 262
  avaliação ecocardiográfica da, 263
    armadilhas na, 264
    aspectos associados, 264
    2D, 263
    Doppler colorido, 263
    modo M, 263
  classificação da, 262*t*
  hematoma intramural, 264
  manejo da, 264
imagem da, 57*f*
  supraesternal, 57*f*
  normal, 57*f*
AP (Anteroposterior)
  cavidade, 205*f*
    diâmetro da, 205*f*
      medida do, 205*f*
Aquisição
  modos de, 98
    da eco 3D, 98
Área
  do RV, 203
    fracional, 203
      mudança da, 203
      valores de referência, 203*t*
Arritmia(s)
  e exame ecocardiográfico, 293
    AF, 294
    ventriculares, 295
Artefato(s)
  de eco 3D, 103, 104
    de costura, 103, 104*f*
    de *drop-out*, 104
  de imagem, 21
    de feixe largo, 21
    de lobo lateral, 21
    reverberação, 21
    sombra acústica, 21
Artéria(s)
  coronária(s), 9, 135, 276
    aneurisma da, 276
    função ventricular esquerda, 135
      regional, 135
    normal, 135
      anatomia da, 135
Arteriopatia Coronariana, 114
  e função ventricular esquerda, 135-141
    regional, 135-141
      artérias coronárias, 135
      infarto do miocárdio, 137, 138
        complicações do, 138
      isquemia do miocárdio, 137
ARVC (Cardiomiopatia Arritmogênica do Ventrículo Direito), 246
  aspectos ecocardiográficos, 247
ARVD (Displasia Arritmogênica do Ventrículo Direito), 246
ASD (Defeito do Septo Atrial), 8, 11, 61, 176, 191
  aspectos clínicos do, 279, 280*t*
  avaliação ecocardiográfica, 279
    após reparo, 282
    3D, 282
  conduta terapêutica, 281
  tipo *ostium*, 279, 280*f*
    primum, 279
    secundum, 279, 280*f*
ASE (*American Society of Echocardiography*), 119
Atenuação
  do ultrassom, 16
Ateroma
  aórtico, 265
    aspectos clínicos do, 266
    avaliação ecocardiográfica do, 266
    manejo do, 267
Auditoria
  tópicos da, 37
    para controle de qualidade, 37
Ausência
  do pericárdio, 257
    congênita, 257
Autoenxerto(s)
  valvares, 224
AV (Válvula Aórtica), 5, 48, 194*f*
  bicúspide, 156, 286, 287*f*
    avaliação ecocardiográfica, 286
  imagem da, 66*f*
    de TOE, 66*f*
      de eixo curto, 66*f*
      de eixo longo, 66*f*
AVA (Área da Valva Aórtica), 159*f*
AVE (Acidente Vascular Encefálico)
  e exame ecocardiográfico, 298
AVR (Substituição da Valva Aórtica)
  biológica, 226*f*
    com regurgitação paravalvar, 226*f*
  mecânica, 221*f*
    normal, 221*f*

B

Balonamento
  apical, 241
    cardiomiopatia por, 241

Banda
  moderadora, 275
BART (*Blue Away, Red Towards*), 32
Bolha(s)
  de solução salina, 79, 80*f*
    agitada, 79, 80*f*
      eco com contraste com, 79
      estudo de contraste com, 80*f*
BSA (Área de Superfície Corporal), 120
BSE (*British Society of Echocardiography*), 35, 41, 62

C

CABG (Enxerto de *Bypass* Arterial Coronariano), 138
CAD (Doença da Artéria Coronária), 298
Calcificação
  anular, 173
    mitral, 173
  comissural, 175
    escore de, 175
  do ânulo mitral, 298*f*
Cálculo(s)
  do Shunt, 281
Camada
  de suporte, 16
  de correspondência, 17
Câmara(s)
  cardíacas, 5, 6*f*
    artérias coronárias, 9
    LA, 7
    LV, 6
    RA, 8
    RV, 8
Campo(s)
  distante, 17
  efeitos de focar nos, 17*f*
    distal, 17*f*
    proximal, 17*f*
  próximo, 17
Cardiologia
  nuclear, 109
    desvantagens da, 109
    uso, 109
Cardiomiopatia(s), 239-247
  ARVC, 246
  DCM, 240
  HCM, 241
  por balonamento apical, 241
  por IVNC, 245
    aspectos ecocardiográficos, 245
  restritiva, 246, 257
    aspectos ecocardiográficos, 246
    constrição pericárdica *versus*, 257
Cardiopatia
  congênita, 279-292

anomalia de Ebstein, 289
  avaliação ecocardiográfica, 290
  conduta terapêutica, 291
ASD, 279
  aspectos clínicos do, 279, 280*t*
  avaliação ecocardiográfica, 279
  conduta terapêutica, 281
AV bicúspide, 286
  avaliação ecocardiográfica, 286
coarctação aórtica, 287
  aspectos clínicos da, 288
  avaliação ecocardiográfica, 288
  conduta terapêutica da, 288
estenose aórtica, 287
  subvalvar, 287
  supravalvar, 287
estenose pulmonar, 289
  subvalvar, 289
  supravalvar, 289
  valvar, 289
PDA, 285
  aspectos clínicos do, 285
  avaliação ecocardiográfica, 285
  conduta terapêutica, 286
PFO, 282
  aspectos clínicos do, 282
  avaliação ecocardiográfica, 282
  conduta terapêutica, 282
ToF, 291
  conduta terapêutica, 292
  seguimento ecocardiográfico na, 292
VSD, 283
  avaliação ecocardiográfica, 283
  conduta terapêutica, 283
Caso(s) Clínico(s), 115-302
  Ao, 259-267
  arteriopatia coronariana, 135-141
    e função ventricular esquerda, 135-141
      regional, 135-141
  cardiomiopatias, 239-247
  cardiopatia congênita, 279-292
  coração direito, 191-216
  endocardite, 231-237
  exame ecocardiográfico, 293-302
    solicitações comuns do, 293-302
  função diastólica ventricular, 143-148
    esquerda, 143-148
  LA, 149-153
  LV, 117-132
    função sistólica, 117-132
  massas cardíacas, 269-276
  MV, 171-188
  pericárdio, 249-258
  valva, 155-170, 219-229
    aórtica, 155-170
    cardíaca, 219-229
      reparo da, 219-229

substituição da, 219-229
Cateterismo
  cardíaco, 113
    desvantagens do, 113
    uso do, 113
Cavidade(s)
  medida dos diâmetros das, 205*f*
    AP, 205*f*
    SL, 205*f*
Chiari
  rede de, 193, 275
Choque
  cardiogênico, 138
    avaliação de eco, 138
Ciclo
  cardíaco, 10
    contração isovolumétrica, 10
    ejeção ventricular, 10
    enchimento ventricular, 11
    relaxamento isovolumétrico, 10
Circulação
  coronariana, 9*f*
Cisto(s)
  pericárdicos, 258, 276
CO (Débito Cardíaco), 128
Coarctação
  aórtica, 287, 288*f*
    aspectos clínicos da, 288
    avaliação ecocardiográfica, 288
    após reparo, 289
    conduta terapêutica da, 288
Colágeno
  anormalidades do, 296
  e exame ecocardiográfico, 296
Comando
  de profundidade, 20
  do equipamento de eco, 20
Compressão
  para a imagem, 20
  em escala de cinza, 20
  do equipamento de eco, 20
Comprimento
  de onda, 13
  da onda sonora, 13
Constrição
  pericárdica, 255
    aspectos clínicos da, 255
    avaliação ecocardiográfica, 256
      armadilhas comuns, 256
      2D, 256
      Doppler de PW, 256
      modo M, 256
    manejo da, 257
    versus cardiomiopatia restritiva, 257
Continuidade
  equação de, 31
Contração

  isovolumétrica, 10
Contraste
  eco com, 79-81
    com bolhas, 79
      com solução salina agitada, 79
    estudo de, 80*f*
      com bolhas, 80*f*
        de solução salina agitada, 80*f*
    meios de, 80
    do eco, 80
Controle
  de qualidade, 36
  tópicos da auditoria, 37
Cor triatriatum, 150
Coração
  direito, 191-216
    hipertensão pulmonar, 211
    RA, 191
    RV, 200
    valva, 194, 205
      pulmonar, 205
      tricúspide, 194
    relação com o tórax, 6*f*
    síndrome do, 196
    vasos principais, 6*f*
CRT (Terapia de Ressincronização Cardíaca), 131
CT (Tomografia Computadorizada)
  cardíaca, 111, 112*f*
  desvantagens da, 112
  uso da, 112
  na dissecção aórtica, 263
CTCA (Angiografia Coronariana por Tomografia Computadorizada), 112
CW (Onda Contínua)
  Doppler de, 26, 27
    imagem de, 27*f*
      estenose mitral na, 27*f*
      MR na, 27*f*
Cx (Artérias Circunflexas), 9, 135

D

dB (Decibéis), 13
DCM (Cardiomiopatia Dilatada), 241*f*
  achados ecocardiográficos, 240
Degeneração
  cálcica, 156
  estenose aórtica por, 156
Deslocamento
  da linha basal, 27
  no Doppler espectral, 27
Destruição
  valvar, 234
  avaliação ecocardiográfica da, 234
Diâmetro
  atrial, 151*f*

esquerdo, 151*f*
    medida do, 151*f*
  da IVC, 193*f*
    medida do, 193*f*
Diástole
  final, 119
    medidas de, 119
Dilatação
  atrial, 151
    perigo da, 151
  da Ao, 260
    avaliação ecocardiográfica da, 261
    manejo da, 262
Dimensão(ões)
  atriais, 150, 151*t*
    esquerdas, 150, 151*t*
      faixas de referência, 151*t*
  da raiz aórtica, 260
    onde medir as, 260*f*
  do RA, 192*f*
    medições das, 192*f*
Dinâmica(s)
  do líquido, 29
    fluxos, 30*f*
      laminar, 30*f*
      turbulento, 30*f*
    velocidade, 30
      de pico, 30
      média, 30
      modal, 30
Dipiridamol
  estresse por, 75
Disfunção
  diastólica, 147*f*
    ventricular esquerda, 147*f*
      classificação da, 147*f*
Dispersor(es)
  de Rayleigh, 16
  do ultrassom, 16
Dispneia
  e exame ecocardiográfico, 293
Dispositivo(s)
  implantados, 276
Dissecção
  aórtica, 262, 302
    avaliação ecocardiográfica da, 263
    classificação da, 262*t*
    hematoma intramural, 264
    manejo da, 264
    armadilhas na, 264
    aspectos associados, 264
    2D, 263
    Doppler colorido, 263
    modo M, 263
    na Ao descendente, 263*f*
Dissincronismo
  AV, 131

  LV, 132
  VV, 132
Distorção, 28
Dobutamina
  estresse por, 75
    protocolo de, 75
Doença
  da valva reumática, 173
  valvular, 75
    eco de estresse e, 75
    estenose, 75, 76
      aórtica, 75
      mitral, 76
Doppler
  física do, 25-33
    colorido, 32
      modo M, 32
    de CW, 27
    de PW, 28
    dinâmicas do líquido, 29
    distorção, 28
    efeito Doppler, 26*f*
    equação de continuidade, 31
    espectral, 25
      deslocamento da linha basal, 27
      ganho, 26
      transmissão de potência, 26
      variação de velocidade, 27
    gradiente de pressão, 31
    princípios, 25
    stroke, 30
      distance, 30
      volume, 30
    TDI, 33
Dor
  torácica, 114
    recente, 114
dP/dt (Taxa de Elevação da Pressão
  Ventricular), 130
Dressler
  síndrome de, 141
DSE (Ecocardiografia sob Estresse com
  Dobutamina), 298
DVI (Índice de Velocidade do Doppler), 223

E

EACVI (*European Association of Cardiovascular
  Imaging*), 36
Ebstein
  anomalia de, 289
    avaliação ecocardiográfica, 290
      aspectos associados, 291
      2D, 290
      Doppler, 290
        colorido, 290
        de CW, 290

Eco
    de PW, 290
    conduta terapêutica, 291
Eco
    avaliação de, 117, 144
        da função diastólica, 144
        LV, 144
        do LV, 117
    avaliação por, 149, 157
        do LA, 149
        da estenose aórtica, 157
            2D, 157
            Doppler, 158
                colorido, 158
                de CW, 158
                de PW, 158
            modo M, 157
    2D, 19f
        normal, 19f
    com contraste, 79-81
        com bolhas, 79
            com solução salina agitada, 79
        MCE, 81
        meios de, 80
            aplicações clínicas, 81
    de estresse, 69-77
        após estudo do, 76
        contraindicações para, 70
        e doença valvular, 75
            estenose, 75, 76
                aórtica, 75
                mitral, 76
        imagens do, 71, 73f
            capturando as, 71
            em quatro telas, 73f
        indicações para, 70
        informações adicionais, 74
        movimentação da parede pelo, 73f
            classificação da, 73f
        preparação do paciente, 71
        princípios, 69
        protocolos de estresse, 75
            por dobutamina, 75
            por exercício, 75
            por vasodilatador, 75
    equipamento de, 20
        instrumentação do, 20
            comando, 20
            compressão para a imagem, 20
                em escala de cinza, 20
            foco, 20
            ganho, 20
            largura do setor, 20
            potência transmitida, 20
            TGC, 20
    3D, 97-106
        aplicações clínicas, 104
            avaliação, 105
                da função, 105
                da morfologia, 105
            avaliação ventricular, 104
                do tamanho, 104
                da função, 104
            orientação de procedimentos, 105
                intervencionistas, 105
        artefatos de, 103
            de costura, 103
            de *drop-out*, 104
        estruturas cardíacas na, 100t
            avaliação de, 100t
        exame, 100
        exibição da imagem, 101
            cortes tomográficos 2D, 102
            rendimento, 102
                de superfície, 102
                de volume, 102
        limitações, 105
        perspectivas futuras, 105
        pós-processamento, 101
        tecnologia, 97
            física da, 97
            modos de aquisição, 98
    vistas de, 155
        da valva aórtica, 155
Ecocardiografia
    de acompanhamento, 236
        na endocardite infecciosa, 236
    história da, 3, 4
EDV (Volume Diastólico Final), 121f
EEP (Eco Epicárdico), 107, 108
    indicações para, 108t
    vistas de, 108t
        equivalentes de TTE, 108t
EF (Fração de Ejeção)
    e herceptina, 127
    e trastuzumabe, 127
Efeito(s)
    do ultrassom, 22
        mecânicos, 22
        térmicos, 22
    Doppler, 26f
    piezoelétrico, 16
        dos transdutores, 16
        de ultrassom, 16
Efluxo
    ventricular direito, 47
        imagem de, 47
            normal, 47f
            paraesternal, 47
Efusão
    pericárdica, 249, 250f, 251f
        avaliação ecocardiográfica da, 249
            2D, 249
            modo M, 249
        ou pleural, 249

causas de, 250*t*
manejo da, 252
massa dentro da, 252*f*
tamanho da, 251*t*
pleural, 251
volume da, 251
estimativa do, 251
Ehlers-Danlos
síndrome de, 297
Eisenmenger
síndrome de, 286
Ejeção
sopro de, 295, 296*f*
sistólico, 295, 296*f*
e exame ecocardiográfico, 295
ventricular, 10
Elemento(s)
piezoelétricos, 16
Embolia
pulmonar, 302
Enchimento
ventricular, 11
Endocardite, 231-237
em prótese valvar, 235
infecciosa, 231
aspectos clínicos de, 231, 232*t*
lesões de jato, 233
vegetações, 233
avaliação ecocardiográfica da, 233
abscesso, 235
destruição valvar, 234
fístula, 235
vegetações, 233
causas comuns de, 232*t*
manejo da, 236
ecocardiografia de acompanhamento, 236
prevenção de, 237
regurgitação mitral por, 235*f*
não infecciosa, 237
EOA (Área do Orifício Efetiva), 222
calcular a, 223
EPSS (Separação Ponto E Septal-Valva Mitral), 130
Equação
de continuidade, 31, 177
Equipamento
de eco, 20
instrumentação do, 20
comando, 20
compressão para a imagem, 20
em escala de cinza, 20
foco, 20
ganho, 20
largura do setor, 20
potência transmitida, 20
TGC, 20

Escore
de calcificação, 175
comissural, 175
de Wilkins, 175
Esôfago
imagens do, 65, 68
no TOE, 65, 68
na porção média, 65
na região superior, 68
Estenose
aórtica, 156, 287
achados clínicos, 157
avaliação por eco, 157
achados associados, 160
armadilhas comuns, 160
2D, 157
descrição de amostragem, 162
Doppler, 158
colorido, 158
CW, 158
PW, 158
gravidade da, 160, 161*t*
modo M, 157
causas de, 156
degeneração cálcica, 156
obstrução, 156
subvalvar, 156
supravalvar, 156
reumática, 156
valva aórtica bicúspide, 156
gradientes, 159
instantâneo, 159
pico a pico, 159
moderada, 157*f*, 158*f*
gradiente valvar na, 158*f*
subvalvar, 158, 287
supravalvar, 158, 287
tratamento da, 162
cirurgia, 162
terapia farmacológica, 162
vigilância por eco, 162
da tricúspide, 194
avaliação ecocardiográfica da, 195
2D, 195
Doppler, 195
colorido, 195
de CW, 195
de PW, 195
modo M, 195
gravidade da, 195, 196*t*
indicadores da, 196*t*
eco de estresse e, 75, 76
aórtica, 75
mitral, 76
mitral, 172
avaliação ecocardiográfica da, 174
armadilhas comuns, 177

2D, 174
  características associadas, 177
  Doppler, 175
    colorido, 175
    de CW, 175
    de PW, 175
  equação da continuidade, 177
  gravidade da, 178
  modo M, 174
  relatório modelo, 178
características clínicas da, 173
causas da, 173
  classificação anular mitral, 173
grave, 176f
tratamento da, 178
  cirurgia, 179
  terapia medicamentosa, 178
  vigilância ecocardiográfica, 178
pulmonar, 206, 289
  avaliação ecocardiográfica da, 206
    2D, 206
    características associadas, 207
    Doppler, 206
      colorido, 206
      de CW, 206
      de PW, 206
    modo M, 206
  gravidade da, 208
    indicadores da, 208t
  moderada, 207f
  subvalvar, 289
  supravalvar, 289
  valvar, 289
Estresse
  eco de, 69-77
    após estudo do, 76
    contraindicações para, 70
    e doença valvular, 75
      estenose, 75, 76
        aórtica, 75
        mitral, 76
    imagens do, 71, 73f
      capturando as, 71
      em quatro telas, 73f
    indicações para, 70
    informações adicionais, 74
    movimentação da parede pelo, 73f
      classificação da, 73f
    preparação do paciente, 71
    princípios, 69
    protocolos de estresse, 75
      por dobutamina, 75
      por exercício, 75
      por vasodilatador, 75
Estrutura(s)
  cardíacas, 100t
    avaliação de, 100t
    na eco 3D, 100t
Estudo
  de contraste, 80f
    com bolhas, 80f
      de solução salina agitada, 80f
  de modo M, 18f, 19f
    da MV, 18, 19f
  do eco de estresse, 76
    após, 76
  do TOE, 62
    contraindicações para, 62
  por TOE, 63
    padrão, 65
      porção média do esôfago, 65
      região superior do esôfago, 68
      imagens transgástricas, 66
  por TTE, 41-58
    padrão de, 41-58
      imagens, 44
      indicações, 41
      janelas padrões, 44
      laudo, 57
      preparação do paciente, 43
ET (Tempo de Ejeção), 203
Eustáquio
  valva de, 193, 275
Exame Ecocardiográfico
  solicitações comuns do, 293-302
    anormalidades do colágeno, 296
    arritmias, 293
    AVE, 298
    dispneia, 293
    em pacientes críticos, 301
    gravidez, 299
    hipertensão, 296
    insuficiência renal, 298
    sopro sistólico de ejeção, 295
Exame
  3D, 100
Excrescência(s)
  de Lambl, 275
Exercício
  estresse por, 75
    protocolo de, 75

F

FAST (Ultrassonografia com Avaliação Focada no Trauma), 301
FATE (Avaliação Ecocardiográfica Transtorácica Focalizada), 301
FEEL (Ecocardiografia Focada no Suporte de Emergência), 301
Feixe
  largo, 21
    arterfato de, 21
Fibroelastoma

papilar, 271
Fibroma(s), 271
Física, 13-23
   da eco 3D, 97
   do Doppler, 25-33
      colorido, 32
         modo M, 32
      de CW, 27
      de PW, 28
      dinâmicas do líquido, 29
      distorção, 28
      efeito Doppler, 26f
      equação de continuidade, 31
      espectral, 25
         deslocamento da linha basal, 27
         ganho, 26
         transmissão de potência, 26
         variação de velocidade, 27
      gradiente de pressão, 31
      princípios do, 25
      stroke, 30
         distance, 30
         volume, 30
      TDI, 33
   elementar, 13
      amplitude, 13
      comprimento de onda, 13
      frequência, 13
      velocidade de propagação, 13
   imagem, 18, 21
      artefatos de, 21
         de feixe largo, 21
         de lobo lateral, 21
         reverberação, 21
         sombra acústica, 21
      e método de laudo, 22
      em segunda harmônica, 18
      modalidades de, 18
         2D, 19
         modo M, 18
      resolução, 20
         axial, 21
         lateral, 21
         temporal, 21
      ultrassom, 15, 16, 22
         propagação do, 15
         transdutores do, 16
         segurança do, 22
Fisiologia
   cardíaca, 5-11
      artérias coronárias, 9
      AV, 5
      câmaras, 5
         LA, 7
         LV, 6
         RA, 8
         RV, 8
      ciclo cardíaco, 10
      MV, 6
      pericárdio, 9
      válvulas, 5
         pulmonar, 8
         tricúspide, 8
Fístula
   e endocardite infecciosa, 235
      avaliação ecocardiográfica, 235
Fluido
   pericárdico, 250f
   sinal do, 250f
Flutter
   do folheto anterior, 164f
      da MV, 164f
      por MR, 164f
Fluxo(s)
   da valva, 222, 225
      biológica, 225, 226
         direto, 225
         regurgitante, 226
      mecânica, 222, 223
         direto, 222
         regurgitante, 223
   da veia pulmonar, 184f
      normal, 184f
   de entrada, 144
      LV, 144
   laminar, 30f
   sanguíneo, 30f
      volume do, 30f
      cálculo do, 30f
   turbulento, 30f
   venoso, 145, 146f
      pulmonar, 145, 146f
         Doppler de PW do, 146f
Foco
   no equipamento de eco, 20
Folheto
   anterior, 164f
      da MV, 164f
      flutter do, 164f
Fraunhofer
   zona, 17
      campo distante, 17
Frequência
   de onda, 13
   sonora, 13
Fresnel
   zona, 17
      campo próximo, 17
FS (Encurtamento Fracionário), 126
Função Ventricular
   esquerda, 135-141, 143-148
      diastólica, 143-148
         avaliação de eco, 144
         comprometida, 143, 148

causas de, 143
    tratamento da, 148
  HFPEF, 143
  regional, 135-141
    arteriopatia coronariana e, 135-141
Função
  atrial, 151
    esquerda, 151
  do LV, 84, 117-132
    diastólica, 84
    sistólica, 117-132
      armadilhas comuns, 120, 125, 126
      avaliação de eco, 117, 126
      comprometida, 131
        tratamento da, 131
      diástole final, 119
      dimensões, 118
        massa ventricular, 122, 123
        medidas volumétricas, 120, 123
      eco 3D, 122
      faixas de referência, 128*t*
      insuficiência cardíaca, 125
      sístole final, 119
      volumes, 122
  do RV, 201, 204*t*, 205
    área fracional, 203
    diastólica, 205
    índice de Tei, 203
    TAPSE, 203
    valores de referência, 204*t*
      mudança, 203

G

Ganho
  do equipamento de eco, 20
  no Doppler espectral, 26
Gradiente(s)
  instantâneos, 159
Gravidez
  e exame ecocardiográfico, 299

H

HCM (Cardiomiopatia Hipertrófica), 241
  aspectos ecocardiográficos, 242
    morfologia do LV, 242
    obstrução do fluxo, 243
    SAM, 244
  avaliação ecocardiográfica da, 244
    armadilhas na, 244
  doença de fabry, 245
  hipertrofia septal na, 242*f*
    assimétrica, 242*f*
  obstrutiva, 244*f*
    obstrução dinâmica na, 244*f*
      da LVOT, 244*f*
    SAM na, 244*f*

Hemangioma, 271
Hematoma
  intramural, 264
Herceptina
  EF e, 127
HFPEF (Insuficiência Cardíaca com Fração de Ejeção Preservada), 143
HFREF (Insuficiência Cardíaca com Fração de Ejeção Reduzida), 143
HID (Profundidade de Meia Intensidade)
  do ultrassom, 16
Hipertensão
  e exame ecocardiográfico, 296
  pulmonar, 211
    achados clínicos na, 213*t*
    avaliação ecocardiográfica de, 212
      características associadas, 215
      PADP, 255
      PASP, 212
    características clínicas da, 212
    causas de, 212
    conduta terapêutica, 216
Hipertrofia
  lipomatosa, 275
    do septo interatrial, 275
  septal, 242*f*
    assimétrica, 242*f*
    na HCM, 242*f*
Hipovolemia, 301
História
  da ecocardiografia, 3, 4
Homoenxerto(s)
  valvares, 224
Hz (Hertz), 13

I

ICD (Cardioversor-Desfibrilador Implantável), 131
ICT (Tempo de Contração Isovolumétrica)
  do RV, 203
ILS (Suporte Imediato de Vida), 63
Imagem Cardíaca
  técnicas de, 39-114
    alternativas, 109-114
      cardiologia nuclear, 109
        desvantagens da, 109
      cateterismo, 113
      CT, 111
      dor torácica recente, 114
      MRI, 110
    eco, 69-77, 79-81, 97-106
      3D, 97-106
      com contraste, 79-81
      de estresse, 69-77
    EEP, 107, 108
    IVUS, 107, 108

mecânica do miocárdio, 87-95
    e rastreamento por pontos, 87-95
  TDI, 83-85
  TOE, 61-68
  TTE, 41-58
    padrão de estudo por, 41-58
Imagem (ns)
  com Doppler, 26*f*
    espectral, 26*f*
  de Doppler, 27*f*, 32*f*, 33*f*
    colorido, 32*f*, 33*f*
      regurgitação aórtica, 33*f*
      TR, 32*f*
    de CW, 27*f*
      estenose mitral na, 27*f*
      MR na, 27*f*
    de PW, 29*f*
      no LVOT, 29*f*
      volume de amostragem na, 29*f*
  de eco de estresse, 71
    capturando as, 71
    em quatro telas, 73*f*
  de perfusão miocárdica, 109, 110*f*
  de TOE, 65, 66*f*
    bicaval, 67*f*
    da AV, 66*f*
      de eixo curto, 66*f*
      de eixo longo, 66*f*
    de 4 câmaras, 67*f*
    do esôfago, 65, 68
      na porção média, 65
      na região superior, 68
    transgástricas, 66, 67*f*
      em eixo curto, 67*f*
  de TTE, 44
    apical, 51-54
      de 2 câmaras, 53
      de 3 câmaras, 54
      de 4 câmaras, 51, 52
        modificada, 52
      de 5 câmaras, 52
    da Ao, 57
    LAX, 45
    paraesternal ventricular direito, 46, 47
      de efluxo, 47
      de influxo, 46
    SAX, 48
    subcostal, 55, 56
      de eixo curto, 56
      de eixo longo, 55
  em segunda harmônica, 18
  modalidades de, 18
    2D, 19
    modo M, 18
  3D, 101
    exibição da, 101
      cortes tomográficos 2D, 102
      rendimento, 102
        de superfície, 102
        de volume, 102
Impedância
  acústica, 15
  do ultrassom, 15
Infarto
  do miocárdio, 137, 138
    avaliação do, 137
      por eco, 137
    complicações do, 138
      aneurisma ventricular esquerdo, 139
      choque cardiogênico, 138
      ruptura, 138, 140
        de músculo papilar, 138
        ventricular, 140
      síndrome de Dressler, 141
      tamponamento cardíaco, 140
      trombo mural, 140
      VSD, 139
    tratamento do, 137
Influxo
  ventricular direito, 46, 47*f*
    imagem de, 46, 47*f*
      normal, 47*f*
      paraesternal, 46
INR (Índice Internacional Normalizado), 64
Instrumentação, 13-23
  do equipamento de eco, 20
    comando, 20
    compressão para a imagem, 20
      em escala de cinza, 20
    foco, 20
    ganho, 20
    largura do setor, 20
    potência transmitida, 20
    TGC, 20
  imagem, 18
    em segunda harmônica, 18
    modalidades de, 18
      2D, 19
      modo M, 18
  resolução, 20
    axial, 21
    lateral, 21
    temporal, 21
  transdutores, 16
    do ultrassom, 16
Insuficiência
  cardíaca, 125
    achados clínicos de, 126*t*
  mitral, 180, 188
    eco para avaliação da, 180
      2D, 180
      Doppler, 181
        colorido, 181
        de CW, 182

de PW, 182
modo M, 180
funcional, 188
isquêmica, 188
pulmonar, 205
estenose, 206
avaliação ecocardiográfica da, 206
gravidade da, 208*t*
moderada, 207*f*
regurgitação, 208
avaliação ecocardiográfica da, 208
grave, 209*f*
gravidade da, 211*t*
renal, 298
e exame ecocardiográfico, 298
tricúspide, 199
gravidade da, 199
IRT (Tempo de Relaxamento Isovolumétrica), 203
Isquemia
do miocárdio, 137
avaliação da, 137
por eco, 137
tratamento da, 137
IV (Intravenosa)
infusão, 69
IVC (Veia Cava Inferior), 46, 56*f*, 191, 198*f*, 272*f*
diâmetro da, 193*f*
medida do, 193*f*
IVNC (Não Compactação Isolada do Ventrículo)
cardiomiopatia por, 245
aspectos ecocardiográficos, 245
IVRT (Tempo de Relaxamento Isovolumétrico), 53
IVS (Septo Interventricular), 5, 46, 118*f*
IVUS (Ultrassom Intravascular), 107, 108*f*

J

Janela(s)
do TTE, 44
padrões, 44
apical, 51
paraesternal, 45, 50
direita, 50
esquerda, 45
subcostal, 55
supraesternal, 57
JVP (Pressão Venosa Jugular), 192

L

LA (Átrio Esquerdo), 7, 45, 48*f*, 51*f*, 53*f*-55*f*, 61, 66*f*, 67*f*, 80*f*, 84*f*, 118*f*, 123*f*, 144*f*, 146*f*, 149-153, 156*f*, 194*f*
avaliação do, 149
por eco, 149
com MVP, 271*f*
na diástole, 271*f*
mixoma extenso no, 271*f*
diâmetro atrial, 151*f*
medida do, 151*f*
dilatação atrial, 151
perigo da, 151
dilatado, 150*f*
com LVH, 150*f*
dimensões atriais, 150, 151*t*
faixas de referência, 151*t*
função atrial, 151
morfologia atrial, 149
cor triatriatum, 150
tumores no, 272*f*
extenso, 272*f*
secundário, 272*f*
LAD (Descendente Anterior Esquerda), 9, 135
Lambl
excrescências de, 275
Largura
do setor, 20
no equipamento de eco, 20
Laudo
do TTE, 57
achados detalhados, 58
identificação do paciente, 58
informação demográfica, 58
resumo do estudo, 58
método de, 22
imagem e, 22
LAX (Imagem Paraesternal de Eixo Longo), 45
normal, 45*f*
LBBB (Bloqueio de Ramo Esquerdo), 131
LCA (Artéria Coronária Esquerda), 5, 135
LCC (Cúspide Coronariana Esquerda), 66*f*
Lente
acústica, 17
na ponta do transdutor, 17
Limiar
esquêmico, 74
Linha
basal, 27
deslocamento da, 27
no Doppler espectral, 27
Lipoma(s), 271
Líquido
dinâmicas do, 29
fluxos, 30*f*
laminar, 30*f*
turbulento, 30*f*
velocidade, 30
de pico, 30
média, 30
modal, 30

Lobo
  lateral, 21
    arterfato de, 21
LV (Ventrículo Esquerdo), 3, 6, 45, 51f, 53f-55f, 66f, 67f, 69, 80f, 84f, 135, 144f, 146f, 147f, 172f
  dilatado, 118f
  função, 84, 117-132, 143, 148
    diastólica do, 84, 143, 148
      comprometida, 143, 148
        causas de, 143
        tratamento da, 148
    sistólica, 117-132
      armadilhas comuns, 120, 125, 126
      avaliação de eco, 117, 126
      comprometida, 131
        tratamento da, 131
      diástole final, 119
      dimensões, 118
        massa ventricular, 122, 123
        medidas volumétricas, 120, 123
      eco 3D, 122
      insuficiência cardíaca, 125
      sístole final, 119
      volumes, 122
  segmentação, 136f
    segmentos de, 136f
    modelo de, 136f
  trombo apical no, 274f
LVEDS (Volume Sistólico Final Ventrículo Esquerdo), 121
LVEDV (Volume Diastólico Final Ventrículo Esquerdo), 121
LVEF (Fração de Ejeção do Ventrículo Esquerdo), 187
LVESD (Diâmetro Sistólico Final do Ventrículo Esquerdo), 187
LVH (Hipertrofia Ventricular Esquerda), 41, 123f
  LA com, 150f
    dilatado, 150f
LVIDs (Dimensão Interna Ventricular Esquerda), 118f
LVOT (Trato de Saída Ventricular Esquerdo), 5, 45f, 46, 53f, 117, 157, 177, 222
  Doppler PW no, 29f
    imagem de, 29f
  obstrução dinâmica do, 244f
    na HCM, 244f
    obstrutiva, 244f
LVPWs (Dimensão da Parede Posterior Ventricular Esquerda), 118f

M

Marfan
  síndrome de, 296

Massa(s)
  cardíacas, 269-276
    trombo, 273
      avaliação ecocardiográfica do, 273
    tumores, 269
      primários, 270
      secundários, 272
    variantes normais, 275
      outras condições, 275
    vegetações, 274
  de LV, 125t
    faixas de referência, 125t
  dentro da efusão pericárdica, 252f
  no RA, 194
  ventricular esquerda, 122
    avaliação da, 125
      armadilhas comuns, 125
    determinação da, 123
      por medidas lineares, 123
      por medidas volumétricas, 123
MCE (Eco de Contraste do Miocárdio), 81
Medida(s)
  de diástole final, 119
  de sístole final, 119
  do diâmetro, 193f
    da IVC, 193
  do LV, 118, 119f, 120
    das dimensões, 119f, 120
      armadilhas comuns, 120
    lineares, 118
      por eco 2D, 118f
    volumétricas, 120, 121
      método da regra de Simpson, 120, 121f
        modificado, 120, 121f
      método de área-comprimento, 121
MI (Índice Mecânico)
  dos efeitos mecânicos, 22
  do ultrassom, 22
Miocárdio
  mecânica do, 85, 87-95
    e rastreamento por pontos, 87-95
      aplicações, 94
      curvas normais, 92, 93f
  e TDI, 85
Mixoma, 270
  extenso, 271f
    no LA, 271f
      com MVP na diástole, 271f
Morfologia
  atrial, 149
    esquerda, 149
      cor triatriatum, 150
Movimentação
  da parede, 73f
    pelo eco de estresse, 73f
      classificação da, 73f

MR (Regurgitação Mitral)
  achados clínicos na, 181*t*
  características clínicas da, 180
  causas da, 179
  coexistente, 176*f*
  conduta terapêutica na, 187
    cirurgia, 179
    terapia medicamentosa, 187
    vigilância ecocardiográfica, 187
  eco 3D, 188
  grave, 187*t*
    indicadores da, 187*t*
  insuficiência mitral, 180, 188
    eco para avaliação da, 180
      aspectos associados, 186
      2D, 180
      Doppler, 181
        colorido, 181
        CW, 182
        PW, 182
      gravidade da, 186
      modo M, 180
      PISA, 185
      volume de regurgitação, 183
    funcional, 188
    isquêmica, 188
  isquêmica, 179
  MVP, 181
  no Doppler, 26*f*, 27*f*
    de CW, 27*f*
    espectral, 26*f*
  por endocardite infecciosa, 235*f*
MRI (Imagem de Ressonância Magnética)
  cardíaca, 110
    desvantagens da, 111
    usos da, 110
    varredura de, 111*f*
  na dissecção aórtica, 263
MSCT (Tomografia Computadorizada *Multislices*), 111
Músculo
  papilar, 50*f*, 67*f*
MV (Valva Mitral), 6, 49*f*, 171-188
  anatomia da, 7*f*
  estudo da, 18*f*, 19*f*
    de modo M, 18*f*, 19*f*
  estenose mitral, 172
    avaliação ecocardiográfica da, 174
      armadilhas comuns, 177
      2D, 174
      características associadas, 177
      Doppler, 175
        colorido, 175
        de CW, 175
        de PW, 175
      equação da continuidade, 177
      gravidade da, 178

    modo M, 174
    relatório modelo, 178
  características clínicas da, 173
  causas da, 173
    classificação anular mitral, 173
  grave, 176*f*
  tratamento da, 178
    cirurgia, 179
    terapia medicamentosa, 178
    vigilância ecocardiográfica, 178
fluxo de entrada da, 144*f*
  Doppler de PW do, 144*f*
  volume de amostragem para, 144*f*
MR, 179
  características clínicas da, 180
  causas da, 179
  conduta terapêutica na, 187
    cirurgia, 179
    terapia medicamentosa, 187
    vigilância ecocardiográfica, 187
  eco 3D, 188
  insuficiência mitral, 180, 188
    eco para avaliação da, 180
    funcional, 188
    isquêmica, 188
  isquêmica, 179
  MVP, 181
normal, 172*f*
  modo M de, 172*f*
reparo da, 226-228
  avaliação ecocardiográfica do, 227
  percutâneo, 228
reumática, 174*f*
scallops da, 172*f*
segmentos da, 172*f*
vegetações na, 234*f*
visualizações, 171
  ecocardiográficas, 171
MVA (Área da Valva Mitral), 176*f*
MVP (Prolapso da Valva Mitral), 179, 181
  com jato excêntrico, 182*f*
  de insuficiência mitral, 182*f*
  na diástole, 271*f*
    LA com, 271*f*
      mixoma extenso com, 271*f*
MVR (Substituição da Valva Mitral)
  normal, 221*f*, 225*f*
    biológica, 225*f*
    mecânica, 221*f*

N

NBTE (Endocardite Trombótica Não Infecciosa), 237
NCC (Cúspide Não Coronariana), 66*f*, 156*f*
NICE (*National Institute for Health and Clinical Excellence*), 114

NSTEMI (Infarto do Miocárdio com Não Elevação de ST), 138
Nyquist
  limite de, 28
  teoria de, 28

O

Obstrução
  estenose aórtica por, 156
    subvalvar, 156
    supravalvar, 156
Onda
  de ultrassom, 14*f*
  sonora, 13
    amplitude da, 13
    comprimento de, 13
    frequência de, 13
    propagação de, 13
      velocidade de, 13
Ordenação
  transdutores de, 16

P

P_2 (Componente Pulmonar), 11
PA (Artéria Pulmonar), 47*f*
Paciente(s)
  críticos, 301
    ecocardiografia em, 301
      FAST, 301
      FATE, 301
      FEEL, 301
  hospitalizados, 42
    requisições de eco de, 42
    triagem das, 42
  identificação do, 58
    no TTE, 58
  preparação do, 43, 62, 71
    para eco de estresse, 71
    para TOE, 62
    para TTE, 43
PADP (Pressão Diastólica da Artéria Pulmonar), 255
PASP (Pressão Sistólica da Artéria Pulmonar), 212
PBMV (Valvoplastia Mitral Percutânea por Balão), 179, 227
PCI (Intervenção Coronariana Percutânea), 138
PDA (Canal Arterial Persistente)
  aspectos clínicos do, 285
  avaliação ecocardiográfica, 285, 286
    após reparo, 286
  conduta terapêutica, 286
PEEP (Pressão Expiratória Final Positiva), 301
Perfusão
  miocárdica, 109, 110*f*

imagem de, 109, 110*f*
Pericárdio, 9, 249-258
  constrição pericárdica, 255
    aspectos clínicos da, 255
    avaliação ecocardiográfica, 256
    manejo da, 257
    versus cardiomiopatia restritiva, 257
  efusão pericárdica, 249
    avaliação ecocardiográfica da, 249
    causas de, 250*t*
    manejo da, 252
    massa dentro da, 252*f*
    tamanho da, 251*t*
  normal, 249
    aspectos ecocardiográficos do, 249
  outras anormalidades pericárdicas, 257
    ausência do pericárdio, 257
      congênita, 257
    cistos pericárdicos, 258
    tumores pericárdicos, 258
  tamponamento cardíaco, 252, 253*f*
    avaliação ecocardiográfica do, 252
    manejo do, 255
    variação respiratória no, 254*t*
PFO (Forame Oval Patente), 61, 79, 281, 282
  aspectos clínicos do, 282
  avaliação ecocardiográfica, 282
    após reparo, 283
  conduta terapêutica, 282
PG (Gradiente de Pressão), 31, 158*f*
PISA (Área de Superfície de Isovelocidade Proximal)
  avaliação da, 167, 185, 197
    na MR, 185
    na regurgitação aórtica, 167
    TR, 197
Potência
  transmissão de, 26
    no Doppler espectral, 26
  transmitida, 20
    no equipamento de eco, 20
Pressão(ões)
  intracardíacas, 11*t*
    normais, 11*t*
  mitral, 176
    média, 176
      queda de, 176
Prestação
  de serviço, 35-37
    controle de qualidade, 36
    questões, 35
      departamentais, 35
      referentes à equipe, 35
    tópicos da auditoria, 37
PRF (Frequência de Repetição de Pulso), 28
Princípio(s) Essencial(is), 1-38
  física, 13-23, 25-33

do Doppler, 25-33
instrumentação, 13-23
prestação de seviço, 35-37
história da ecocardiografia, 3, 4
anatomia cardíaca, 5-11
fisiologia cardíaca, 5-11
Propagação
  de modo M, 18*f*, 19*f*
    da MV, 18, 19*f*
  do ultrassom, 15
    atenuação, 16
    dispersores de Rayleigh, 16
    HID, 16
    impedância acústica, 15
    reflexão especular, 15
    refração, 16
    retrodispersão, 15
  velocidade de, 13, 14*t*
    de onda sonora, 13
    em tecidos corporais, 14*t*
Prótese(s)
  valvares, 219
    avaliação ecocardiográfica das, 220, 224
      biológicas, 224
      mecânicas, 220
Protocolo(s)
  de estresse, 75
    por dobutamina, 75
    por exercício, 75
    por vasodilatador, 75
      por adenosina, 75
      por dipiridamol, 75
PV (Valva Pulmonar), 205
  estenose, 206
    avaliação ecocardiográfica da, 206
    moderada, 207*f*
    gravidade da, 208*t*
  regurgitação, 208
    avaliação ecocardiográfica da, 208
    grave, 209*f*
    gravidade da, 211*t*
PW (Onda Pulsada)
  Doppler de, 26, 28, 144*f*, 146*f*
    imagem de, 29*f*
      volume de amostragem na, 29*f*
      no LVOT, 29*f*
    PRF, 28
    volume de amostragem, 28, 144*f*, 146*f*
      do fluxo, 144*f*, 146*f*
        de entrada da MV, 144*f*
        venoso pulmonar, 146*f*
    TDI de, 83, 84*f*
      do ânulo mitral, 84*f*

Q

Qualidade
  controle da, 36
    tópicos da auditoria, 37
Questão(ões)
  departamentais, 35
  referentes à equipe, 35
    credenciamento, 35
    requisitos dos associados, 36
    treinamento, 35

R

RA (Átrio Direito), 8, 46, 47*f*, 51*f*, 53*f*, 55*f*, 67*f*, 118*f*
  dimensões do, 192*f*
    medições das, 192*f*
  massas no, 194
  RAP, 192
  rede de Chiari, 193
  tamanho do, 191
  valva de Eustáquio, 193
Rabdomioma, 271
Radionuclídeo
  ventriculografia com, 109
Raiz
  aórtica, 260*f*, 261*f*
    dilatação da, 261*f*
      grave, 261*f*
    dimensões da, 260*f*
    onde medir as, 260*f*
RAP (Pressão do Átrio Direito), 192
  avaliação da, 193*t*
Rayleigh
  dispersores de, 16
    do ultrassom, 16
RCA (Artéria Coronária Direita), 5, 135
RCC (Cúspide Coronariana Direita), 66*f*, 156*f*
Rede
  de Chiari, 193, 275
Reflexão
  especular, 15
    do ultrassom, 15
Refração
  do ultrassom, 16
Regurgitação
  aórtica, 33*f*, 66*f*, 163
    achados clínicos, 163, 164*t*
    avaliação de eco, 164
      achados associados, 168
      2D, 164
      Doppler, 165
        colorido, 165
        de CW, 165
        de PW, 165
      modo M, 164
      PISA, 167
      volume regurgitante, 166

causando *flutter*, 164f
    do folheto anterior da MV, 164f
causas de, 163
discreta, 66f
gravidade da, 168
    indicadores da, 168t
no Doppler, 33f
    colorido, 33f
tratamento da, 169
    cirurgia, 169
    terapia farmacológica, 169
    vigilância por eco, 169
pulmonar, 208
    avaliação ecocardiográfica da, 208
        2D, 208
        características associadas, 210
        Doppler, 209
            colorido, 209
            de CW, 209
            de PW, 209
        modo M, 208
        RF, 209
        volume regurgitante, 209
    grave, 209f
    gravidade da, 211
        indicadores da, 211t
Relaxamento
    isovolumétrico, 10
Reparo
    da valva cardíaca, 219-229
        avaliação ecocardiográfica, 220, 224
            biológicas, 224
            mecânicas, 220
        próteses valvares, 219
        técnicas percutâneas, 227
Resolução
    axial, 21
    lateral, 21
    temporal, 21
Retrodispersão
    do ultrassom, 15
Reverberação, 21
RF (Fração de Regurgitação)
    pulmonar, 209
ROA (Área do Orifício Regurgitante), 167, 185
Ruptura
    de músculo papilar, 138
        avaliação de eco, 139
    ventricular, 140
        avaliação de eco, 141
RV (Ventrículo Direito), 8, 47f, 48f-51f, 53f, 55f, 118f, 172f
    área do, 203t
        valores de referência, 203t
    dimensões do, 200, 201f, 202f
        medida das, 201f, 202f
        valores de referência, 202t
    função, 201, 204t, 205
        área fracional, 203
            mudança da, 203
        diastólica, 205
        índice de Tei, 203
        TAPSE, 203
        valores de referência, 204t
    sobrecarga, 204
        de pressão, 204
        de volume, 204
RVOT (Via de Saída do Ventrículo Direito), 8, 45f, 46, 123f, 194f
    avaliação da, 202f
RWMA (Anormalidade de Movimento Regional de Parede), 135

S

S_1 (Primeiro Som Cardíaco), 11
S_2 (Segundo Som Cardíaco), 11
SAM (Movimento Sistólico Anteior)
    na HCM, 244f
        obstrutiva, 244f
SAX (Imagem Paraesternal de Eixo Curto), 48, 136f
    normal, 48f-50f
Scallops
    da MV, 172f
SD (Distância de Ejeção), 127
Sedação
    consciente, 65
    no TOE, 65
Segmento(s)
    da MV, 172f
Segurança
    do ultrassm, 22
        efeitos, 22
            mecânicos, 22
            térmicos, 22
        MI, 22
        SPTA, 22
Seio
    coronário, 275, 276f
        dilatado, 275, 276f
    de valsalva, 265
        aneurisma do, 265
Septo
    atrial, 281
        aneurisma do, 281
    interatrial, 275
        hipertrofia do, 275
            lipomatosa, 275
Seviço
    prestação de, 35-37
        controle de qualidade, 36
        questões, 35

departamentais, 35
  referentes à equipe, 35
  tópicos da auditoria, 37
Shunt
  cálculos do, 281
Simpson
  método da regra de, 120
    modificado, 120
Síndrome
  carcinoide, 196
  de Dressler, 141
  de Ehlers-Danlos, 297
  de Eisenmenger, 286
  de Marfan, 296
  do coração, 196
Sístole
  final, 119
    medidas de, 119
SL (Septolateral)
  cavidade, 205*f*
    diâmetro da, 205*f*
      medida do, 205*f*
Sobrecarga
  de pressão, 204
  de volume, 204
Sombra
  acústica, 21
Sonda
  do TOE, 63
    descontaminação da, 63
Sopro
  sistólico, 295, 296*f*
    de ejeção, 295, 296*f*
    e exame ecocardiográfico, 295
SPCT (Tomografia Computadorizada com Emissão Única de Fótons), 109
SPTA (Média Temporal do Pico Espacial), 22
STEMI (Infarto do Miocárdio com Elevação de ST), 138
Stroke
  distance, 30
  volume, 30
Substituição
  da valva cardíaca, 219-229
    avaliação ecocardiográfica, 220, 224
      biológicas, 224
      mecânicas, 220
    próteses valvares, 219
    técnicas percutâneas, 227
SVC (Veia Cava Superior), 191
SVI (Índice de Volume Sistólico), 128

T

Tamponamento
  cardíaco, 140, 252, 253*f*, 302
    avaliação de eco, 140
    avaliação ecocardiográfica do, 252
      2D, 252
      Doppler de PW, 253
      modo M, 252
    colapso diastólico, 253*f*
      do RV, 253*f*
    manejo do, 255
    variação respiratória, 253*f*, 254*t*
      exacerbada no tamanho da onda E, 253*f*
      no influxo mitral, 253*f*
TAPSE (Excursão Sistólica no Plano Anular Tricúspide), 203
TAVI (Implante Percutâneo da Valva Aórica), 227, 228
TDI (Imagem de Doppler Tecidual), 33, 83-85, 87, 131
  aplicações clínicas da, 84
  colorida, 83, 85*f*
  de PW, 83, 84*f*
    do ânulo mitral, 84*f*
  do ânulo mitral, 146*f*
  mecânica do miocárdio e, 85
Técnica(s)
  de imagem cardíaca, 39-114
    alternativas, 109-114
    eco, 69-77, 79-81, 97-106
      3D, 97-106
      com contraste, 79-81
      de estresse, 69-77
    EEP, 107, 108
    IVUS, 107, 108
    mecânica do miocárdio, 87-95
      e rastreamento por pontos, 87-95
    TDI, 83-85
    TOE, 61-68
    TTE, 41-58
      padrão de estudo por, 41-58
Tecnologia
  3D, 97
    física da, 97
    modos de aquisição, 98
Tei
  índice de, 203
Teratoma(s), 272
TGC (Compensação Tempo-Ganho/*Time Gain Compensation*), 20
TOE (Eco Transesofágico), 16, 61-68, 79, 220, 232, 263, 281
  e avaliação, 222
    da valva mecânica, 222
  estudo do, 62, 68
    após, 68
    contraindicações para, 62
  estudo por, 63, 65
    padrão, 65
      porção média do esôfago, 65

região superior do esôfago, 68
   imagens transgástricas, 66
indicações para, 61
preparação do paciente, 62
sedação consciente, 65
sonda do, 63
   descontaminação da, 63
ToF (Tetralogia de Fallot), 291
   conduta terapêutica, 292
   seguimento ecocardiográfico na, 292
Tópico(s)
   da auditoria, 37
      para controle de qualidade, 37
Tórax
   relação com o, 6f
   coração e, 6f
TR (Regurgitação Tricúspide), 195
   acompanhamento da, 200
   avaliação ecocardiográfica da, 196
      2D, 196
      características associadas, 199
      da PISA, 197
      Doppler, 196
         colorido, 196
         de CW, 197
         de PW, 197
      modo M, 196
   grave, 197f
   gravidade da, 195, 199t
      indicadores da, 199t
   moderada, 198f
   no Doppler, 32f
      colorido, 32f
Transdutor (es)
   de arranjo matricial, 98f
      feixe de ultrassom de, 98f
      3D, 98f
   do ultrassom, 16
      camada, 16, 17
         de correspondência, 17
         de suporte, 16
      campo, 17
         distante, 17
         próximo, 17
      de ordenação, 16
      efeito piezoelétrico, 16
      elementos piezoelétricos, 16
      estrutura do, 17f
      lente acústica, 17
      zona, 17
         Fraunhofer, 17
         Fresnel, 17
Transmissão
   de potência, 26
      no Doppler espectral, 26
Trastuzumabe
   EF e, 127

3D (Tridimensional)
   eco, 97-106
      aplicações clínicas, 104
         avaliação, 105
            da função, 105
            da morfologia, 105
         avaliação ventricular, 104
            do tamanho, 104
            da função, 104
         orientação de procedimentos, 105
            intervencionistas, 105
      artefatos de, 103
         de costura, 103
         de drop-out, 104
      estruturas cardíacas na, 100f
         avaliação de, 100f
      exame, 100
      exibição da imagem, 101
         cortes tomográficos 2D, 102
         rendimento, 102
            de superfície, 102
            de volume, 102
      limitações, 105
      perspectivas futuras, 105
      pós-processamento, 101
      tecnologia, 97
         física da, 97
         modos de aquisição, 98
Trombo
   apical, 274f
      no LV, 274f
   avaliação ecocardiográfica do, 273
   mural, 140
      avaliação de eco, 141
TTE (Eco Transtorácico), 61, 79, 232, 259, 281
   padrão de estudo por, 41-58
      imagens, 44
         apical, 51-54
            de 2 câmaras, 53
            de 3 câmaras, 54
            de 4 câmaras, 51
            de 5 câmaras, 52
            modificada de 4 câmaras, 52
         da Ao, 57
         LAX, 45
         paraesternal, 46, 47
            de efluxo ventricular direito, 47
            de influxo ventricular direito, 46
         SAX, 48
         subcostal, 55, 56
            de eixo curto, 56
            de eixo longo, 55
      indicações, 41
         análise bayesiana, 42
         em pacientes hospitalizados, 42
         especificidade, 42

sensibilidade, 42
janelas padrões, 44
  apical, 51
  paraesternal, 45, 50
    direita, 50
    esquerda, 45
  subcostal, 55
  supraesternal, 57
laudo do, 57
  achados detalhados, 58
  identificação do paciente, 58
  informação demográfica, 58
  resumo do estudo, 58
preparação do paciente, 43
vistas equivalentes de, 108*t*
de EEP, 108*t*

Tumor (es)
cardíacos, 269
  primários, 270
    benignos, 271
    malignos, 272
    mixoma, 270
  secundários, 272
pericárdicos, 258

U

Ultrassom
feixe de, 98*f*
  de transdutor de arranjo matricial, 98*f*
  3D, 98*f*
onda de, 14*f*
segurança do, 22
  efeitos, 22
    mecânicos, 22
    térmicos, 22
  MI, 22
  SPTA, 22
propagação do, 15
  atenuação, 16
  dispersores de Rayleigh, 16
  HID, 16
  impedância acústica, 15
  reflexão especular, 15
  refração, 16
  retrodispersão, 15
transdutores do, 16
  camada, 16, 17
    de correspondência, 17
    de suporte, 16
  campo, 17
    distante, 17
    próximo, 17
  de ordenação, 16
  efeito piezoelétrico, 16
  elementos piezoelétricos, 16
  estrutura do, 17*f*
  lente acústica, 17
  zona, 17
    Fraunhofer, 17
    Fresnel, 17

V

Valva(s)
aórtica, 155-170
  estenose aórtica, 156
    achados clínicos, 157
    armadilhas comuns, 160
    avaliação por eco, 157
    causas, 156
    subvalvar, 158
    supravalvar, 158
    tratamento da, 162
  normal, 156*f*
  regurgitação aórtica, 163
    achados clínicos, 163
    avaliação de eco, 164
    causas de, 163
    tratamento da, 169
  vistas de eco da, 155
biológicas, 224
  estrutura, 224
  função, 225
    fluxo, 225, 226
      direto, 225
      regurgitante, 226
cardíaca, 219-229
  reparo e substituição da, 219-229
    avaliação ecocardiográfica, 220, 224
      biológicas, 224
      mecânicas, 220
    próteses valvares, 219
    técnicas percutâneas, 227
de Eustáquio, 193, 275
mecânica, 220, 222
  avaliação da, 222
    TOE e, 222
  de disco inclinado, 220
  de duplo folheto, 220
  em bola e gaiola, 220
  estrutura da, 220
  função da, 222
    fluxo, 222, 223
      direto, 222
      regurgitante, 223
  tipos de, 220*f*
tricúspide, 194
  estenose da, 194
    avaliação ecocardiográfica da, 195
    gravidade da, 196*t*
  insuficiência, 199
    gravidade da, 199
  normal, 194*f*

TR, 195
   acompanhamento da, 200
   avaliação ecocardiográfica da, 196
   grave, 197*f*
   gravidade da, 195, 199*t*
   moderada, 198*f*
Válvula(s)
  cardíacas, 5, 6*f*
    artérias coronárias, 9
    AV, 5
    MV, 6
    pulmonar, 8
    tricúspide, 8
Vaso(s)
  dilatados, 275
    aneurisma, 276
      da artéria coronária, 276
    seio coronário, 275
  principais, 6*f*
    do coração, 6*f*
Vasodilatador
  estresse por, 75
    protocolo de, 75
      por adenosina, 75
      por dipiridamol, 75
VC (*Vena Contracta*), 182
Vegetação(ões), 274
  avaliação ecocardiográfica das, 233
    armadilhas na, 234
  e lesões de jato, 233
  na MV, 234*f*
Veia(s)
  hepáticas, 198*f*
  pulmonar, 184*f*
    fluxo da, 184*f*
      normal, 184*f*
Velocidade
  de propagação, 13, 14*t*
    de onda sonora, 13
    em tecidos corporais, 14*t*
  variação de, 27
    no Doppler espectral, 27
Ventriculografia
  com radionuclídeo, 109
Volume(s)
  da efusão pleural, 251
    estimativa do, 25
  de LV, 122*t*
    e eco 3D, 122
    faixas de referência, 122*t*
  de regurgitação, 183
    na MR, 183
  do fluxo sanguíneo, 30*f*
    cálculo do, 30*f*
  regurgitante, 166
    na regurgitação aórtica, 166
VSD (Defeito no Septo Ventricular), 49, 284*f*
  avaliação ecocardiográfica, 283
    após reparo, 284
  conduta terapêutica, 283
  membranoso, 283
  muscular, 283
  na via de entrada, 283
  pós-infarto, 139
    avaliação de eco, 139
  subpulmonar, 283
VTI (Integral Velocidade-Tempo), 30

W

Wilkins
  escore de, 175
WMSI (Índice de Escore de Movimentação de Parede), 73*f*, 74

X

Xenoenxerto(s)
  valvares, 224

Z

Zona
  Fraunhofer, 17
    campo distante, 17
  Fresnel, 17
    campo próximo, 17